2024年国家医疗服务与质量安全报告

——心血管病专业分册

国家心血管系统疾病医疗质量控制中心　组织编写

U0951980

中国协和医科大学出版社
北　京

图书在版编目（CIP）数据

2024年国家医疗服务与质量安全报告. 心血管病专业分册 / 国家心血管系统疾病医疗质量控制中心组编. --北京 : 中国协和医科大学出版社, 2025. 4. -- ISBN 978-7-5679-2550-2

Ⅰ. R197.323.4；R54

中国国家版本馆CIP数据核字第2024D8T581号

组织编写 国家心血管系统疾病医疗质量控制中心
责任编辑 李元君 赵 薇
封面设计 邱晓俐
责任校对 张 麓
责任印制 黄艳霞
出版发行 **中国协和医科大学出版社**
（北京市东城区东单三条9号 邮编100730 电话010-65260431）
网 址 www.pumcp.com
印 刷 鸿博睿特（天津）印刷科技有限公司
开 本 889mm×1194mm 1/16
印 张 14.25
字 数 420千字
版 次 2025年4月第1版
印 次 2025年4月第1次印刷
定 价 168.00元

编写工作组

主　　编　胡盛寿

副 主 编　郑　哲　樊　静

编　　委（按姓氏笔画排序）

于　波　马长生　王如兴　王海波　王深明　吉冰洋
毕　伟　吕　滨　刘　盛　汤宝鹏　孙英贤　李　卫
李　伟　李新立　杨　龙　杨伟宪　肖占祥　宋　雷
张　健　张　澍　张宇辉　张抒扬　陈义汉　陈纪言
陈明龙　陈寄梅　罗　勤　周成斌　柳志红　侯　阳
姚　焰　郭延松　黄　峻　黄　曼　董念国　韩雅玲
舒　畅　曾　智　赖　巍　蔡　军　潘湘斌

编写组人员（按姓氏笔画排序）

马文君　马亚南　王　淼　王　靖　王虹剑　王雪莹
王添隆　王椿淇　卞璐瑜　方　坤　宁小晖　任心爽
刘　帅　刘佳敏　刘欣雨　刘振宇　许连军　李晓瑶
邹长虹　张　寒　武　依　范博文　林　娜　卓　樾
罗明尧　郑黎晖　赵明霞　胡志成　顾大川　高璐阳
郭清芳　温乃杰　翟　玫

数据管理及统计分析人员（按姓氏笔画排序）

王　杨　王碧妍　尹　畅　甘兰霞　史　赢　付佳慧
白银晓　刘　鑫　李燕玲　范肖雪　尚尔嵩　郑惟中
赵延延　黄宜林

前　言

2023年是全面贯彻落实党的二十大精神的开局之年，也是实施“十四五”规划承上启下的关键之年。《中华人民共和国国民经济和社会发展第十四个五年规划和2035年远景目标纲要》明确提出要以提高医疗质量和效率为导向，以公立医疗机构为主体，扩大医疗服务资源供给，加快优质医疗资源扩容和区域均衡布局。为全面推进健康中国建设，2022年，国务院办公厅印发《“十四五”国民健康规划》，指出提高医疗卫生服务质量，加强医疗质量管理，完善医疗质量管理与控制体系。2023年，中共中央、国务院印发《质量强国建设纲要》和《关于进一步完善医疗卫生服务体系的意见》，均提到要健全医疗质量管理体系。同年，国家卫生健康委、国家中医药管理局联合发布《全面提升医疗质量行动计划（2023—2025年）》，进一步明确了全面加强医疗质量安全管理，促进优质医疗资源扩容和均衡布局的具体任务，成为各级医疗质量控制中心开展后续工作的核心纲领。

国家心血管系统疾病医疗质量控制中心紧密围绕国家医疗质量控制工作相关政策和要求，秉持“构建学习型卫生健康体系，持续改善医疗服务质量”的宗旨，以心血管系统疾病为核心，致力建立统一、高效的心血管病专业医疗质量控制体系，深入落实各项工作任务。分析、反馈医疗质量数据是医疗质量控制体系中的重要一环。国家卫生健康委已连续9年组织编写《国家医疗服务与质量安全报告》，通过客观数据充分反映我国医疗服务与质量安全的基本情况。在国家卫生健康委的指导下，国家心血管系统疾病医疗质量控制中心联合国家结构性心脏病介入技术医疗质量控制中心、国家心律失常介入技术医疗质量控制中心，连续3年组织编写《国家医疗服务与质量安全报告——心血管病专业分册》（以下简称《报告》），综合反映我国心血管病专业的医疗质量现状、薄弱环节和共性问题，为各级卫生健康行政部门制定相应政策提供了循证依据，为各级质控中心、医疗机构提升医疗质量安全科学化、精细化管理水平提供了坚实的数据支撑。

《2024年国家医疗服务与质量安全报告——心血管病专业分册》延续《2023年国家医疗服务与质量安全报告——心血管病专业分册》的结构和内容，监测范围仍为出院主要诊断或其他诊断包含心血管病的住院患者，基于具有良好代表性的全国医疗质量监测和调查数据，分析展现心血管系统重点病种和技术的医疗服务能力、诊疗过程质控指标、诊疗结果质控指标的全国、各省年度变化趋势，以及地区和机构间差异等。部分重点病种和技术以省级质控报告的形式反馈各省级质控中心，以指导和促进各省市充分利用医疗质量数据开展医疗质量改进工作。

《报告》在编写过程中，得到了国家卫生健康委医政司、国家卫生健康委医院管理研究所、国家卫生健康委人体组织器官移植和医疗大数据中心、国家心血管系统疾病医疗质量控制中心专家委员会、国家结构性心脏病介入技术医疗质量控制中心专家委员会、国家心律失常介入技术医疗质量控制中心专家委员会、各亚专业工作组、国家心血管病中心医学统计部的大力支持和积极配合。在此，谨向各参与单位和全体人员表示衷心的感谢！

由于数据规模、覆盖范围与编写时间等因素的限制，《报告》在一定程度上还存在局限性，数据结果可能存在一定偏差，不足和疏漏之处敬请广大同行批评指正，以使今后的《报告》臻于完善！

国家心血管系统疾病医疗质量控制中心

2024年10月

编写说明

一、数据来源和范围

《2024年国家医疗服务与质量安全报告——心血管病专业分册》（以下简称《报告》）主要分析2023年二级及以上医疗机构的心血管病医疗服务能力与质量情况，以及近几年的变化趋势，分析对象为心血管病相关住院患者（心血管影像专业包含门诊患者）。数据的主要来源包括以下方面。

1. 医院质量监测系统（hospital quality monitoring system，HQMS）2022—2023年住院病案首页数据。2023年纳入监测的、收治诊断中含有心血管病住院患者的医院有8119家（三级医院2549家，二级医院5570家，不含军队医院），出院诊断包含心血管病的住院患者7649.8万例，其中出院主要诊断为心血管病的患者1823.7万例。该部分数据用于分析医疗服务能力和诊疗结果质控指标。

2. 国家单病种质量管理与控制平台2020—2023年急性ST段抬高型心肌梗死（STEMI）、心力衰竭、心房颤动、冠状动脉旁路移植术（CABG）、二尖瓣手术、主动脉瓣手术、主动脉腔内修复术共7个病种/手术直报数据。2023年上报数据的医院有3712家（三级医院1864家，二级医院1781家，未定级医院67家），上报住院患者共计99.3万例。该部分数据用于分析相应病种/手术的诊疗过程质控指标。

3. 国家心血管病质控信息平台2009—2023年心律失常介入治疗直报数据。与各省级质控中心核对后，2023年最终纳入上报心脏植入型电子器械介入治疗数据的医院2962家，实施心脏植入型电子器械治疗15.0万例；上报导管消融介入治疗数据的医院2318家，实施导管消融治疗31.6万例。该部分数据用于分析常见心律失常介入治疗类型的诊疗过程质控指标。

4. 中国心血管影像技术应用现状调查2020—2023年数据，通过国家心血管病质控信息平台进行采集。2023年抽取医院167家医院（含三级医院88家），抽取患者影像资料3984例，其中三级医院2596例（65.2%）。

5. 国家卫生健康委官方网站公布的统计年鉴和其他数据信息。

6. 国内外学术期刊发表的心血管疾病医疗质量改进相关研究论文。

上述说明中的数据为《报告》纳入分析的数据总量，具体数据来源、范围和数量均在各章节内进行了说明。各专业在进行分析时，根据本专业特点和质控重点选择纳入分析的数据范围。

二、主要内容

《报告》分为两部分，分别为心血管病医疗服务总体情况、心血管病亚专业关键质控指标分析。

1. 心血管病医疗服务总体情况。主要分析心血管病医疗服务能力总体情况及变化趋势，包括心血管病医疗服务量、收治患者特征、心血管病重点诊疗技术开展情况。

2. 心血管病亚专业关键质控指标分析。主要分析冠心病、心力衰竭、高血压、心房颤动、肺动脉高压、心肌病、心脏外科、大血管外科、结构性心脏病介入、心律失常介入、体外循环与体外生命支持、心血管影像共12个亚专业的医疗服务量、收治患者特征、诊疗过程质控指标、诊疗结果质控指标情况及变化趋势。

三、统计说明

1.《报告》中的数据在提取时涉及的疾病分类编码采用《疾病分类与代码国家临床版2.0》(ICD-10),手术操作分类编码采用《手术操作分类代码国家临床版3.0》(ICD-9-CM-3)。

2. 由于《报告》涉及的数据源不断有数据补报和更新,部分分析采用最新数据进行了重新计算,数据分析结果与往年可能存在不一致的情况,如有差异,请以本年度报告为准。

3.《报告》中的基于HQMS数据统计的治疗例数均为住院例数,而非手术台数,如果同一次住院期间实施1次以上同类治疗,仍计为1例。

4. 非康复离院率:是指离院方式为死亡或非医嘱离院的患者所占的比例。非医嘱离院是病案首页中的"离院方式"之一,指患者未按照医嘱要求而自动出院的情形,如根据患者当前疾病状况应当继续住院治疗,但患者或家属出于个人原因要求放弃治疗而自动出院,此种出院并非由医务人员根据患者病情决定。

5. 风险标化:是基于HQMS数据利用患者年龄、性别等人口学特征和合并症等临床特征建立风险标化模型,用于比较各省(自治区、直辖市)间诊疗结果差异时,平衡不同患者风险水平带来的影响。《报告》中,在进行风险标化时,根据各病种或手术特点,仅纳入诊疗规模达到一定程度的医院进行分析(如手术量≥50例/年)。

6. 同质性评价:将同一省(自治区、直辖市)内各医院某一指标的四分位数间距(interquartile range,IQR)作为地区内医院间同质性的评价指标,IQR=上四分位数(Q3)-下四分位数(Q1),数值越小代表地区内医院间差异越小,同质化程度越高。采用四象限散点图综合展示各地区内某一指标平均水平与地区内医院间同质性的分布情况,纵轴代表各地区某一指标均值,横轴代表各地区内的医院间四分位数间距,纵轴与横轴交叉点为某一指标的整体平均水平与各地区的医院间四分位数间距的平均水平。对于低优指标(如住院死亡率),在四象限散点图中越靠近左下方代表该地区的医疗质量和同质性相对更优;对于高优指标(如药物使用率),在四象限散点图中越靠近左上方代表该地区的医疗质量和同质性相对更优。需要注意的是地区内同质性受各地区的医院数量、每家医院的规模、收治患者数量、诊疗能力和患者病情等多种因素的影响,因此,在解读时需要结合各地区的自身情况。

目　录

第一部分

心血管病医疗服务总体情况

本章重点分析2023年心血管病医疗资源和医疗服务能力总体情况，以及相对于2022年的变化。收治心血管病患者的医院、患者特征、出院诊断、手术及操作等信息来源于医院质量监测系统（hospital quality monitoring system，HQMS）数据。2022年和2023年的人口学信息来自国家统计局公开发布的数据。

一、医疗服务量

1. 医院数量

HQMS数据显示，2023年纳入监测的、收治诊断中含有心血管病住院患者的医院有8119家，其中三级医院2549家，二级医院5570家，不含军队医院。相对于2022年纳入监测的医院总数量增加了43.8%，其中二级医院数量增加了60.1%。相对于2022年，各省（自治区、直辖市）纳入监测的医院数量均有增加，最多达到了704家（图1-1-1）。2022—2023年各省（自治区、直辖市）三级医院数量见图1-1-2。

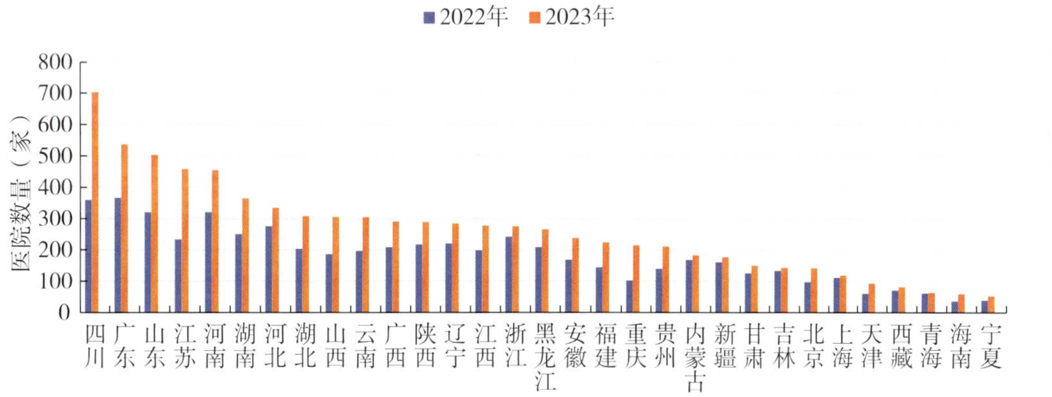

图1-1-1　2022—2023年各省（自治区、直辖市）纳入监测的收治心血管病住院患者的医院数量

注：按2023年医院数量从多到少排序。

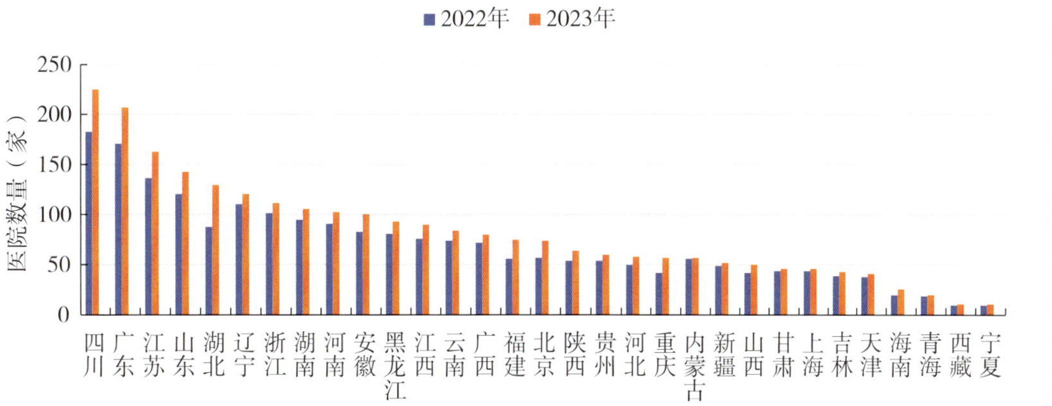

图1-1-2　2022—2023年各省（自治区、直辖市）纳入监测的收治心血管病住院患者的三级医院数量

注：按2023年医院数量从多到少排序。

2. 每百万人口医院数量

以国家统计局公开发布的人口数作为基数，结合HQMS数据，2022—2023年纳入监测的收治心血管病住院患者医院数量由4.0家/百万人口增加至5.8家/百万人口。2023年各省（自治区、直辖市）的医院数量分布于3.9～22.5家/百万人口之间（图1-1-3）。

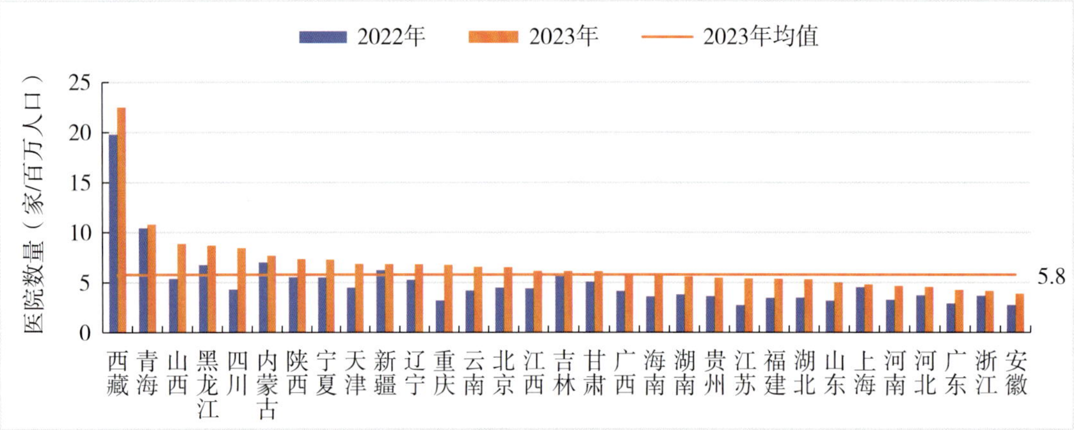

图1-1-3　2022—2023年各省（自治区、直辖市）纳入监测的每百万人口收治心血管病住院患者的医院数量

注：按2023年医院数量从多到少排序。

3. 每百万人口三级医院数量

2022—2023年收治心血管病住院患者的三级医院数量由1.5家/百万人口增加至1.8家/百万人口。2023年各省（自治区、直辖市）的三级医院数量分布于0.8～3.4家/百万人口之间（图1-1-4）。

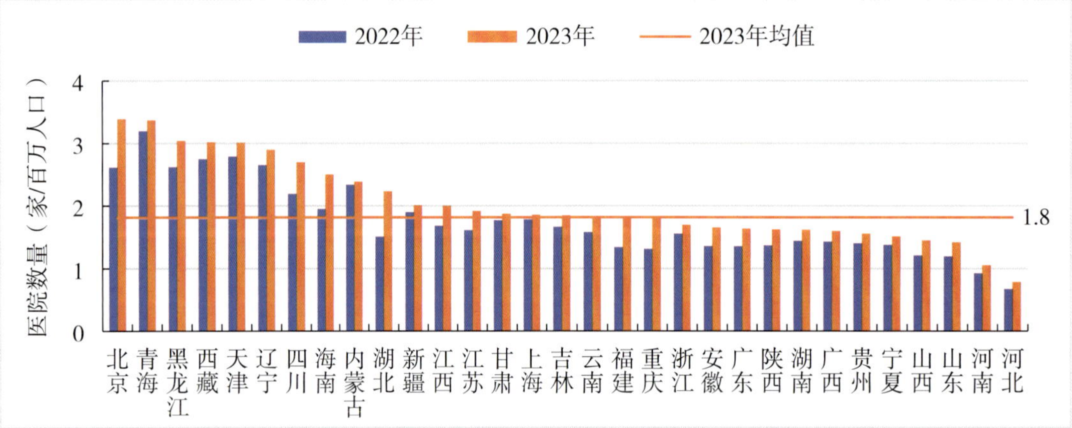

图1-1-4　2022—2023年各省（自治区、直辖市）纳入监测的每百万人口收治心血管病住院患者的三级医院数量

注：按2023年医院数量从多到少排序。

二、心血管病住院患者情况

（一）出院诊断包含心血管病

2023年在HQMS登记的出院患者中，出院诊断（出院主要诊断或其他诊断）包含心血管病的住院患者有7649.8万例，其中出院主要诊断为心血管病（以心血管病为主要原因住院）的患者为1823.7万例，三级医院占68.1%（图1-2-1）。出院其他诊断含有心血管病（因非心血管病为主要原因住院）的患者为5826.1万例，三级医院占65.6%（图1-2-2）。与上一年相比，出院诊断包含心血管病的患者住院例数增加了47.3%，其中主要诊断为心血管病的患者增加了46.3%，出院其他诊断含有心血管病的患者增加了47.5%。各省（自治区、直辖市）收治心血管病住院患者数量见图1-2-3和图1-2-4。

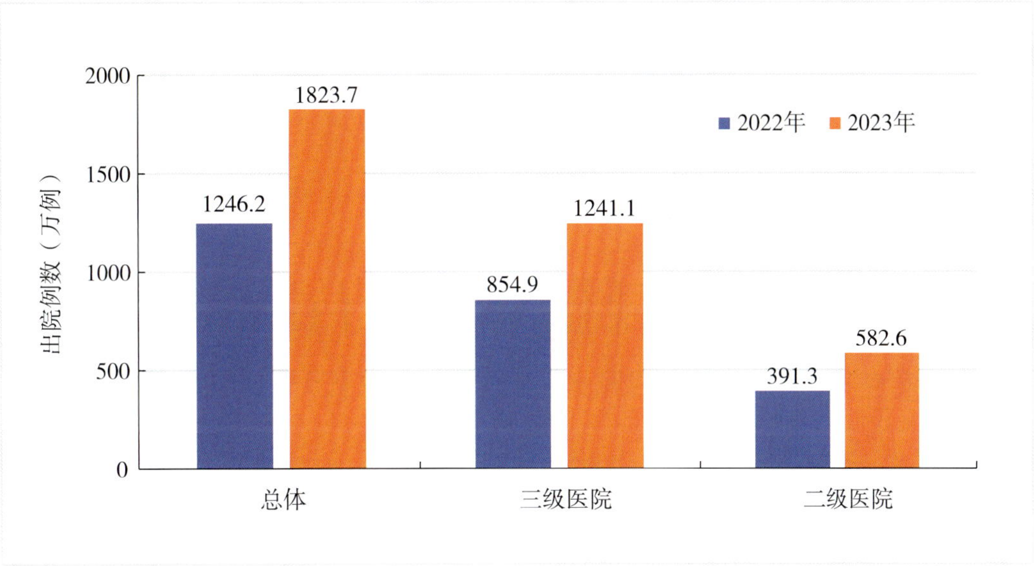

图1-2-1　2022—2023年纳入监测的出院主要诊断为心血管病患者出院例数

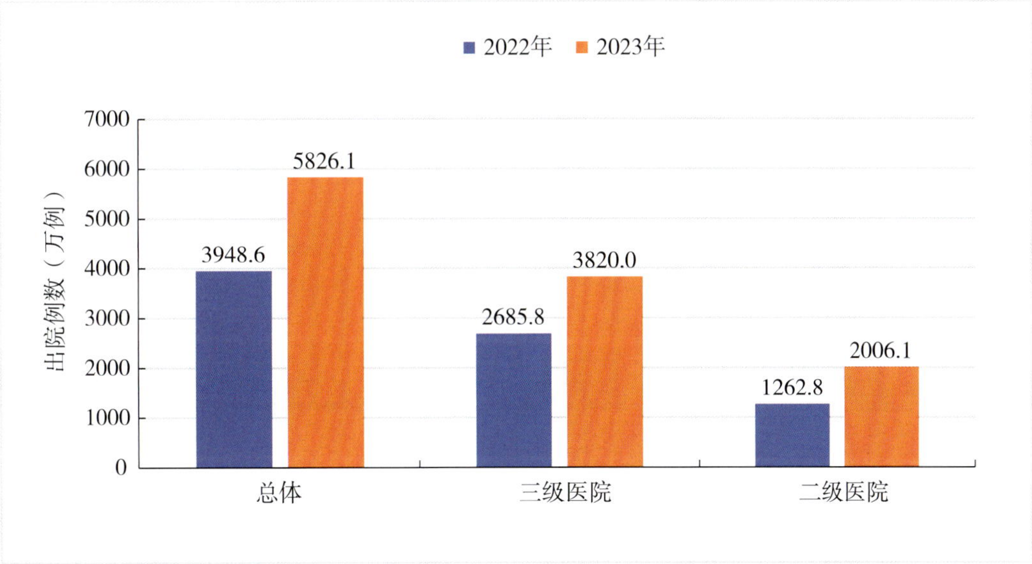

图1-2-2　2022—2023年纳入监测的出院其他诊断含有心血管病患者出院例数

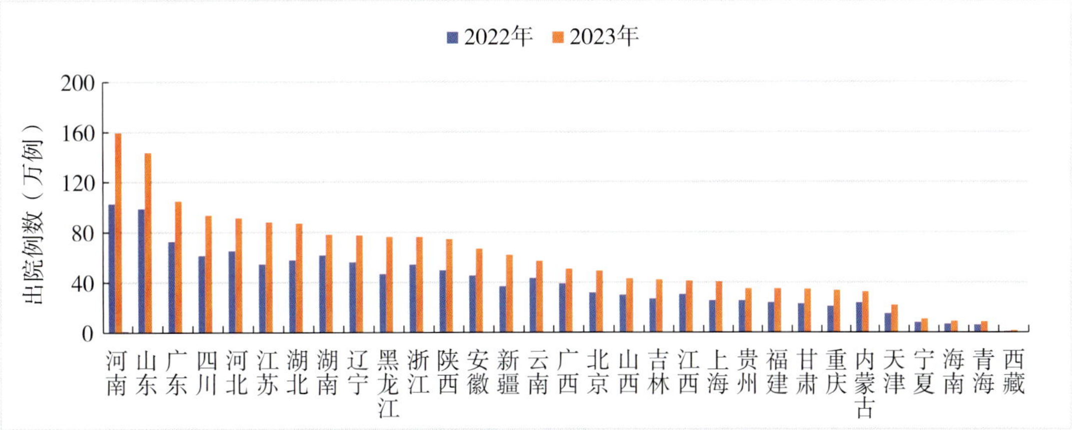

图1-2-3　2022—2023年各省（自治区、直辖市）纳入监测的出院主要诊断为心血管病患者出院例数

注：按2023年出院例数从多到少排序。2023年西藏出院主要诊断为心血管病的患者1.35万例。

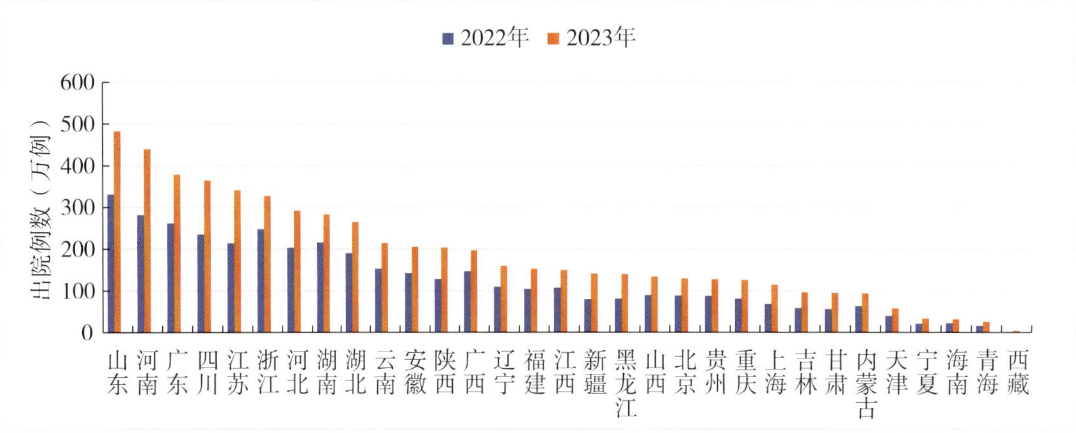

图1-2-4　2022—2023年各省（自治区、直辖市）纳入监测的出院其他诊断含有心血管病患者出院例数

注：按2023年出院例数从多到少排序。2023年西藏出院其他诊断含有心血管病患者4.18万例。

出院主要诊断为心血管病的患者占诊断中包含心血管病患者总数的23.8%，各省（自治区、直辖市）的占比见图1-2-5。

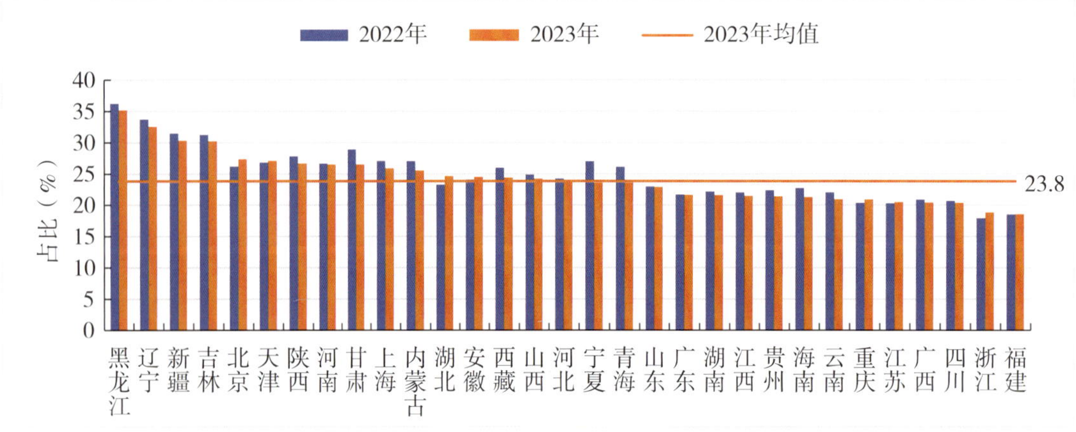

图1-2-5　2022—2023年各省（自治区、直辖市）纳入监测的出院主要诊断为心血管病的患者占比

注：按2023年占比从高到低排序。

2023年出院诊断包含高血压、冠心病、心力衰竭和心律失常者均超过了千万例，依次为5037.6万、2456.8万、1506.9万和1113.0万，其中疾病出现在出院主要诊断者的占比依次为3.7%、34.1%、15.8%和9.5%（图1-2-6）。其他数量超过百万例的依次为出院诊断包含肺血管病、心脏瓣膜疾病、先天性心脏病和心包炎及积液，出院例数依次为332.7万、266.1万、202.4万和168.1万，其中诊断出现在出院主要诊断的占比依次为7.9%、6.8%、16.7%和1.6%。

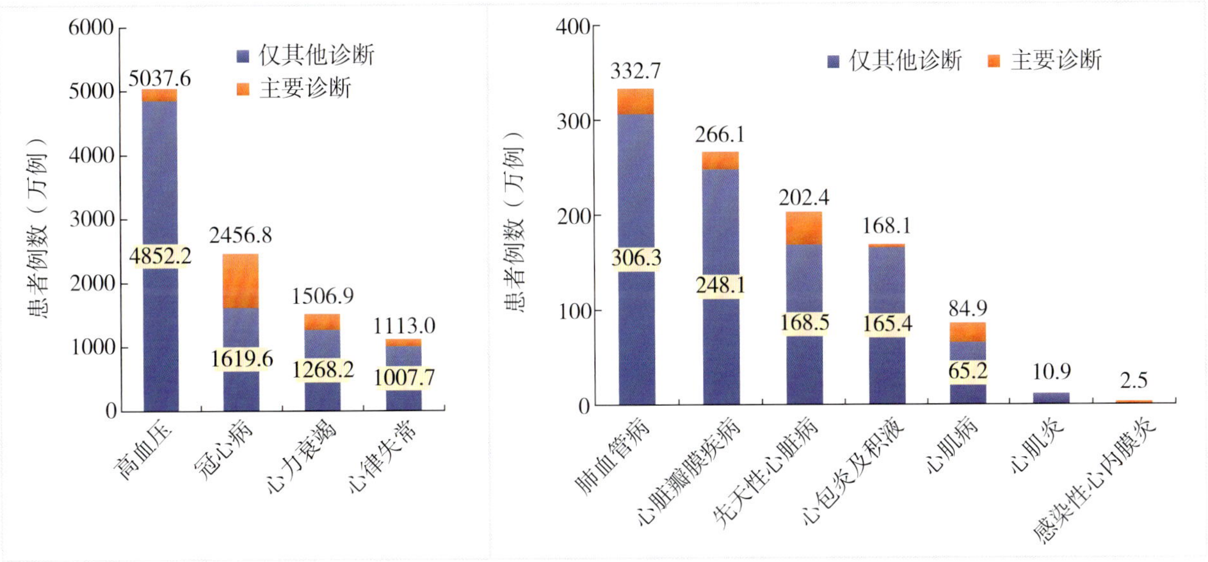

图1-2-6　2023年纳入监测的主要类型心血管病住院患者的出院例数

（二）出院主要诊断为心血管病

1. 年均收治例数

2023年纳入监测的、收治主要诊断为心血管病住院患者的医院有7348家，其中三级医院占32.8%。不同级别医院的心血管病收治能力呈偏态分布，各医院收治主要出院诊断为心血管病的患者例数的中位数（四分位数间距）为1022（178，3040）例，其中三级医院为3512（914，6657）例，二级医院为607（111，1724）例（图1-2-7）。与2022年相比，三级医院年均出院例数［2022年：2912（1020，5458）］有明显增加，二级医院年均出院例数有明显下降［2022年：834（241，1736）］。2023年各省（自治区、直辖市）的情况见图1-2-8。

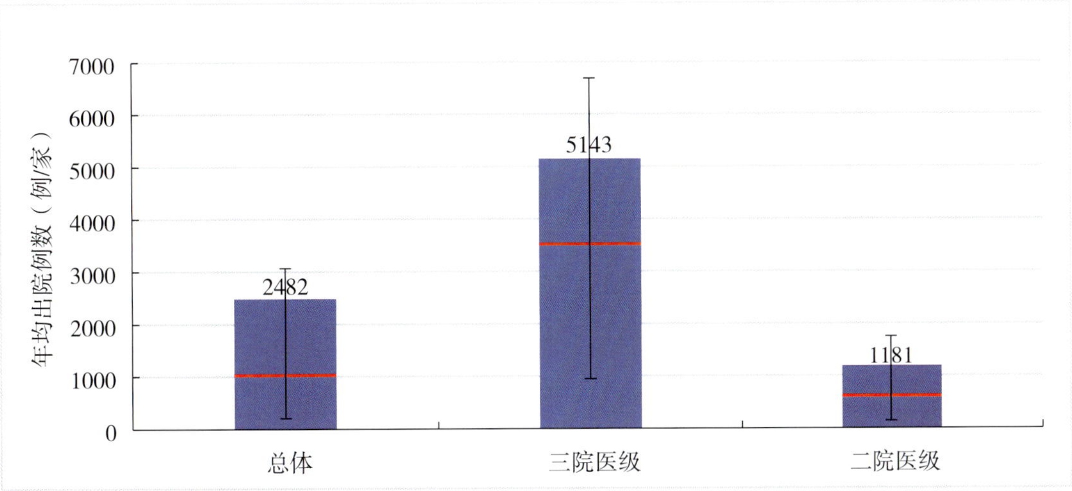

图1-2-7　2023年纳入监测的出院主要诊断为心血管病的住院患者年均出院例数

注：红线代表中位数，蓝色柱上缘为均数，误差线为四分位数间距。

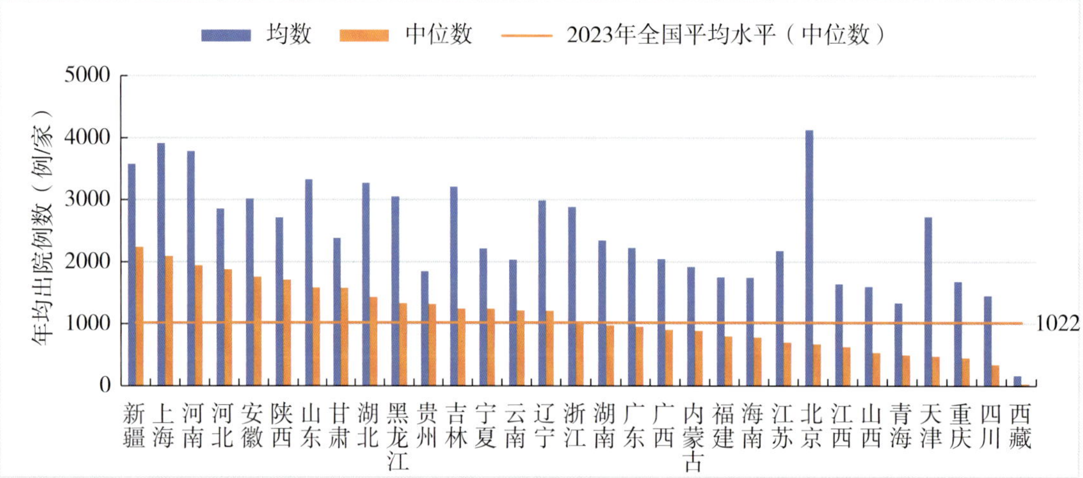

图1-2-8　2023年各省（自治区、直辖市）纳入监测的出院主要诊断为心血管病的患者年均出院例数

注：西藏的中位数为34例。

2. 主要心血管病类型

2023年出院主要诊断为心血管病的患者中，就诊例数由高至低依次是冠心病、心力衰竭、高血压、心律失常、先天性心脏病、肺血管病、心肌病、心脏瓣膜疾病、心包炎及积液和感染性心内膜炎（图1-2-9）。其中冠心病为837.2万例，心力衰竭为238.7万例，分别占上述10种疾病总就诊例数的57.0%和16.3%。出院主要诊断为冠心病的患者中，不稳定型心绞痛人数最多，占比为40.0%，急性心肌梗死占14.6%，ST段抬高型心肌梗死（STEMI）占6.8%。另外，各类疾病在不同级别医院就诊占比见图1-2-10。

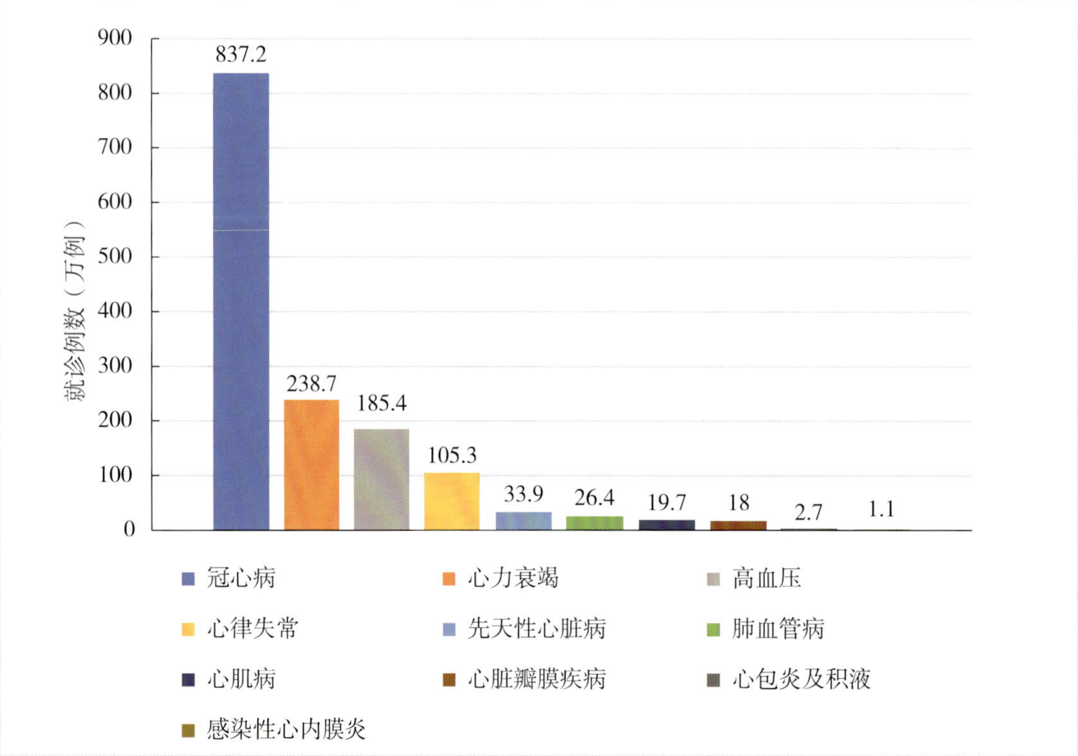

图1-2-9　2023年纳入监测的出院主要诊断为心血管病主要疾病类型的就诊例数

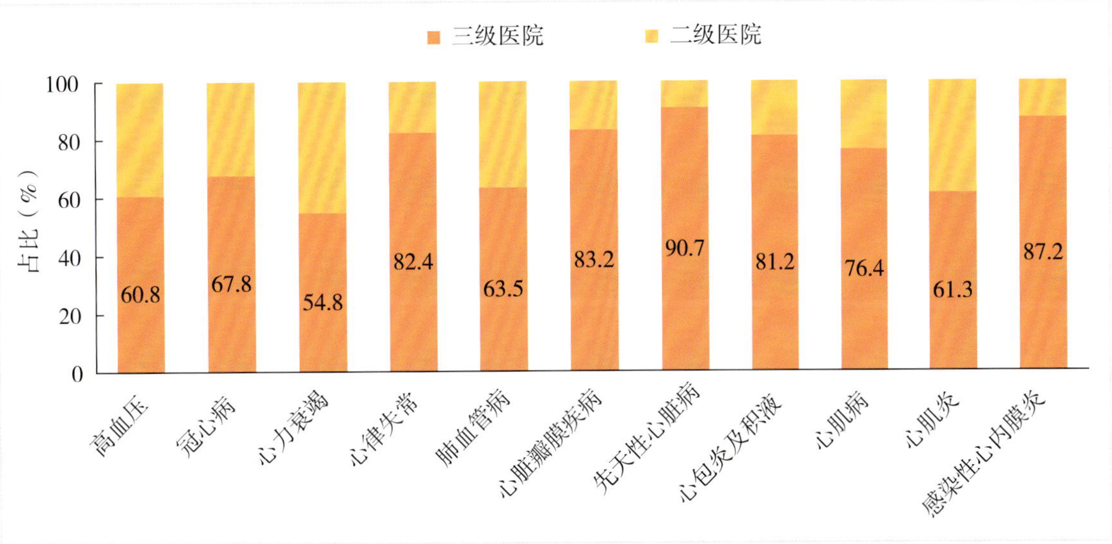

图1-2-10　2023年纳入监测的出院主要诊断为心血管病的主要疾病类型就诊例数在不同级别医院的分布

3. 患者特征

2023年出院主要诊断为心血管病患者的平均年龄为（63.4±15.9）岁，女性少于男性。56.6%的患者合并高血压，25.7%合并脑卒中，22.2%合并糖尿病（表1-2-1）。与2022年相比，平均年龄下降1.7岁，女性患者占比增加了1.1%，主要合并疾病的顺位无变化（图1-2-11）。

2023年HQMS数据显示，与三级医院住院患者相比，二级医院的住院患者平均年龄更大，女性占比更高，合并慢性阻塞性肺疾病或脑卒中的占比更高（表1-2-1），与2022年三级医院和二级医院的住院患者特征差别相同。

表1-2-1　2023年出院主要诊断为心血管病的住院患者特征

特征	总体	三级医院	二级医院
人口学特征			
年龄（岁）*	63.4±15.9	62.4±16.2	65.5±15.0
女性（%）	46.1	44.5	49.7
合并疾病（%）			
高血压	56.6	56.4	57.2
脑卒中	25.7	24.2	28.8
糖尿病	22.2	23.3	20.0
血脂异常	17.2	18.2	14.9
肝脏疾病	14.9	15.7	13.3
慢性阻塞性肺疾病	13.5	12.2	16.4
肾衰竭	8.7	9.3	7.2
恶性肿瘤	1.3	1.4	1.0

注：*均数±标准差。

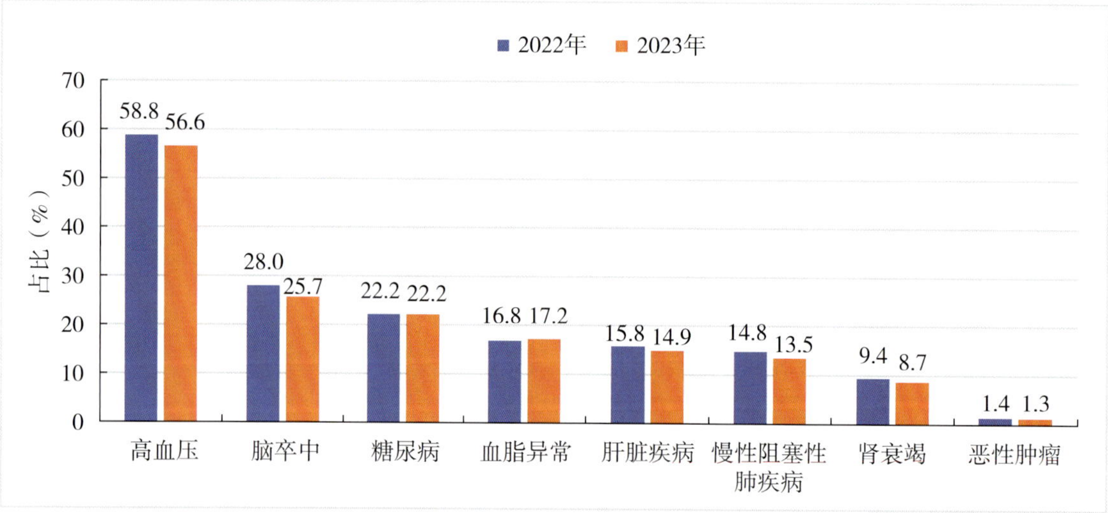

图1-2-11　2022—2023年纳入监测的出院主要诊断为心血管病的住院患者不同合并疾病占比

注：按2023年占比从高到低排序。

（三）出院其他诊断含有心血管病

2023年出院其他诊断含有心血管病的患者占诊断中包含心血管病患者总数的76.2%，占比与2022年相比无明显变化。上述患者出院主要诊断居前三的是脑血管病（14.9%）、恶性肿瘤及放化疗（9.3%）和慢性阻塞性肺疾病（6.4%）（图1-2-12）。相对于2022年，脑血管病和恶性肿瘤及放化疗的占比略有降低，合并慢性阻塞性肺疾病的占比有所升高。三级医院和二级医院患者的特点不同，2023年三级医院患者的首位住院原因是脑血管病，占三级医院收治数量的12.7%，但占比相对于2022年有所下降。二级医院也是脑血管病，占收治数量的19.1%，相对于2022年略有下降。

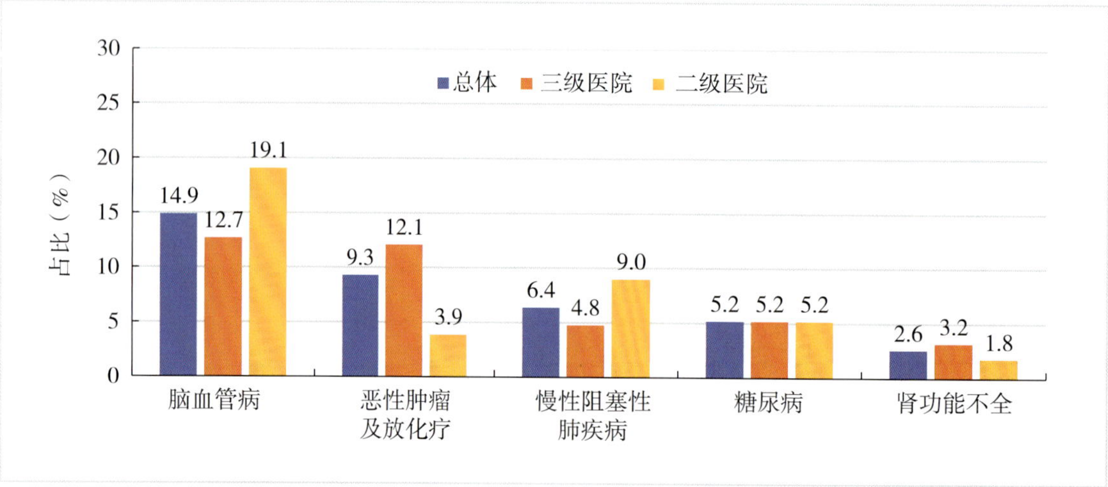

图1-2-12　2023年纳入监测的出院其他诊断含有心血管病的患者的主要住院原因

三、心血管病重点诊疗技术开展情况

1. 21种心血管诊疗技术

HQMS数据显示，2023年纳入监测的医院中能够开展经皮冠状动脉介入治疗（percutaneous coronary intervention，PCI）、永久起搏器植入、房颤导管消融、腹主动脉介入手术、胸主动脉介入手术和体外膜氧合（ECMO）治疗的医院超过了千家（图1-3-1），其中能够开展PCI治疗的医院最多，与2022年相比医院数量增加了21.5%。

2023年纳入监测的医院开展PCI、房颤导管消融、永久起搏器植入和先天性心脏病介入手术数量超过了10万例（图1-3-2）。其中PCI数量最多，达到了193.1万例，与2022年相比数量增加了40.3%。数量少于10万例/年的诊疗技术开展情况见图1-3-3。

2023年纳入HQMS且能开展21种心血管诊疗技术中至少一种的医院有3756家。上述医院平均能开展4（2，6）种诊疗技术，其中三级医院平均能开展6（4，13）种，二级医院平均能开展4（1，7）种。各省（自治区、直辖市）医院开展21种心血管诊疗技术的平均数量在2（1，5）至7（4，15）种之间（图1-3-4）。

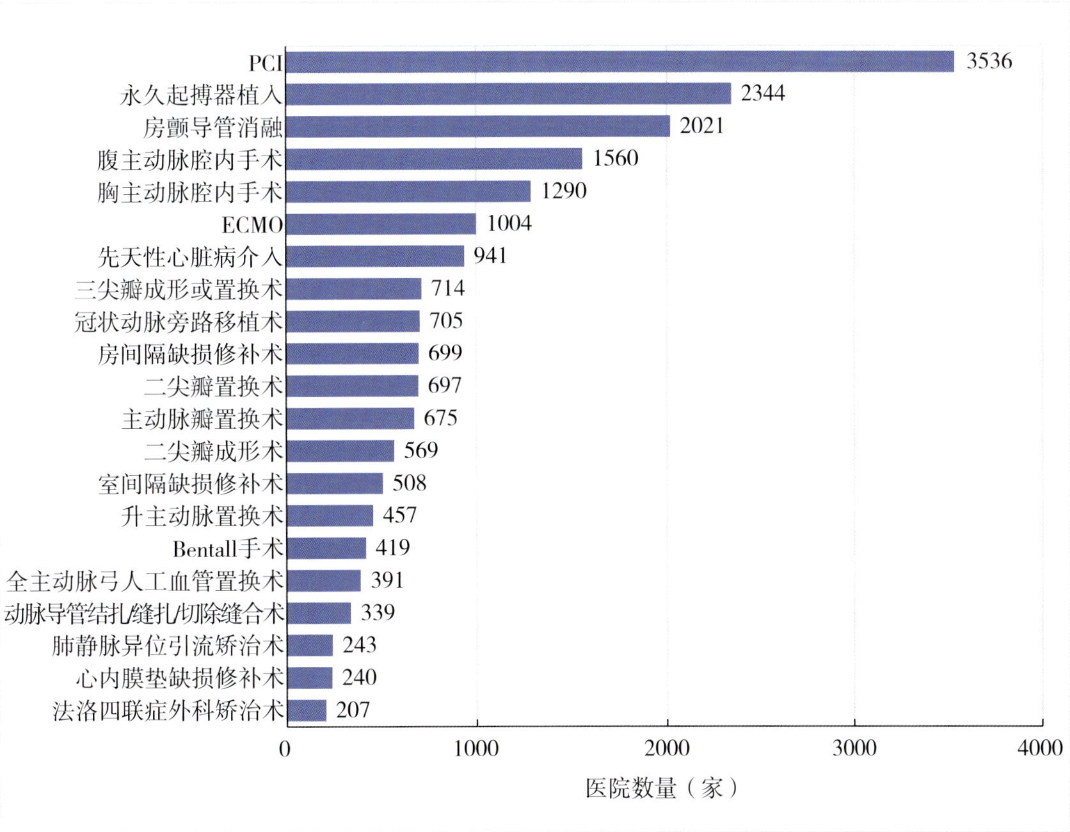

图1-3-1　2023年纳入监测的能开展不同类型心血管诊疗技术的医院数量

注：21种心血管诊疗技术有心内科诊疗［经皮冠状动脉介入治疗（PCI）、房颤导管消融、永久起搏器植入、先天性心脏病介入］，心外科常见手术［二尖瓣置换术、冠状动脉旁路移植术（CABG）、主动脉瓣置换术、二尖瓣成形术、三尖瓣成形或置换术、房间隔缺损修补术、室间隔缺损修补术、动脉导管结扎/缝扎/切除缝合术、法洛四联症外科矫治术、肺静脉异位引流矫治术、心内膜垫缺损修补术、胸主动脉腔内手术、腹主动脉腔内手术、升主动脉置换术、Bentall手术和全主动脉弓人工血管置换术］和体外膜氧合（ECMO）。住院患者主要手术操作或其他手术操作出现对应的技术，判定该医院开展了对应的诊疗技术。

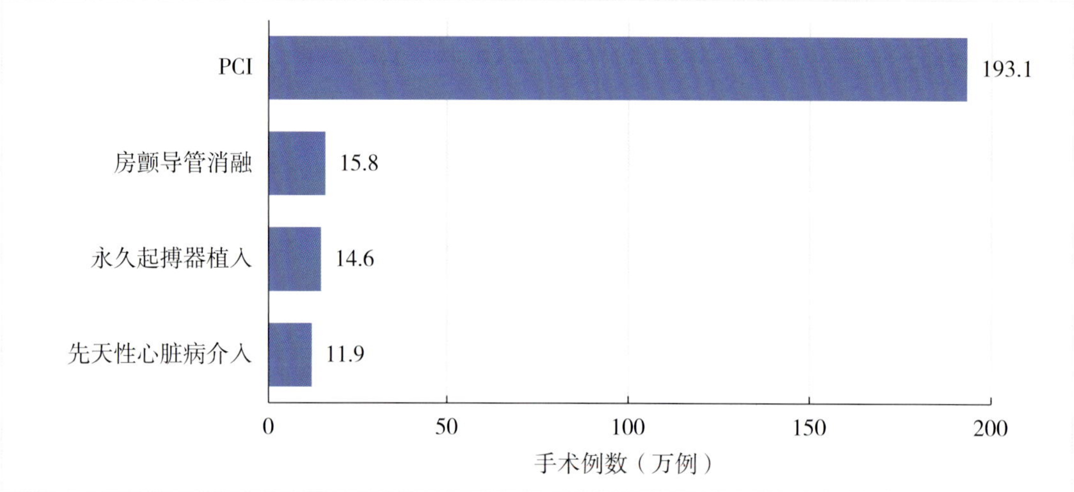

图1-3-2　2023年纳入监测的开展各类心血管诊疗技术的例数（≥10万例）

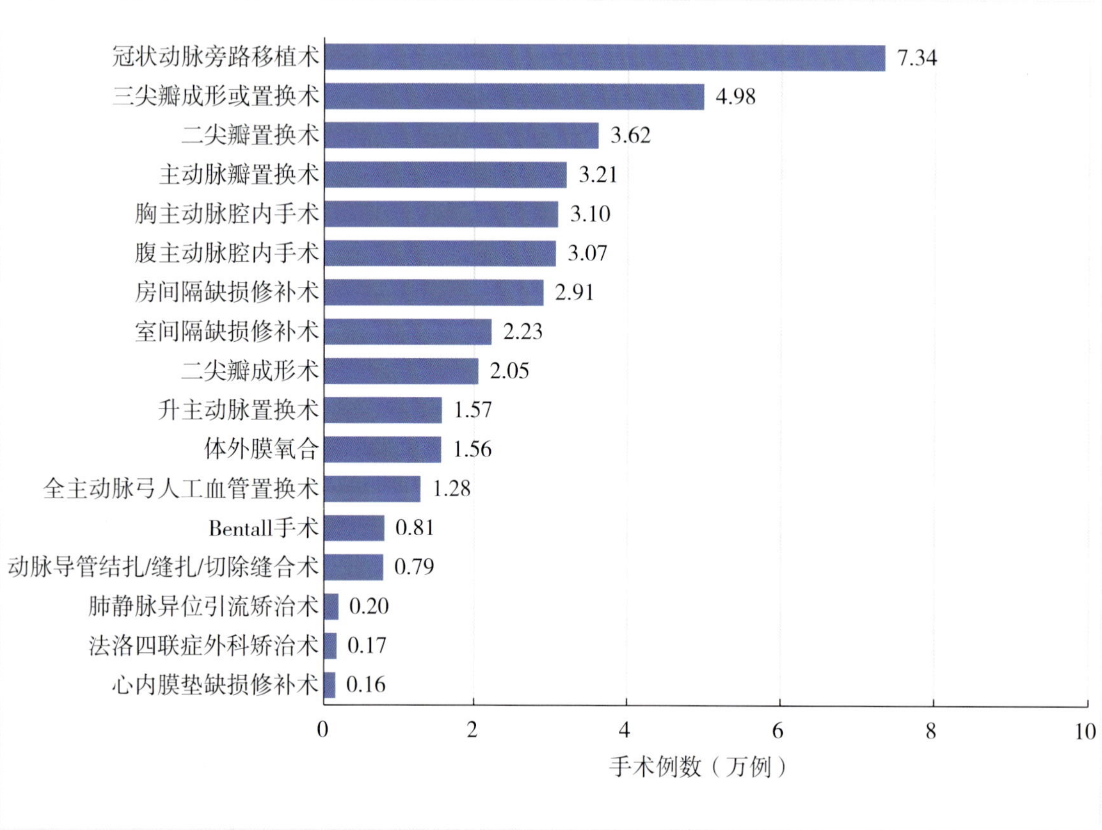

图1-3-3　2023年纳入监测的开展各类心血管诊疗技术的例数（<10万例）

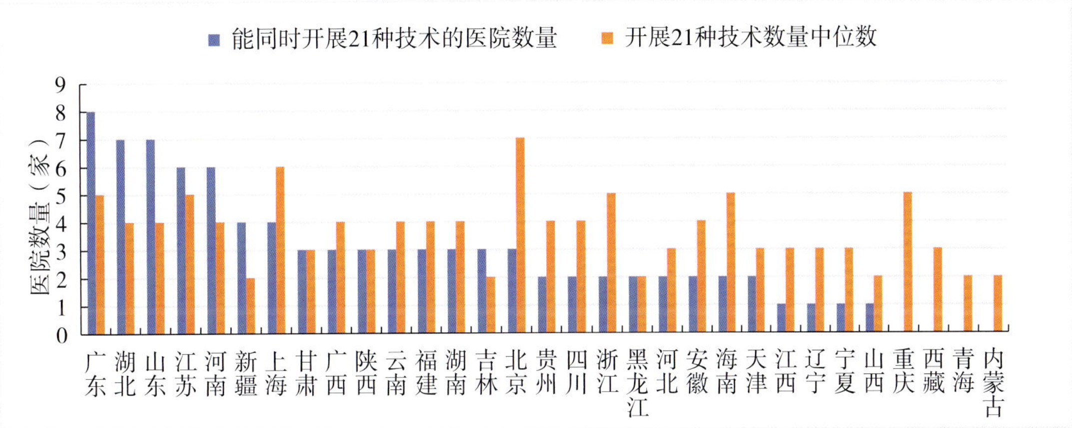

图1-3-4　2023年各省（自治区、直辖市）纳入监测的能同时开展21种心血管病诊疗技术的医院数量

注：重庆、西藏、青海、内蒙古暂无能同时开展21种诊疗技术的医院。

2023年HQMS纳入监测的医院中，能开展4种心内科诊疗技术中至少一种的医院有3688家。能同时开展上述4种心内科诊疗技术的医院有1401家，其中三级医院有1135家，二级医院有266家。能开展上述16种心外科常见手术中至少一种的医院有1867家。能同时开展上述16种心外科常见手术的医院有89家，均为三级医院。各省（自治区、直辖市）能同时开展4种心内科诊疗技术的医院数量见图1-3-5，能同时开展16种心外科常见手术的医院数量见图1-3-6。

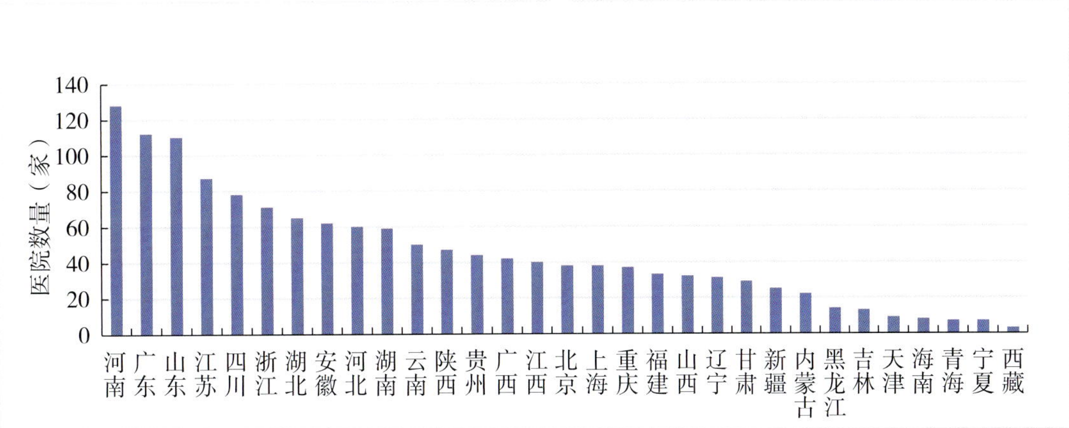

图1-3-5　2023年各省（自治区、直辖市）纳入监测的能同时开展4种心内科诊疗技术的医院数量

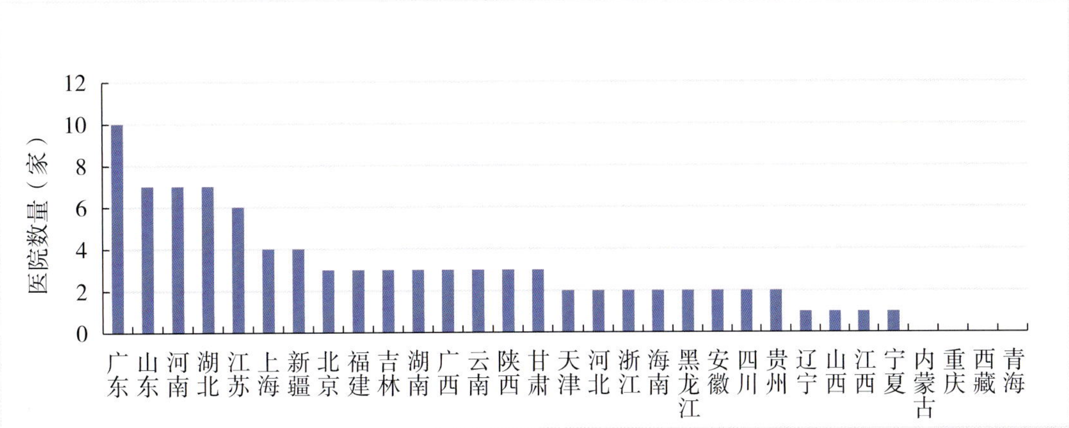

图1-3-6　2023年各省（自治区、直辖市）纳入监测的能同时开展16种心外科常见手术的医院数量

注：内蒙古、重庆、西藏、青海暂无能同时开展16种心外科常见手术的医院。

2. PCI与CABG

2023年出院主要诊断为冠心病且年龄≥18岁的患者中PCI∶CABG比值为29.1∶1.0，与2022年（28.8∶1.0）相比略有上升。2023年各省（自治区、直辖市）的PCI∶CABG比值和PCI数量见图1-3-7。不同地区PCI∶CABG比值最高为353.2∶1，最低为6.6∶1，与2022年相比地区间比值的差距在减小，PCI∶CABG比值出现下降的地区有12个，升高的地区有19个（图1-3-8）。

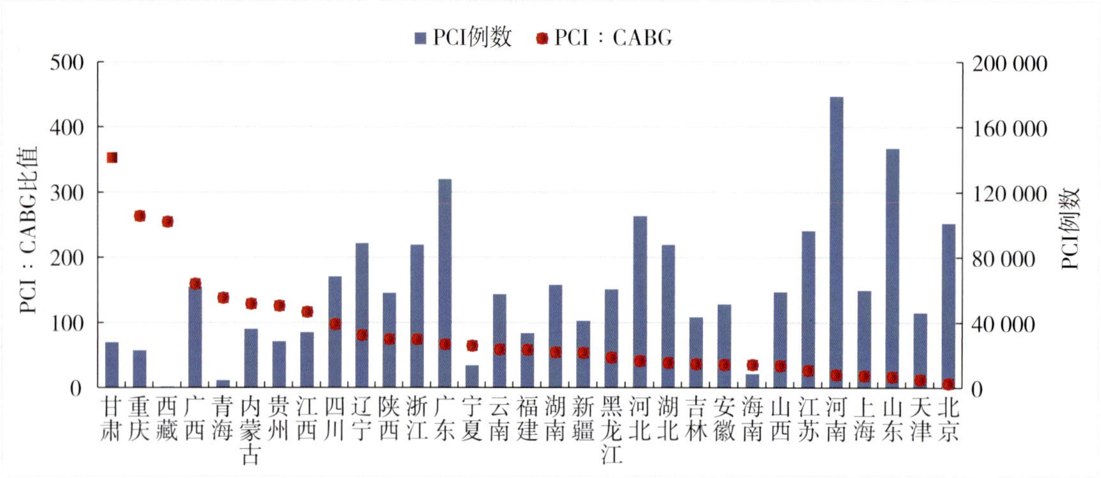

图1-3-7 2023年各省（自治区、直辖市）纳入监测的PCI例数及PCI和CABG的数量之比

注：按数量比从高到低排序。CABG，冠状动脉旁路移植术。PCI，经皮冠状动脉介入治疗。

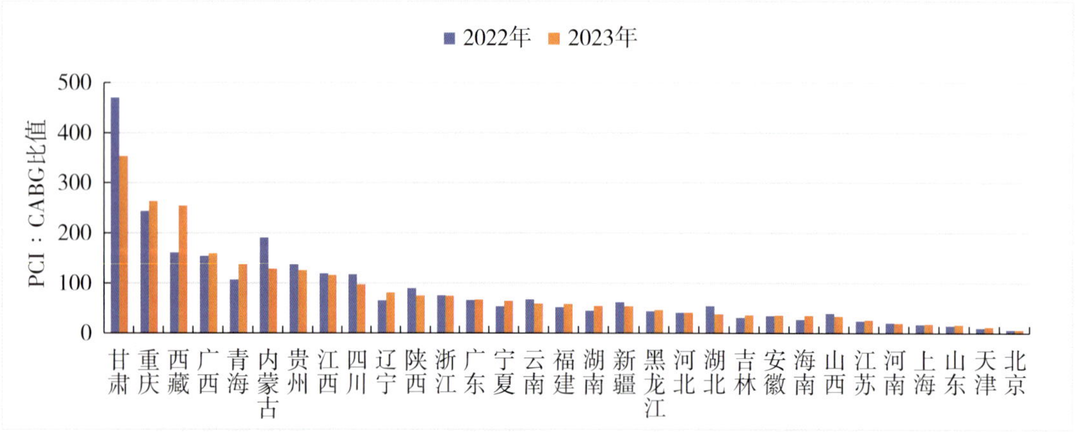

图1-3-8 2022—2023年各省（自治区、直辖市）纳入监测的PCI和CABG的数量之比

注：按2023年数量比从高到低排序。CABG，冠状动脉旁路移植术。PCI，经皮冠状动脉介入治疗。

3. 重点诊疗技术规模与住院预后

按医院年度开展重点诊疗技术数量分组后，2023年不同诊疗规模的医院数量存在较大差异，同时，诊疗规模不同的医院，接受心血管治疗的住院预后存在较大差异。每年开展CABG数量在＜50例、50～99例、100～499例和≥500例的医院分别有556、84、96和30家，住院死亡率依次为4.1%、2.9%、2.4%和0.6%（图1-3-9a）。每年开展PCI数量在＜50例、50～99例、100～499例、500～999例和≥1000例的医院分别有588、372、1582、524和470家，住院死亡率依次为0.64%、0.89%、0.88%、0.84%和0.55%（图1-3-9e）。

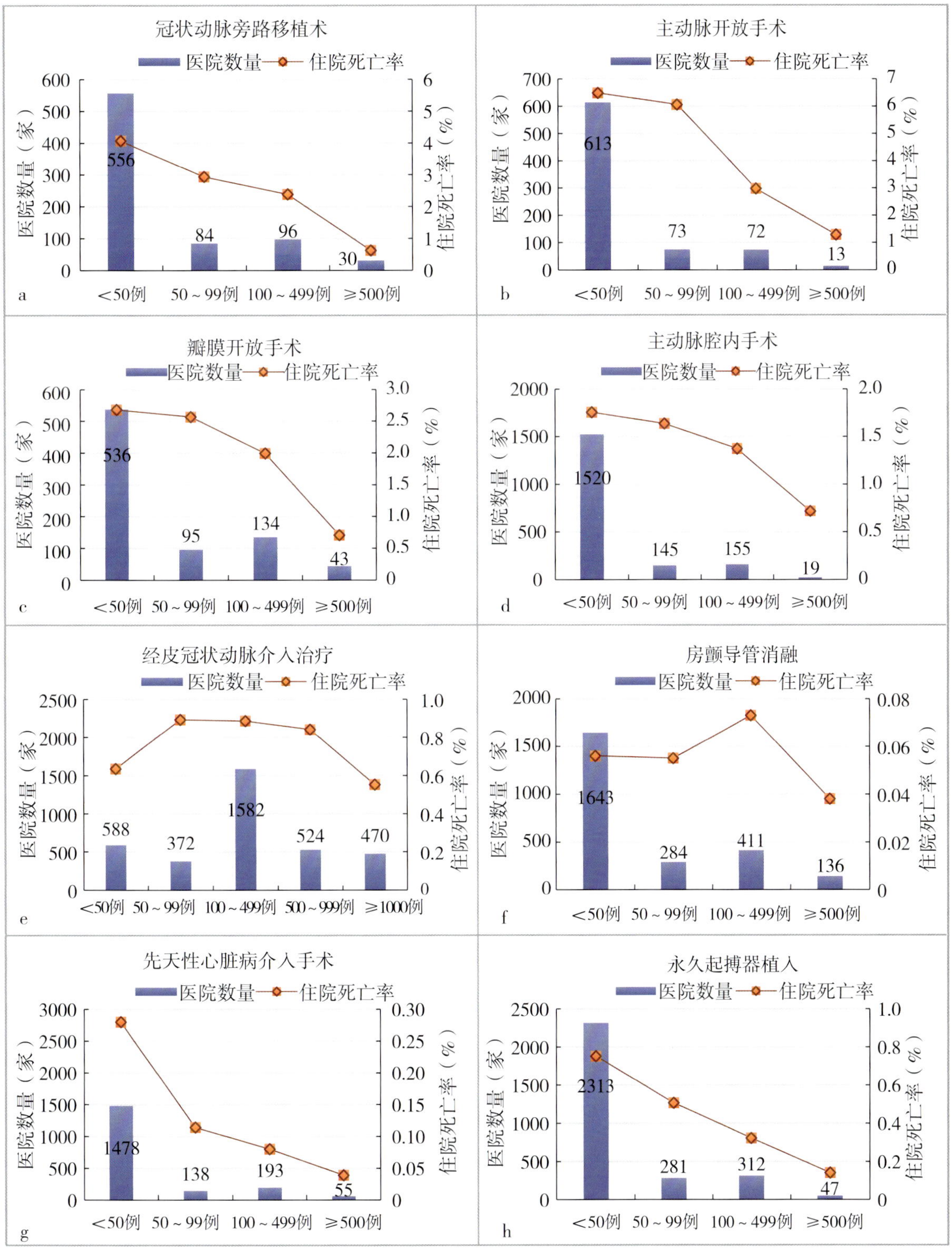

图1-3-9 2022—2023年各省（自治区、直辖市）纳入监测的重点诊疗技术开展数量与患者预后

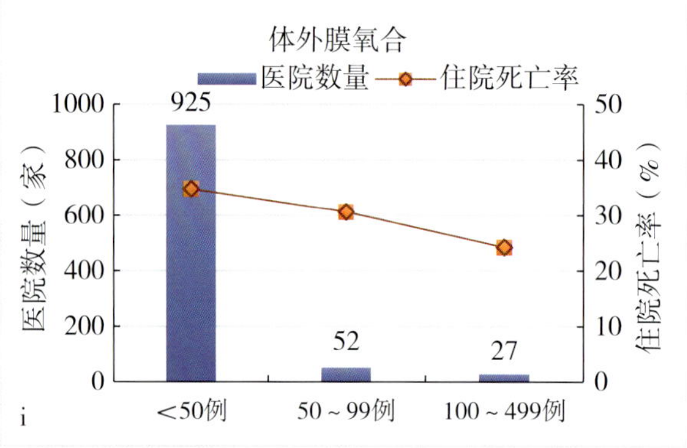

图1-3-9　2022—2023年各省（自治区、直辖市）纳入监测的重点诊疗技术开展数量与患者预后（续）

注：根据患者接受的主要手术操作和其他手术操作判定。

四、主要心血管疾病和手术操作的住院预后

HQMS数据显示，2023年出院主要诊断为STEMI、心力衰竭、肺动脉高压、高血压和心房颤动的患者的风险校正住院死亡率依次为4.70%、2.58%、1.59%、0.13%和0.12%。与2022年相比均有不同程度的下降（图1-4-1）。2023年接受主动脉开放手术患者的风险校正住院死亡率为3.01%，与2022年相比，下降了0.59%。其他手术患者的风险校正住院死亡率见图1-4-2。

2023年出院主要诊断为STEMI、心力衰竭、肺动脉高压、高血压和心房颤动的患者的非医嘱离院率依次为9.15%、7.58%、8.04%、3.63%和3.11%（图1-4-3），均高于住院死亡粗率。其中高血压住院患者非医嘱离院率与住院死亡粗率差异最大。接受手术操作的住院患者的非医嘱离院率也均高于住院死亡粗率（图1-4-4），其中接受PCI患者的非医嘱离院率与住院死亡粗率差异最大。

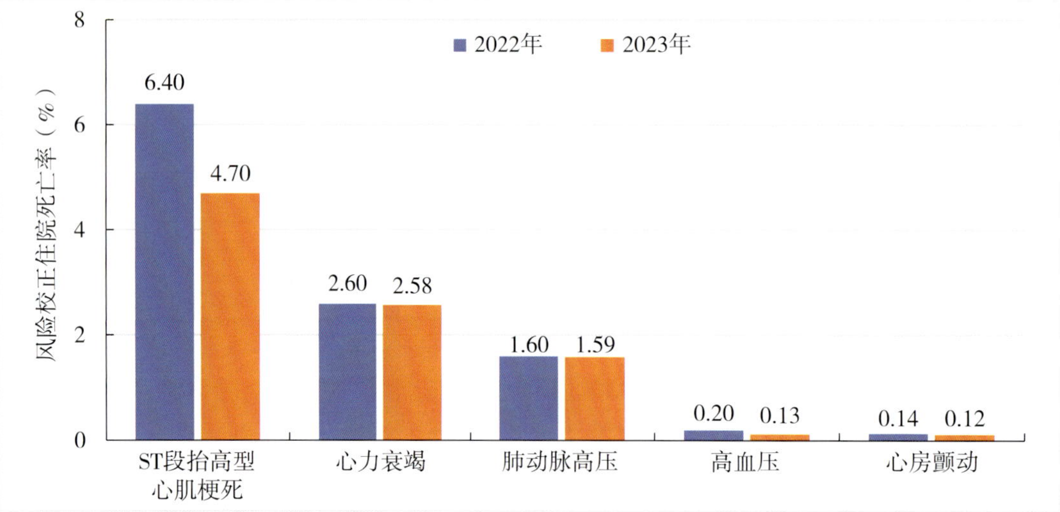

图1-4-1　2022—2023年纳入监测的主要类型心血管疾病的风险校正住院死亡率

注：按2023年风险校正住院死亡率从高到低排序。风险校正死亡率，调整了患者年龄、性别等人口学特征，以及合并症等临床特征。

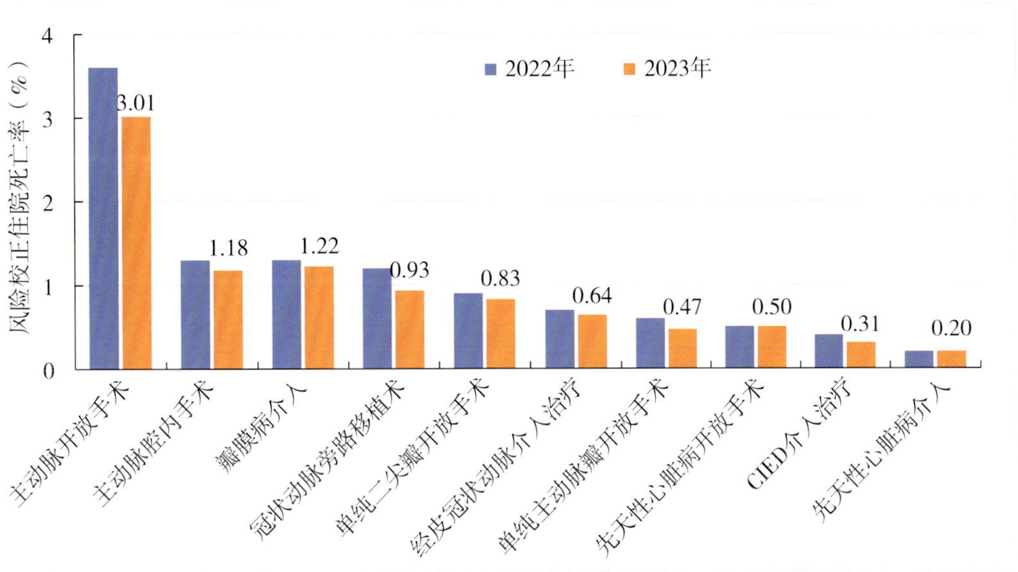

图1-4-2　2022—2023年纳入监测的常见心血管重点技术的风险校正住院死亡率

注：按2023年风险校正住院死亡率从高到低排序。CIED，心脏植入式电子器械。仅经皮冠状动脉介入治疗和先天性心脏病介入展示粗率。

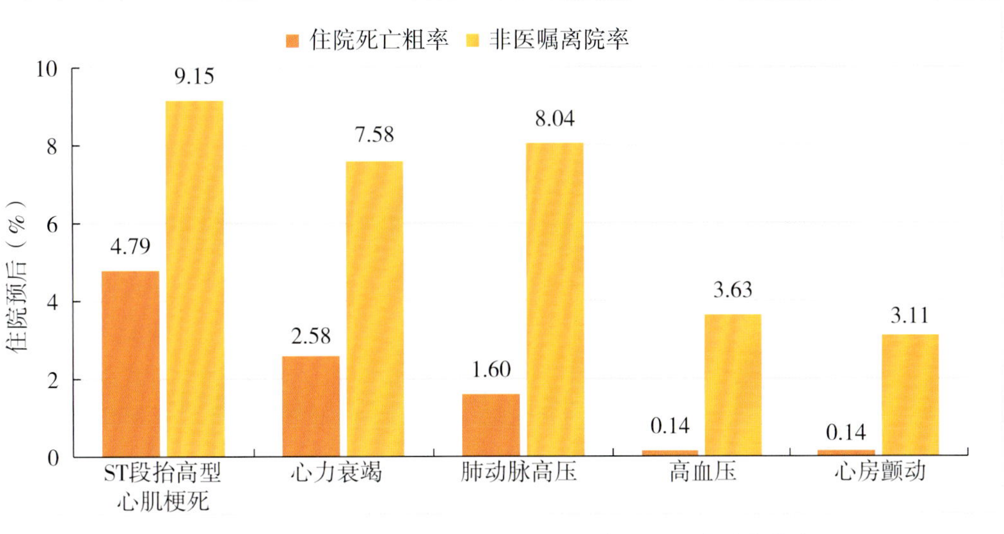

图1-4-3　2023年常见心血管疾病住院死亡粗率与非医嘱离院率的关系

注：按住院死亡粗率从高到低排序。

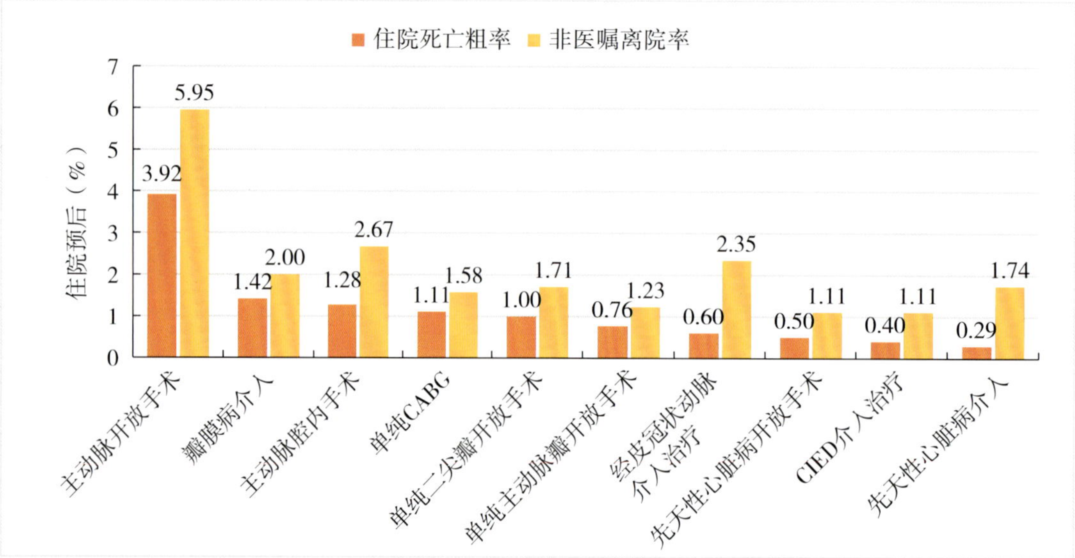

图1-4-4　2023年常见心血管重点技术住院死亡粗率与非医嘱离院率的关系

注：按住院死亡粗率从高到低排序。CABG，冠状动脉旁路移植术；CIED，心脏植入式电子器械。

五、分析小结

1. HQMS在心血管病的医疗质量监测方面的覆盖范围较广

2023年纳入监测的收治出院诊断含有心血管病患者的医院数量为8119家。与前一年相比，医院数量整体增加了43.8%，各地区的医院数量均在增加。相对于三级医院，二级医院数量增加更多，与前一年相比，增加了60.1%。与此同时，纳入监测的含有心血管病的住院患者数量增加了47.3%，其中出院主要诊断为心血管病的患者例数增加了46.3%。三级医院年均住人次达到了3512（914，6657）例，与前一年相比，增加了20.6%，而二级医院年均住院人次下降明显。三级医院年均住院人次数增加的同时，其收治的主要心血管病或手术患者（如ST段抬高型心肌梗死、心力衰竭、心脏外科手术患者）住院死亡率均出现不同程度的下降。上述成果的取得与国家卫生健康委在《全面提升医疗质量行动计划（2023—2025年）》提出涵盖基础质量安全管理、关键环节和行为管理、质量管理网络建设等方面在内的28项具体措施和5个目标明确的专项行动，以及各级医疗质量控制中心及相关工作人员的共同努力贯彻不无关系。另外，也得益于推动公立医院绩效考核相关工作贯彻落实，包括在2022年建立较为完善的二级公立医院绩效考核体系，将二级公立医院全部纳入绩效考核范围；不断细化绩效考核实施方案并将病案首页数据作为重要的数据来源等。

2. 主要心血管疾病和手术的住院结局稳中有降，部分病种和术种下降明显

HQMS数据显示，与2022年相比，2023年重点质控疾病中STEMI和高血压住院患者的住院死亡粗率和风险标化率均出现下降，心力衰竭、心房颤动和肺动脉高压住院患者的住院死亡粗率和风险标化率持平。手术操作中单纯CABG、单纯二尖瓣开放手术、单纯主动脉瓣开放手术、先天性心脏病开放手术、主动脉开放手术、心脏瓣膜病介入手术、CIED介入治疗的住院死亡粗率和风险标化率均有下降。其中，单纯CABG和主动脉开放手术住院死亡风险标化率同比下降超过20%。与近期的国际数据对比，我国STEMI和单纯CABG患者住院死亡率处于较低水平。数据显示单纯CABG患者住院死亡率相对于2022年出现了0.4%的下降，上述变化使住院死亡人数同比减少26.7%。同时，需要关注的是目前多种心血管病和手术操作的住院预后在不同地区和医院存在较明显差异。通过在宏观层面对地区和医院水平的住院死亡变化趋势进行持续监测和反馈，在微观层面对死亡患者病历的充分讨论和分析，识别共

同的、可改变的导致患者病情恶化或死亡的因素、关键节点，潜在成为进一步改善心血管病患者住院预后的契机。

3. 重点诊疗技术服务能力保持在较高水平，服务能力同质性需要加强，诊疗规模小的医疗机构的医疗质量需给予更多的关注

HQMS数据显示，2023年纳入监测的医院中能开展PCI的有3536家，医院数量与前一年相比增加了21.5%，开展PCI数量与前一年相比增加了40.3%。能开展CABG的医院达到了705家，与前一年相比增加了20.9%，手术量增加了46.8%。在21种心血管诊疗技术中，6种技术（PCI、永久起搏器植入、房颤导管消融、腹主动脉腔内手术、胸主动脉腔内手术、ECMO）已经可以在超过千家医院开展。与此同时，能开展21种诊疗技术中至少1种的医院有3756家，占收治主要诊断为心血管病的医院总数量的51.1%，上述医院平均能开展4种诊疗技术。能开展16种心外科常见手术的医院仅有89家，能同时开展21种诊疗技术的医院有86家，4个省份暂无能同时开展16种心外科常见手术的医院。上述数据提示，虽然心血管病的整体医疗服务能力在提升，但服务能力的均衡发展需要关注。数据显示，多项心血管诊疗技术存在诊疗服务规模小的医院中患者住院死亡率明显高的现状。因此，在制定提升医院心血管病诊疗服务能力均衡性策略时，还需要重点关注推广应用初期的医疗质量问题，并制定针对性的保障方案，推动心血管诊疗技术服务能力和质量均衡发展。

4. 心血管病住院患者的非医嘱离院填写还需规范

HQMS数据显示，主要心血管疾病住院患者和接受心血管手术患者住院死亡率处于较低水平，同时，均存在一定比例的非医嘱离院情况。其中出院主要诊断为STEMI、肺动脉高压和心力衰竭的住院患者非医嘱离院率居前三，依次为9.15%、8.04%和7.58%。在十类手术中接受主动脉开放手术、主动脉腔内手术和PCI的患者的非医嘱离院率居前三，依次为5.95%、2.67%和2.35%。患者离院方式是诊疗质量管理的重要内容，其中非医嘱离院常由患者、疾病和医院等三方面因素所致，且与患者的不良预后和医疗成本增加密切相关。2024年国家卫生健康委办公厅发布了《关于开展死亡和非医嘱离院病案报告工作的通知》（国卫办医政函〔2024〕96号）要求二级及以上医院向HQMS上传住院期间死亡或以非医嘱离院方式出院患者的全套病案，旨在进一步规范诊疗行为，查找死亡或非医嘱离院病例中的医疗质量问题，指导医疗质量安全持续改进。

主　　审：郑　哲　董念国　韩雅玲
执 笔 人：王　淼　王雪莹　刘佳敏　郭清芳

第二部分

心血管病亚专业关键质控指标分析

一、冠心病

本章节主要分析急性ST段抬高型心肌梗死（ST-elevation myocardial infarction，STEMI）的诊疗质量。数据来源于HQMS和国家单病种质量管理与控制平台。HQMS数据用于分析2023年急性STEMI医疗服务量和结果质控指标，国家单病种质量管理与控制平台数据用于分析2020—2023年急性STEMI诊疗过程质控指标。

（一）医疗服务量

HQMS数据显示，2023年纳入监测的收治急性STEMI住院患者（出院主要诊断或其他诊断包含STEMI且年龄≥18岁）的医院有5521家，其中三级医院2051家，二级医院3470家。上述医院共收治急性STEMI住院患者60.7万例。其中三级医院45.6万例，二级医院15.1万例。

各省（自治区、直辖市）收治急性STEMI住院患者的医院数量及出院例数分别见图2-1-1和图2-1-2。

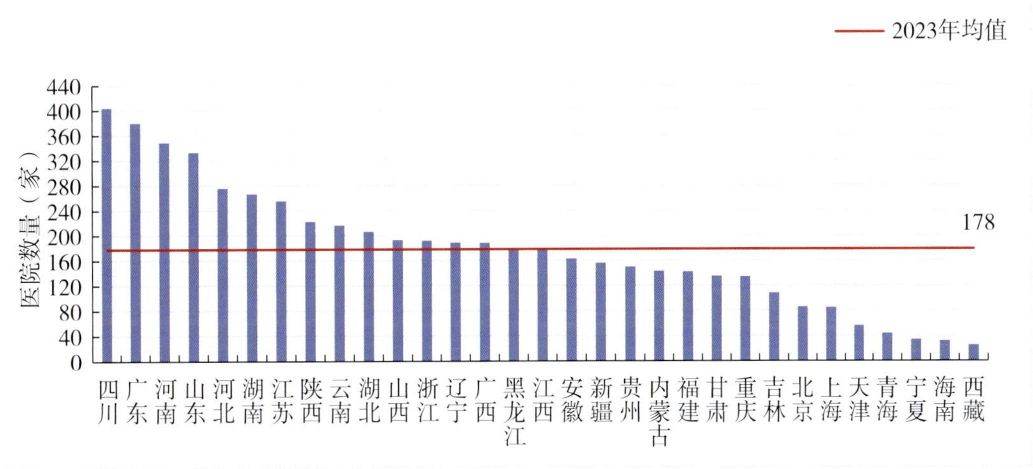

图2-1-1　2023年各省（自治区、直辖市）收治急性STEMI住院患者的医院数量

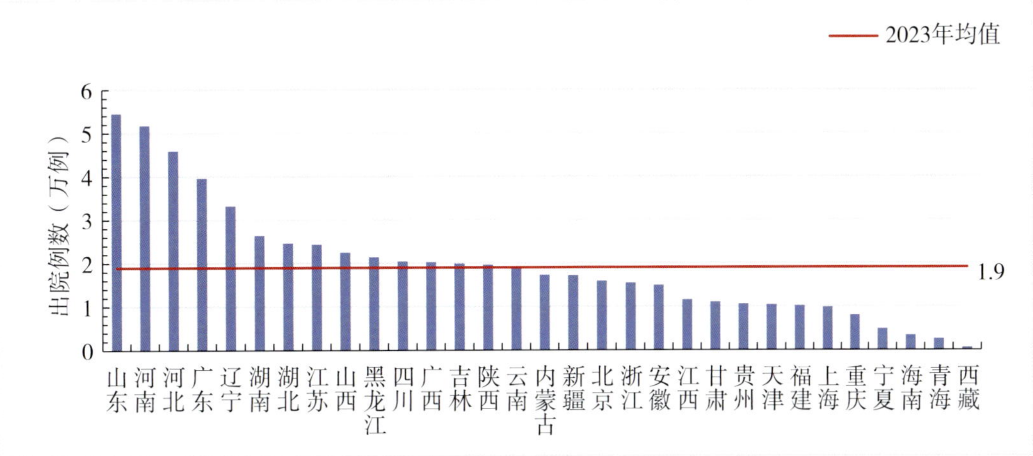

图2-1-2　2023年各省（自治区、直辖市）急性STEMI患者出院例数

急性STEMI住院患者平均年龄（63.7±13.2）岁，女性占25.5%（表2-1-1）。合并疾病居前三的是高血压、糖尿病和血脂异常，占比分别为52.3%、28.8%和21.0%，其他合并疾病情况见表2-1-1。

表2-1-1　2023年急性STEMI住院患者特征

特征	总体	三级医院	二级医院
人口学特征			
年龄（岁）*	63.7±13.2	63.3±13.2	65.0±13.2
女性（%）	25.5	24.5	28.5
合并疾病（%）			
高血压	52.3	52.6	51.1
糖尿病	28.8	30.0	25.2
血脂异常	21.0	22.6	16.2
肝脏疾病	17.3	18.4	14.1
脑卒中	16.9	16.5	18.4
肾脏疾病	10.9	11.9	8.2
慢性阻塞性肺疾病	9.4	9.0	10.6
恶性肿瘤	1.2	1.3	1.0

注：*均数±标准差。

（二）过程质控指标

2023年国家单病种质量管理与控制平台上报急性STEMI住院数据的医院共2243家，其中三级医院1484家，二级医院744家。上述医院上报急性STEMI患者12.8万例（发病48小时内且年龄≥18岁），其中三级医院11.1万例，二级医院1.7万例。2020—2023年上报急性STEMI住院患者的医院数量和出院例数见表2-1-2。

表2-1-2　2020—2023年急性STEMI上报情况

	总体*				三级医院				二级医院			
	2020年	2021年	2022年	2023年	2020年	2021年	2022年	2023年	2020年	2021年	2022年	2023年
医院数量（家）	1739	1887	1674	2243	1114	1240	1149	1484	617	639	521	744
出院例数（万例）	7.4	8.5	7.9	12.8	6.5	7.6	6.9	11.1	0.9	0.9	1.0	1.7

注：*含未定级医院。

2023年上报患者的平均年龄为（62.3±13.1）岁，男性占78.4%，与2020—2022年相比无较大变化[2022年：平均年龄为（62.7±13.1）岁，男性占78.4%；2021年：平均年龄为（62.5±13.0）岁，男性占77.6%；2020年：平均年龄为（62.4±13.3）岁，男性占76.9%]。2023年上报患者中，73.5%患者通过急诊入院，21.9%患者通过门诊入院。2020—2023年不同级别医院的急性STEMI诊疗过程质控指标情况见表2-1-3。

表2-1-3　2020—2023年不同级别医院急性STEMI诊疗过程质控指标　单位：%

质控指标	总体				三级医院				二级医院			
	2020年	2021年	2022年	2023年	2020年	2021年	2022年	2023年	2020年	2021年	2022年	2023年
到院10分钟内完成12导联（及以上）心电图检查率	59.4	55.3	54.7	50.3	58.6	54.5	53.5	49.3	64.5	62.6	63.2	56.6
到院1小时内阿司匹林治疗率	64.0	56.7	55.7	52.8	62.7	55.3	54.0	51.0	72.9	67.8	67.3	64.2
到院1小时内P2Y12受体拮抗剂治疗率	63.7	56.0	55.0	49.7	62.3	54.6	53.3	48.0	72.8	67.0	66.6	60.6
发病24小时内再灌注治疗率	71.9	79.9	78.8	86.2	71.3	80.0	79.0	86.1	76.1	79.6	77.2	86.9
发病12小时内再灌注治疗率	73.7	81.9	80.9	87.6	72.9	81.8	81.0	87.4	79.0	82.4	79.8	88.7
发病24小时内到院90分钟内进行直接PCI的比例	37.6	43.6	47.2	48.4	38.2	43.9	47.6	48.3	48.3	40.6	44.8	48.6
发病12小时内到院90分钟内进行直接PCI的比例	39.9	46.0	49.6	51.0	40.6	46.4	50.0	51.1	34.9	42.5	46.6	50.4
发病24小时内到院30分钟内给予静脉溶栓治疗的比例	33.6	34.3	36.5	32.3	25.1	28.6	28.9	23.6	45.0	46.6	53.3	48.9
发病12小时内到院30分钟内给予静脉溶栓治疗的比例	34.8	35.7	37.4	34.0	26.2	30.1	29.8	25.2	45.8	47.3	53.7	50.0
到院24小时内β受体阻滞剂治疗率	52.3	51.5	50.6	49.0	52.3	51.8	50.8	49.0	51.7	49.3	48.9	48.9
住院期间应用超声心动图评价左心室射血分数的比例	63.8	64.6	64.0	59.1	65.2	65.3	64.8	59.9	55.3	58.5	58.7	53.9
出院阿司匹林使用率	90.0	86.4	82.9	75.8	90.1	86.3	82.1	74.5	89.0	87.8	88.8	84.1
出院P2Y12受体拮抗剂使用率	89.0	85.7	85.4	78.2	89.2	85.5	84.9	77.2	88.0	87.5	89.0	84.6
出院β受体阻滞剂使用率	65.7	64.5	65.0	58.1	66.3	64.9	65.3	57.9	60.9	61.4	62.5	59.0
出院血管紧张素转换酶抑制剂或血管紧张素Ⅱ受体拮抗剂使用率	47.4	50.2	49.7	41.8	47.7	50.2	49.8	41.6	44.3	49.6	49.5	43.0
出院他汀类药物使用率	89.7	87.4	86.8	79.7	89.9	87.3	86.3	78.9	88.2	88.2	90.0	84.5

1. 到院10分钟内完成12导联（及以上）心电图检查率

2023年到院10分钟内完成12导联（及以上）心电图检查率为50.3%，较前3年有所下降（图2-1-3）。2023年三级医院（49.3%）低于二级医院（56.6%）。2023年到院进行心电图检查平均中位时间为

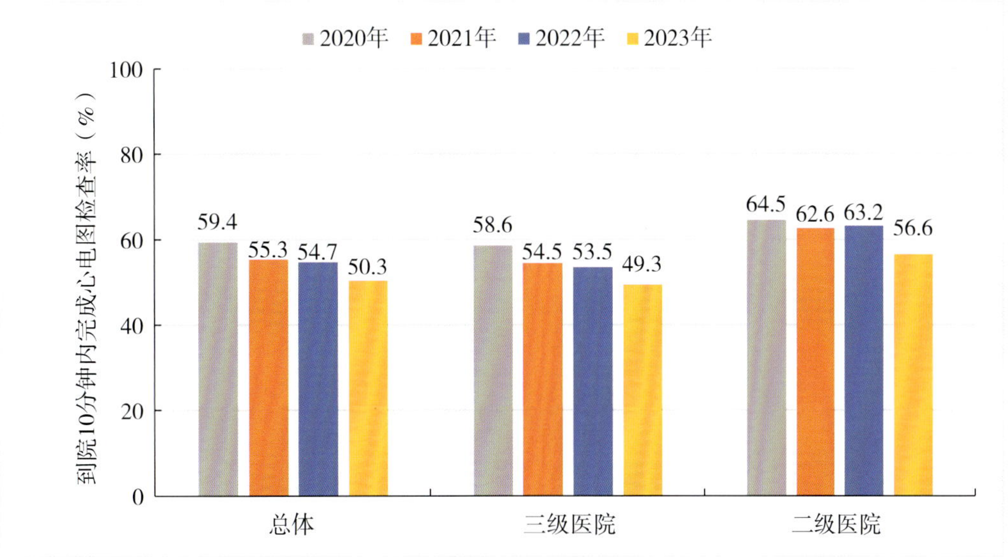

图2-1-3　2020—2023年急性STEMI患者到院10分钟内完成12导联（及以上）心电图检查率

7（3，35）分钟。

2. 到院1小时内阿司匹林治疗率

2023年到院1小时内阿司匹林治疗率为52.8%，较前3年有所下降（图2-1-4）。2023年三级医院（51.0%）低于二级医院（64.2%）。

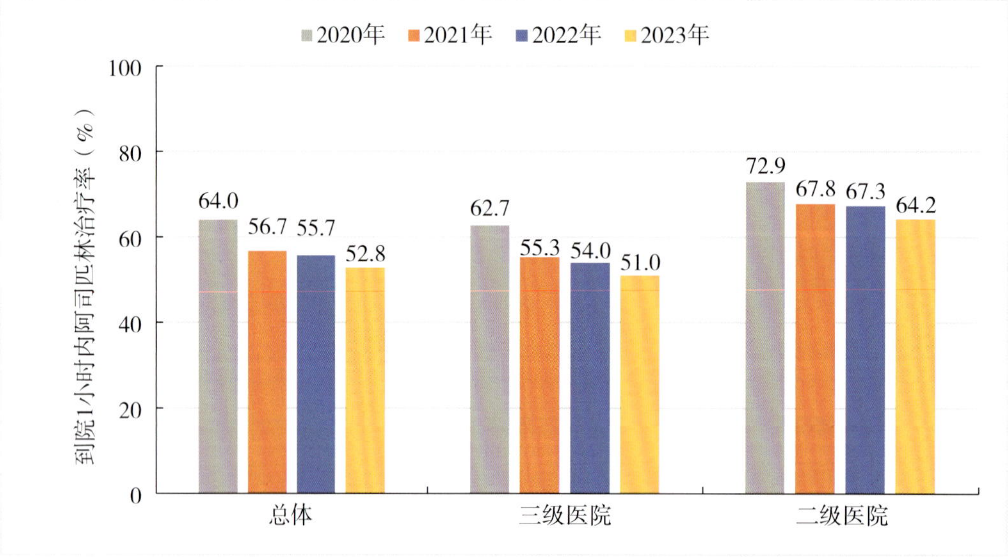

图2-1-4　2020—2023年急性STEMI患者到院1小时内阿司匹林治疗率

3. 到院1小时内P2Y12受体拮抗剂治疗率

2023年到院1小时内P2Y12受体拮抗剂治疗率为49.7%，较前3年有所下降（图2-1-5）。2023年三级医院（51.0%）低于二级医院（64.2%）。

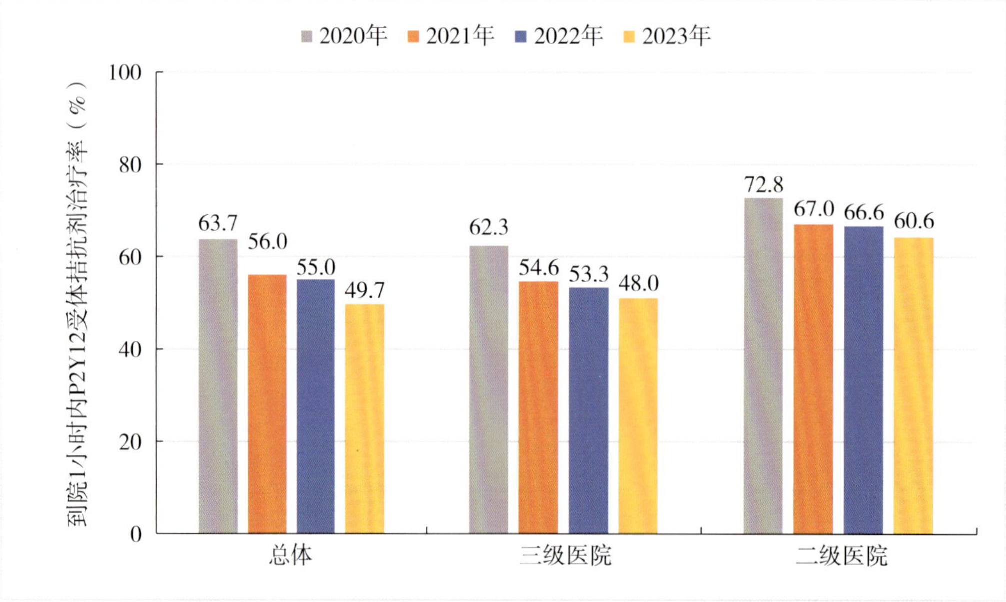

图2-1-5　2020—2023年急性STEMI患者到院1小时内P2Y12受体拮抗剂治疗率

4. 发病24小时内再灌注治疗率

2023年发病24小时内再灌注治疗率为86.2%，较前3年明显提升，三级医院和二级医院再灌注率基本一致（图2-1-6）。三级医院直接经皮冠状动脉介入治疗（PCI）比例高于二级医院，但溶栓比例低于二级医院（表2-1-4）。

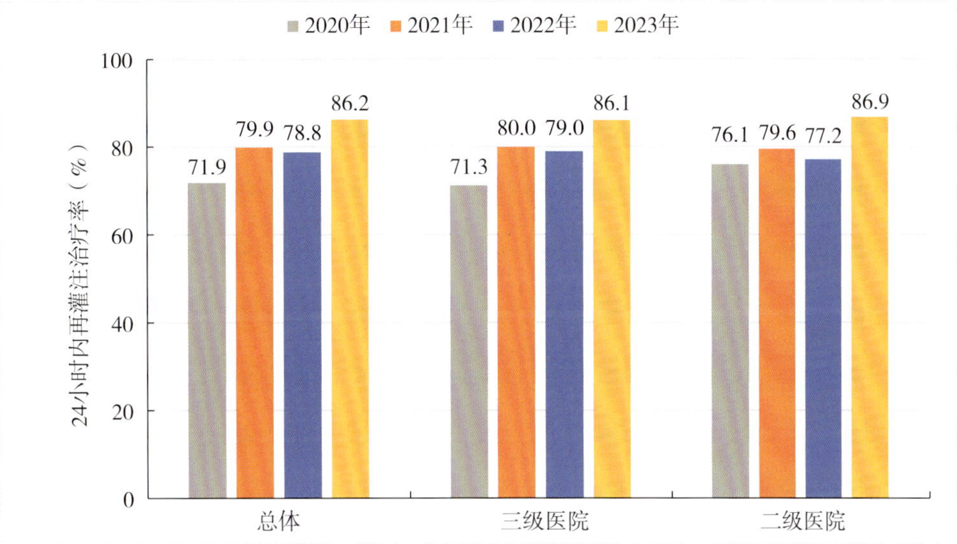

图2-1-6　2020—2023年急性STEMI患者发病24小时内再灌注治疗率

表2-1-4　2023年发病24小时内接受不同再灌注治疗方式情况　单位：%

再灌注治疗方式	比例		
	总体	三级医院	二级医院
介入治疗	94.4	95.7	85.8
溶栓	3.9	2.8	11.0
溶栓+介入治疗	1.7	1.5	3.2

5. 发病12小时内再灌注治疗率

2023年发病12小时内到院再灌注治疗率为87.6%，较2020年（73.7%）、2021年（81.9%）及2022年（80.9%）明显提升。三级医院为72.9%、81.8%、81.0%和87.4%，二级医院为79.0%、82.4%、79.8%和88.7%（图2-1-7）。

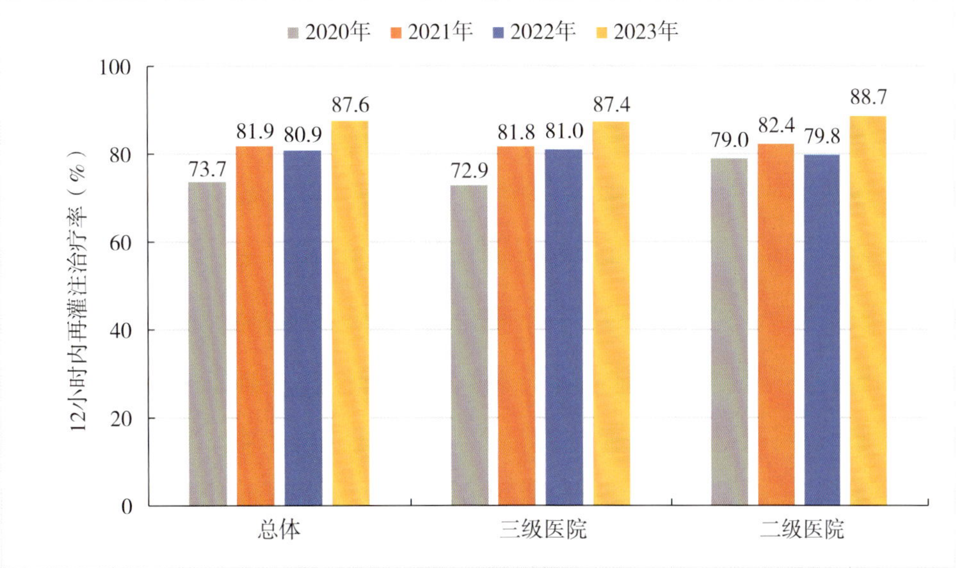

图2-1-7　2020—2023年急性STEMI患者发病12小时内再灌注治疗率

6. 发病24小时内到院90分钟内进行直接PCI的比例

2023年发病24小时内到院90分钟内进行直接PCI的比例为48.4%，较2022年（47.2%）、2021年（43.6%）、2020年（37.6%）逐年提升。2023年三级医院（48.3%）略低于二级医院（48.6%）。4年间三级医院和二级医院的变化均呈上升趋势（图2-1-8）。

2020—2023年发病12小时内到院90分钟内进行直接PCI的比例依次为39.9%、46.0%、49.6%和51.0%，三级医院为40.6%、46.4%、50.0%和51.1%，二级医院为34.9%、42.5%、46.6%和50.4%，均呈逐年上升趋势（图2-1-9）。

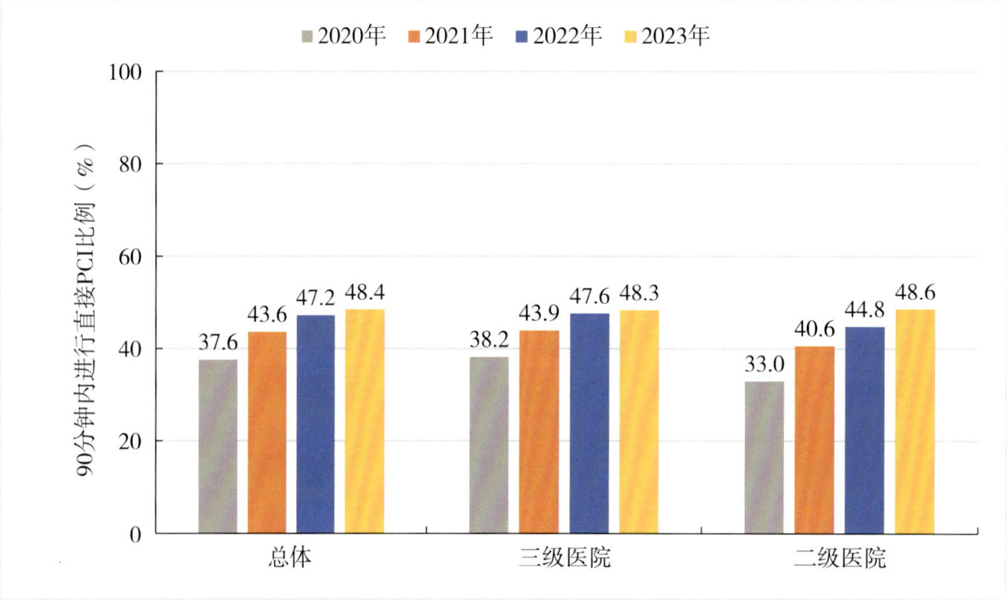

图2-1-8 2020—2023年急性STEMI患者发病24小时内到院90分钟内进行直接PCI的比例

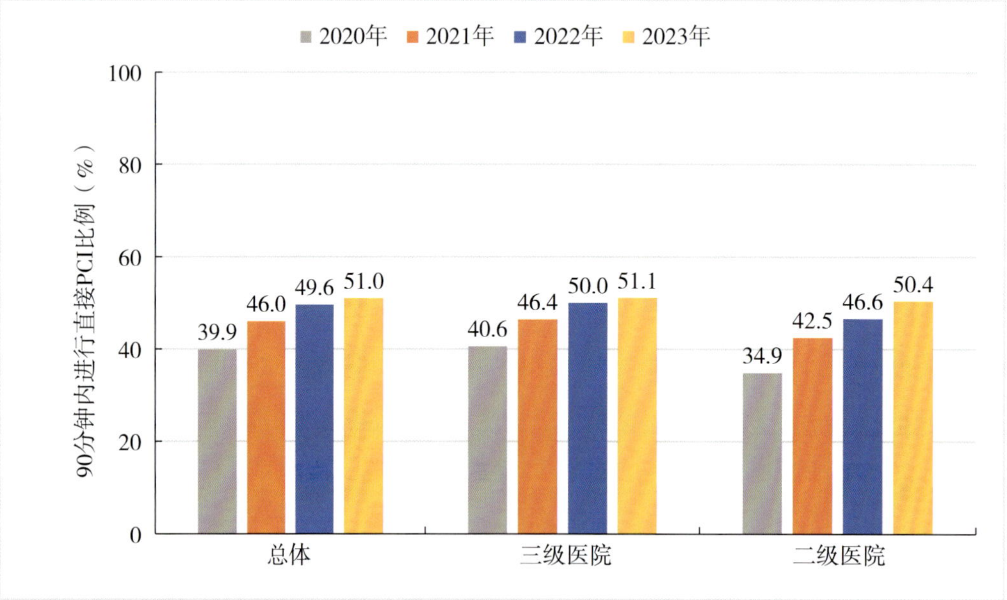

图2-1-9 2020—2023年急性STEMI患者发病12小时内到院90分钟内进行直接PCI的比例

7. 发病24小时内到院30分钟内给予静脉溶栓治疗的比例

2023年发病24小时内到院30分钟内给予静脉溶栓治疗的比例为32.3%，较前3年略有下降（图2-1-10）。

2023年三级医院（23.6%）明显低于二级医院（48.9%）。

2020—2023年发病12小时内到院30分钟内溶栓治疗的比例依次为34.8%、35.7%、37.4%和34.0%，三级医院为26.2%、30.1%、29.8%和25.2%，二级医院为45.8%、47.3%、53.7%和50.0%（图2-1-11）。

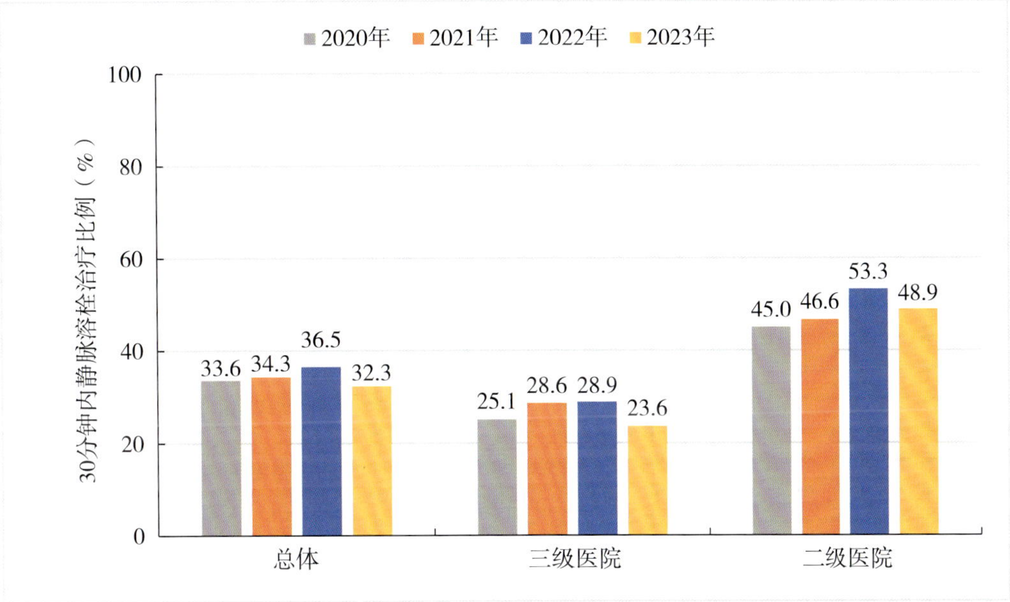

图2-1-10　2020—2023年急性STEMI患者发病24小时内到院30分钟内给予静脉溶栓治疗比例

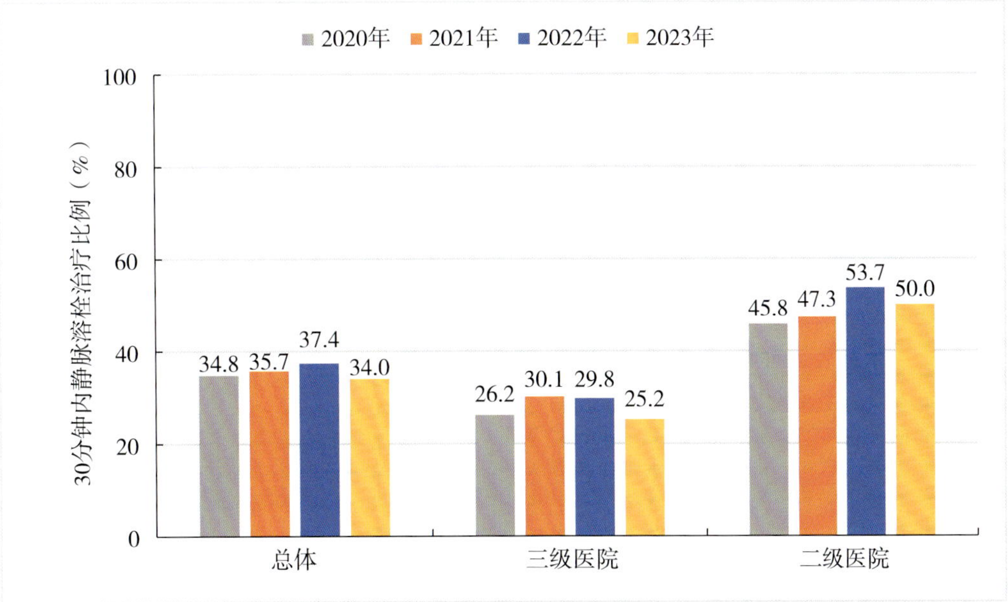

图2-1-11　2020—2023年急性STEMI患者发病12小时内到院30分钟内给予静脉溶栓治疗比例

8. 到院24小时内β受体阻滞剂治疗率

2023年到院24小时内β受体阻滞剂治疗率为49.0%，较前3年有所下降。2023年三级医院（49.0%）与二级医院（48.9%）基本一致（图2-1-12）。

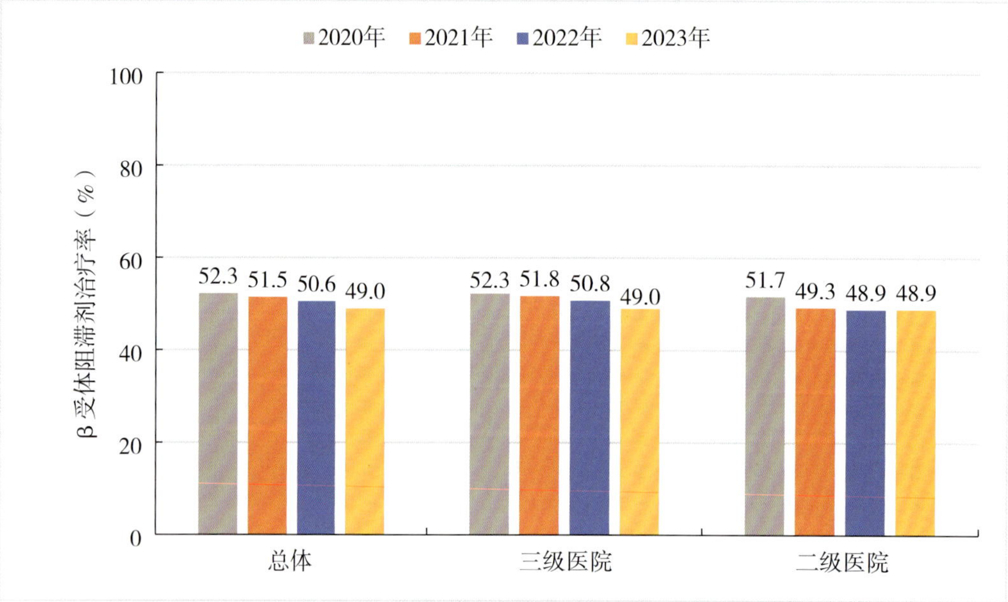

图2-1-12　2020—2023年急性STEMI患者到院24小时内β受体阻滞剂治疗率

9. 住院期间应用超声心动图评价左心室射血分数的比例

2023年住院期间应用超声心动图评价左心室射血分数的比例为59.1%，较前3年下降（图2-1-13）。2023年三级医院（59.9%）高于二级医院（53.9%）。

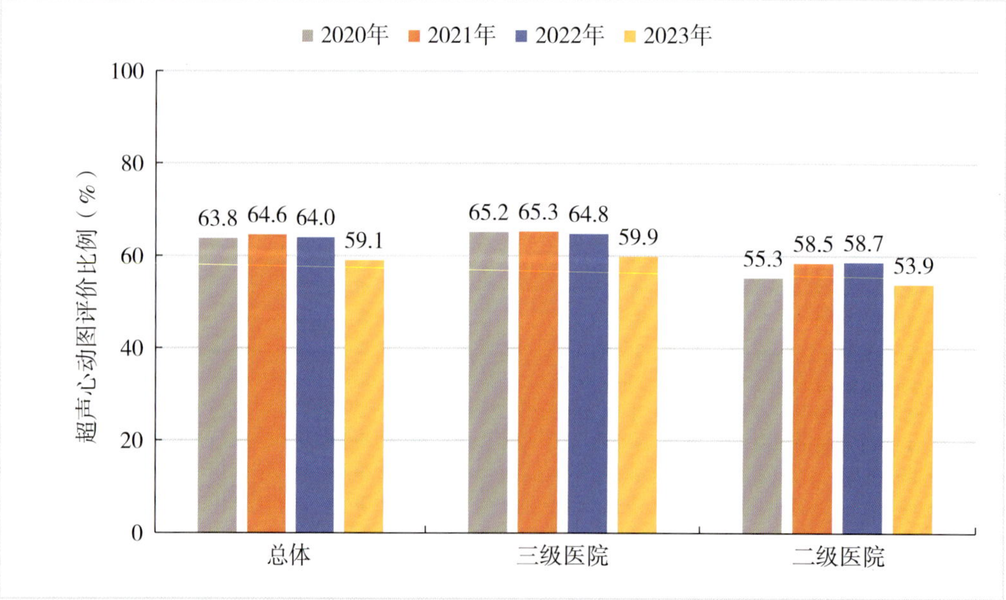

图2-1-13　2020—2023年急性STEMI患者住院期间应用超声心动图评价左心室射血分数的比例

10. 出院阿司匹林使用率

2023年出院阿司匹林使用率为75.8%，较前3年下降（图2-1-14）。2023年三级医院（74.5%）低于二级医院（84.1%）。

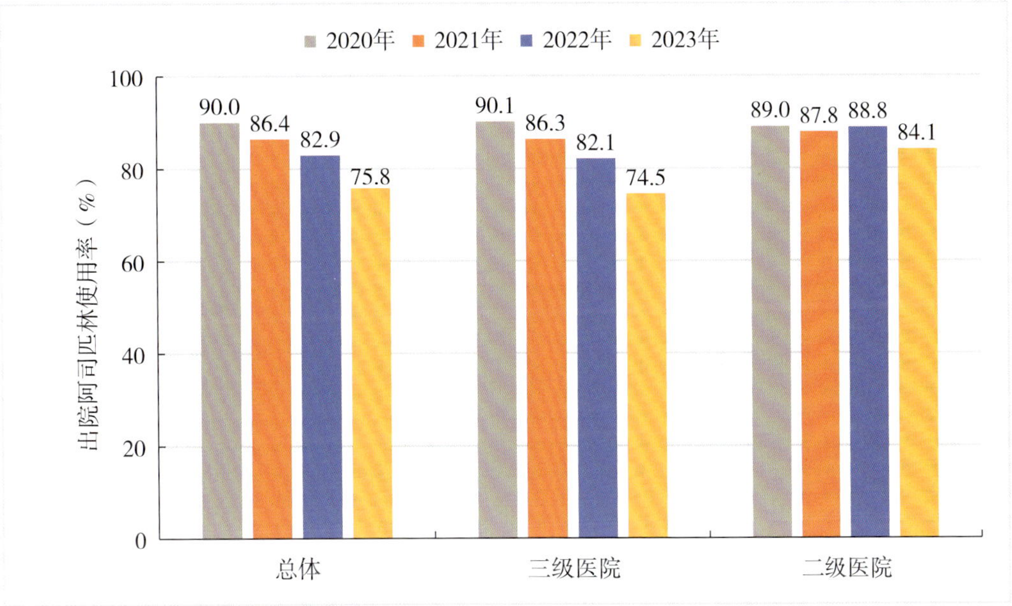

图2-1-14　2020—2023年急性STEMI患者出院阿司匹林使用率

11. 出院P2Y12受体拮抗剂使用率

2023年出院P2Y12受体拮抗剂使用率为78.2%，较前3年有所下降（图2-1-15）。2023年三级医院（77.2%）低于二级医院（84.6%）。

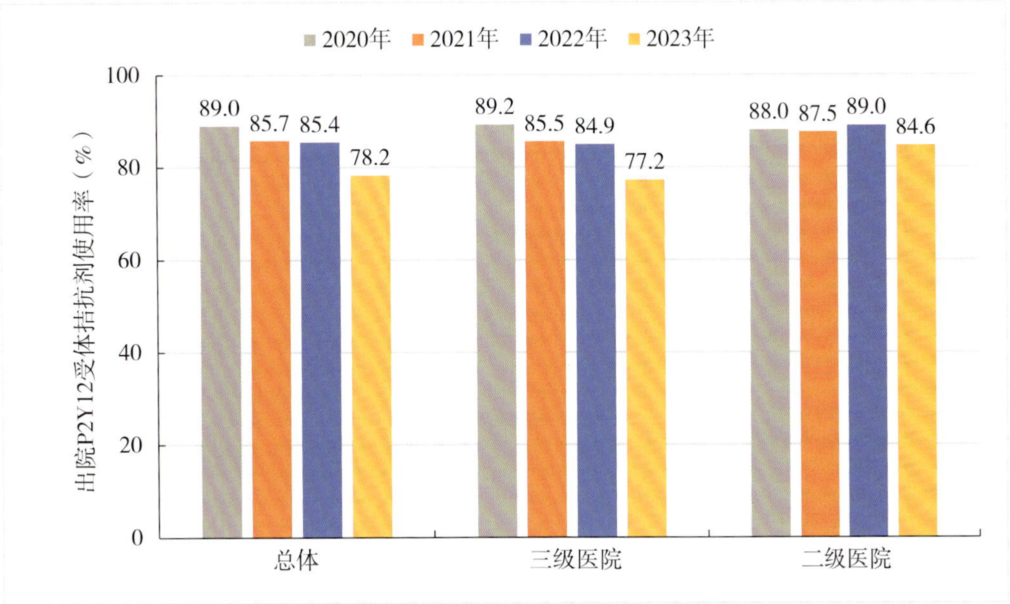

图2-1-15　2020—2023年急性STEMI患者出院P2Y12受体拮抗剂使用率

12. 出院β受体阻滞剂使用率

2023年出院β受体阻滞剂使用率为58.1%，较前3年有所下降（图2-1-16）。三级医院（57.9%）略低于二级医院（59.0%）。

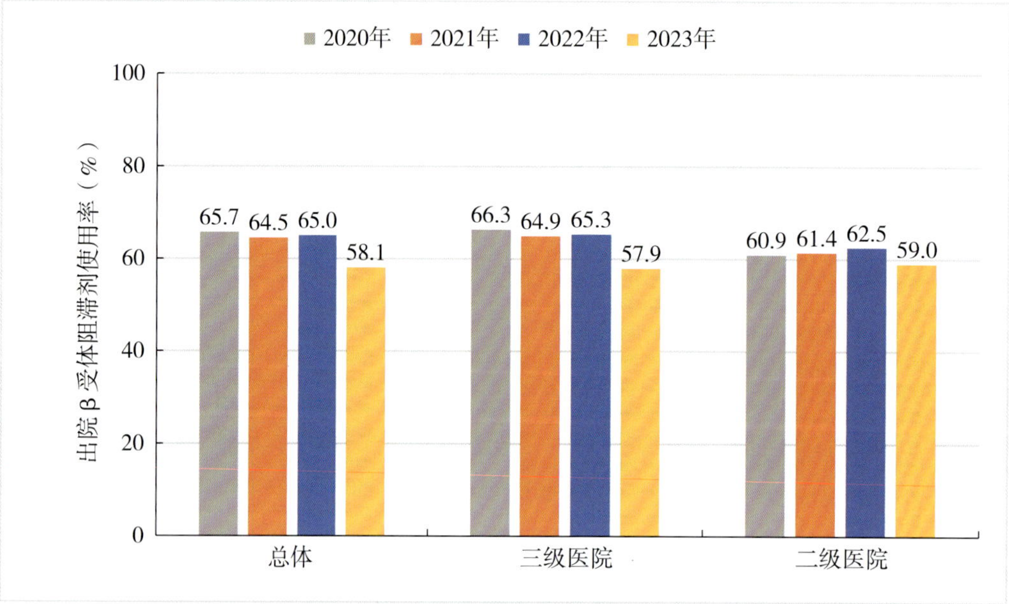

图2-1-16 2020—2023年急性STEMI患者出院β受体阻滞剂使用率

13. 出院血管紧张素转换酶抑制剂（ACEI）或血管紧张素Ⅱ受体拮抗剂（ARB）使用率

2023年ACEI或ARB使用率为41.8%，较前3年有所下降（图2-1-17）。2023年三级医院（41.6%）略低于二级医院（43.0%）。

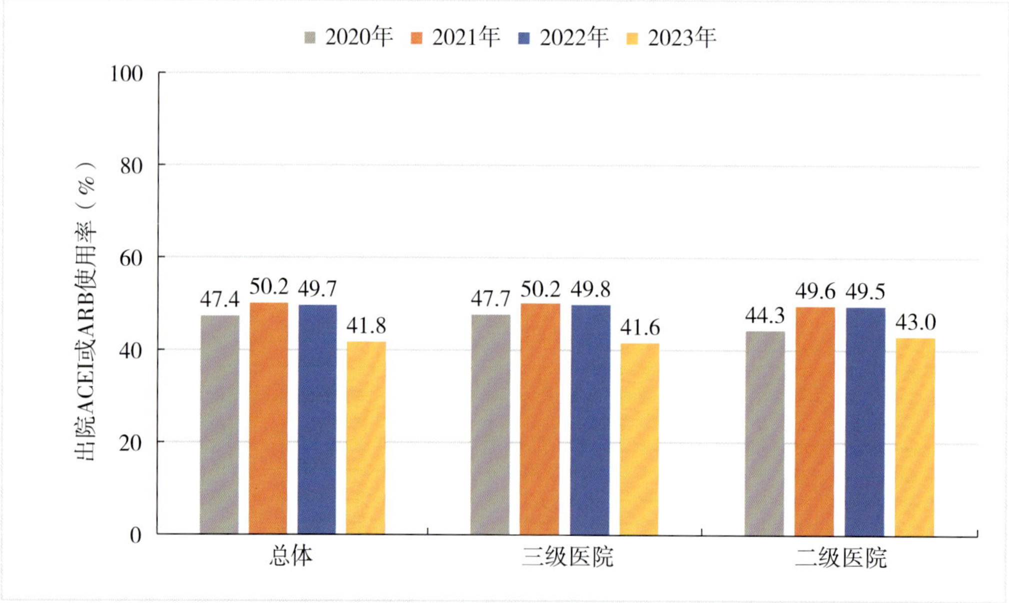

图2-1-17 2020—2023年急性STEMI患者出院ACEI或ARB使用率

14. 出院他汀类药物使用率

2023年出院他汀类药物使用率为79.7%，较前3年有所下降（图2-1-18）。2023年三级医院（78.9%）低于二级医院（84.5%）。

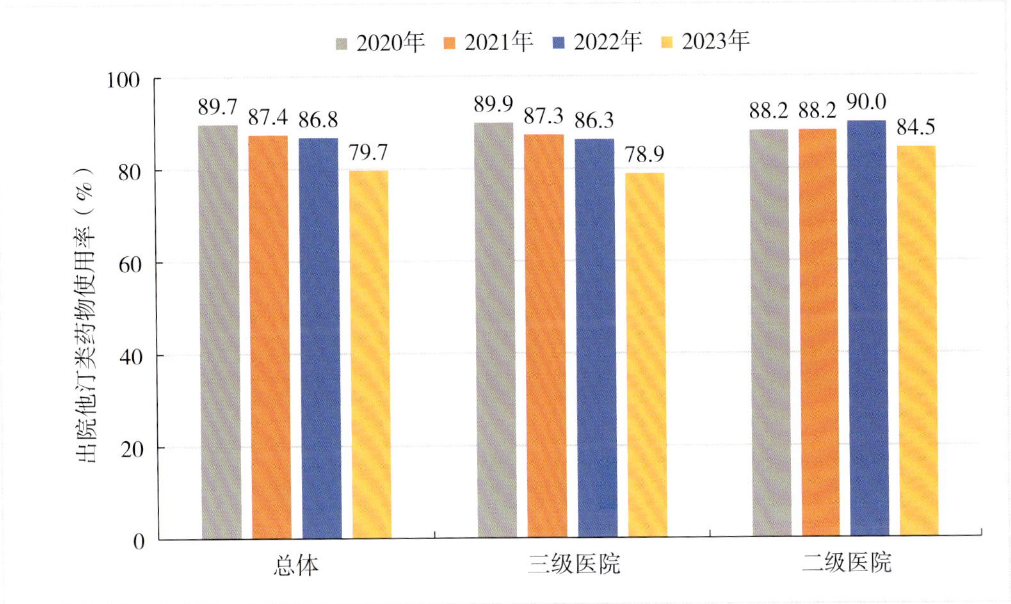

图2-1-18　2020—2023年急性STEMI患者出院他汀类药物使用率

（三）结果质控指标

1. 住院时长

HQMS数据显示，2023年急性STEMI患者中位住院时长为7（5，10）天，三级医院7（5，10）天，二级医院7（4,10）天。各省（自治区、直辖市）中位住院时长存在差异，最长为9天，最短为7天（图2-1-19）。

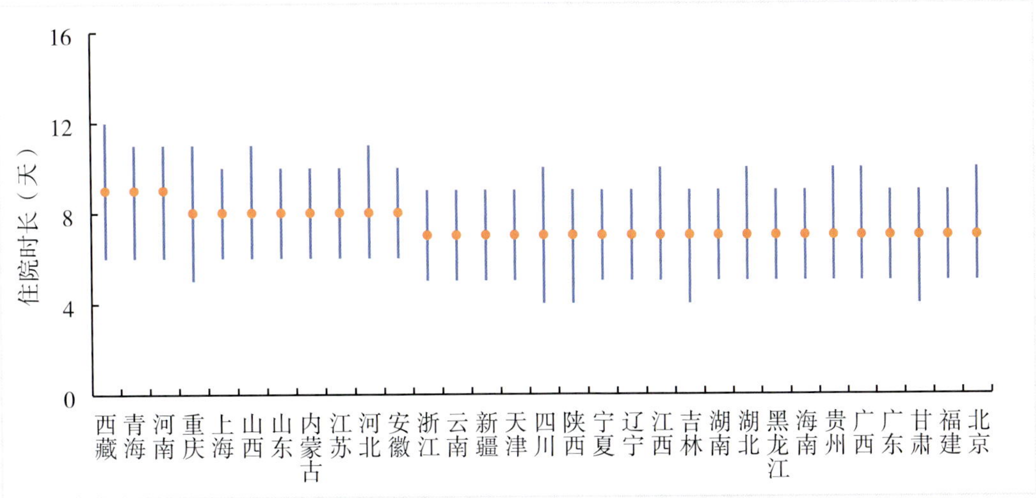

图2-1-19　2023年各省（自治区、直辖市）急性STEMI患者住院时长

注：蓝线代表四分位数间距，橘色点代表中位数。

2. 住院死亡率

急性STEMI患者住院死亡率为4.8%，三级医院和二级医院分别为4.9%、4.6%（图2-1-20）。调整患者年龄、性别等人口学特征及合并症等临床特征，计算医院水平风险标化住院死亡率为4.7%，三级医院和二级医院分别为4.9%和4.5%（图2-1-20）。

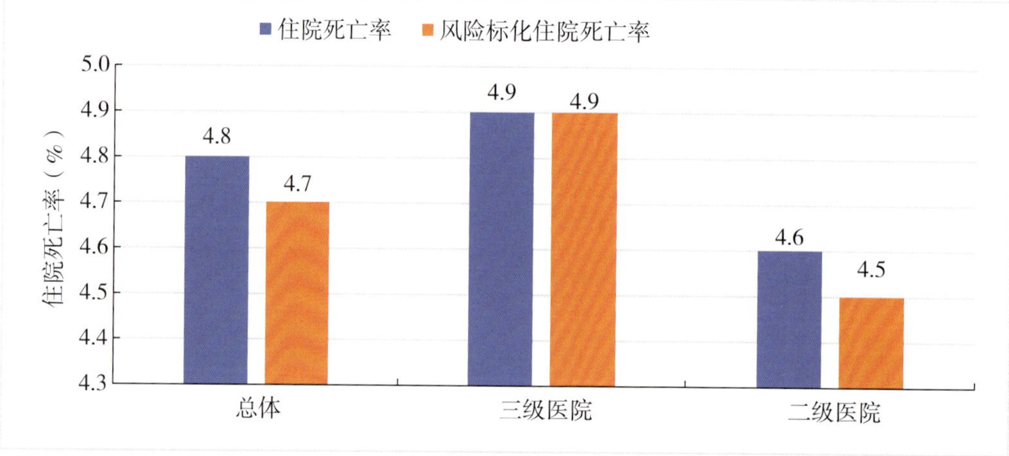

图2-1-20 2023年急性STEMI住院患者死亡率

各省（自治区、直辖市）急性STEMI患者住院死亡率和风险标化住院死亡率见图2-1-21。风险标化住院死亡率最高为8.4%，最低为2.1%。

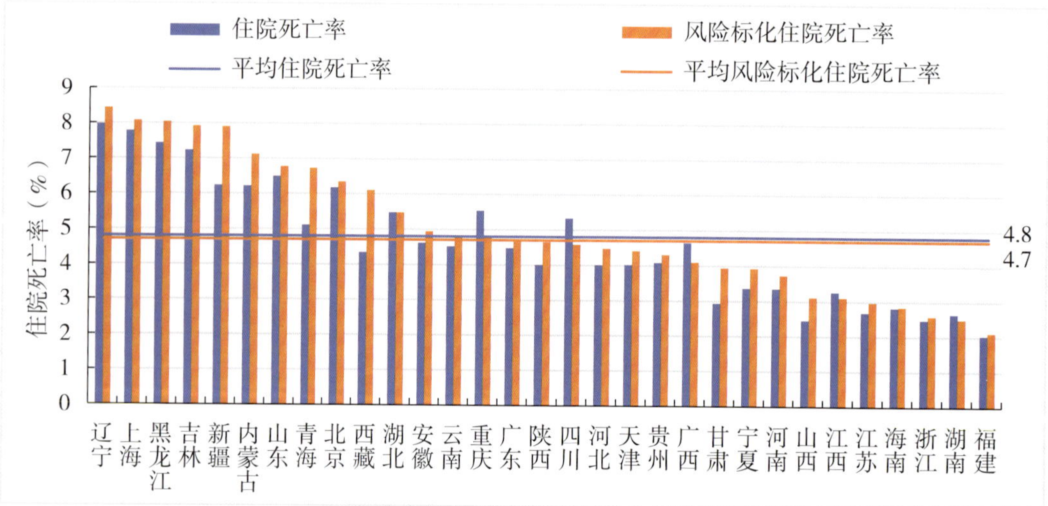

图2-1-21 2023年各省（自治区、直辖市）急性STEMI患者住院死亡率

注：按照2023年风险标化住院死亡率从高到低排序。

以各省（自治区、直辖市）内医院间住院死亡率的四分位数间距（四分位数间距＝上四分位数－下四分位数，数值越小代表地区内医院间差异越小）作为地区内的医院间变异大小的评价指标。2023年，有16省（自治区、直辖市）的急性STEMI患者住院死亡率地区内的医院间变异小于整体平均水平（图2-1-22）。

有16个省（自治区、直辖市）的住院死亡率低于整体平均水平，且地区内医院间的变异小于整体医院间的平均变异水平。12个省（自治区、直辖市）的住院死亡率高于整体水平，且地区内的医院间变异大于整体医院间的变异水平。3个省（自治区、直辖市）的住院死亡率低于整体水平，地区内的医院间变异大于整体医院间的变异水平（图2-1-23）。

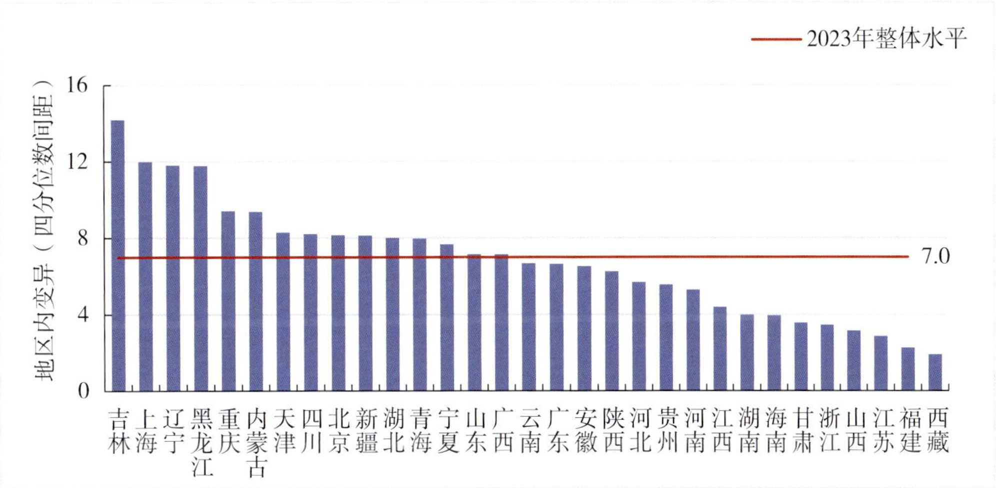

图2-1-22　2023年各省（自治区、直辖市）急性STEMI患者住院死亡率同质性

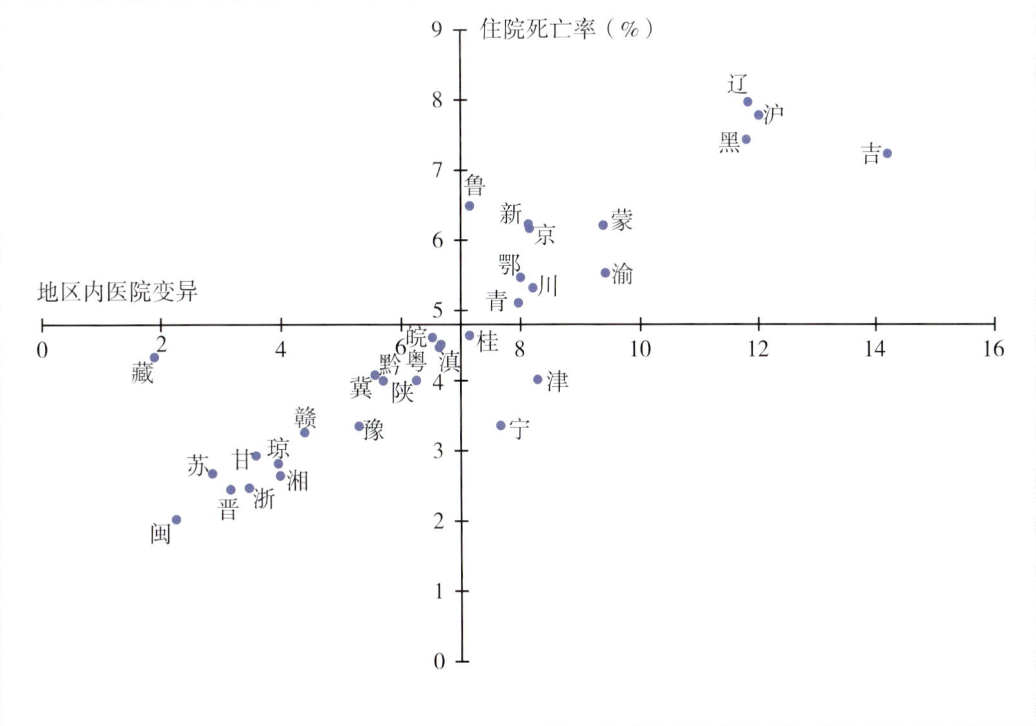

图2-1-23　2023年各省（自治区、直辖市）急性STEMI患者住院死亡率与地区内的医院间变异的分布

注：纵轴，住院死亡率地区内整体水平（代表医疗质量地区内的平均水平）。横轴，基于地区内医院水平的住院死亡率四分位数间距（采用四分位数间距展示医疗质量地区内的医院间变异）。纵轴与横轴交叉点为住院死亡率平均水平和医院间变异的均值（4.8，7.0），纵轴左侧的省（自治区、直辖市）代表该地区的住院死亡率地区内的医院间变异低于整体平均水平，横轴上方的省（自治区、直辖市）代表该地区的住院死亡率高于整体平均水平。

住院死亡率低于整体水平，且地区内的医院间变异小于整体医院间变异水平的地区有安徽、云南、广东、西藏、贵州、陕西、河北、河南、江西、甘肃、海南、江苏、湖南、浙江、山西、福建。

住院死亡率高于整体水平，且地区内的医院间变异大于整体医院间变异水平的地区有吉林、上海、辽宁、黑龙江、重庆、内蒙古、山东、新疆、北京、湖北、四川、青海。

住院死亡率高于整体水平，地区内的医院间变异小于整体医院间变异水平的地区无。

住院死亡率低于整体水平，地区内的医院间变异大于整体医院间变异水平的地区有广西、天津、宁夏。

3. 非康复离院率

急性STEMI住院患者非康复离院率（离院方式为住院死亡或非医嘱离院）为13.9%，三级医院和二级医院分别为13.4%、15.6%（图2-1-24）。调整患者年龄、性别等人口学特征及合并症等临床特征，计算医院水平风险标化非康复离院率为13.7%，三级医院和二级医院分别为12.6%、15.0%（图2-1-24）。

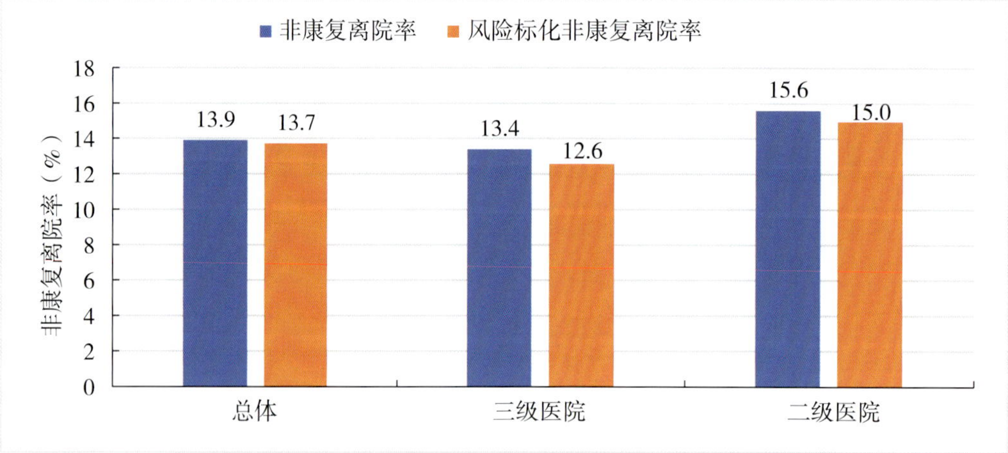

图2-1-24 2023年急性STEMI住院患者非康复离院率

各省（自治区、直辖市）急性STEMI住院患者非康复离院率及风险标化非康复离院率见图2-1-25。风险标化非康复离院率最高为21.7%，最低为7.5%。

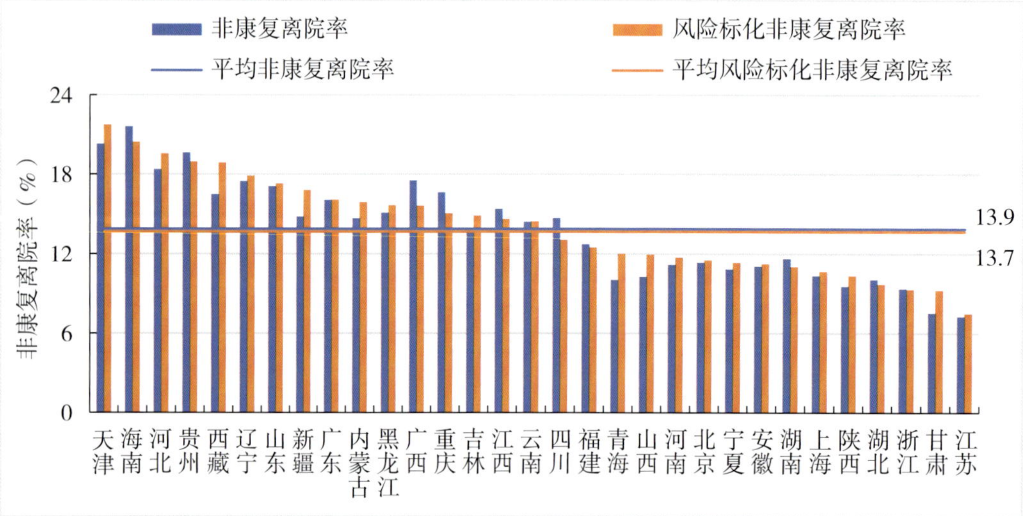

图2-1-25 2023年各省（自治区、直辖市）急性STEMI患者非康复离院率

注：按照2023年风险标化非康复离院率从高到低排序。

以各省（自治区、直辖市）内医院间非康复离院率的四分位数间距作为地区内的医院间变异大小的评价指标。2023年，有17个省（自治区、直辖市）的急性STEMI患者非康复离院率地区内的医院间变异小于整体平均水平（图2-1-26）。

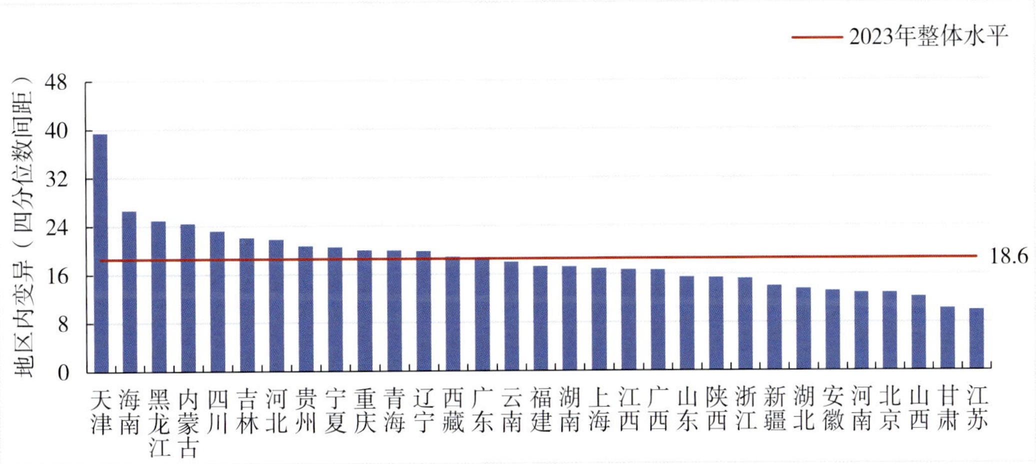

图2-1-26　2023年各省（自治区、直辖市）急性STEMI住院患者非康复离院率同质性

有12个省（自治区、直辖市）的非康复离院率低于整体平均水平，且地区内医院间的变异小于整体医院间的平均变异水平（图2-1-27）。12个省（自治区、直辖市）的非康复离院率高于整体水平，且地区内医院间的变异大于整体医院间的变异水平。5个省（自治区、直辖市）非康复离院率高于整体水平，地区内医院间的变异小于整体医院间的变异水平。2个省（自治区、直辖市）的非康复离院率低于整体水平，地区内的医院间变异大于整体医院间的变异水平。

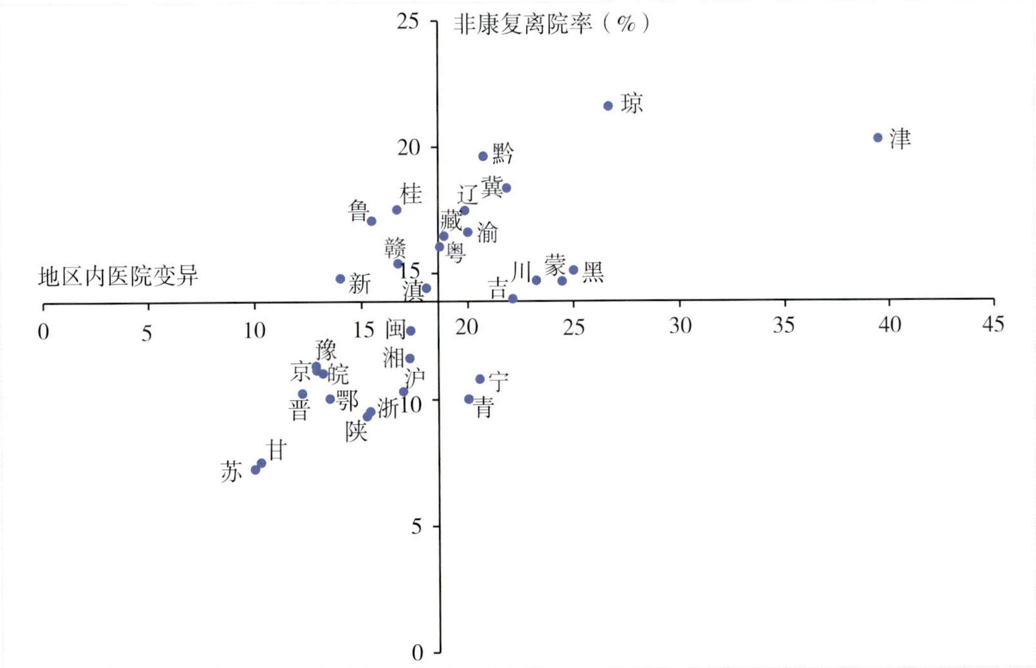

图2-1-27　2023年各省（自治区、直辖市）急性STEMI住院患者非康复离院率与地区内的医院间变异的分布

注：纵轴，非康复离院率地区内整体水平（代表医疗质量地区内的平均水平）。横轴，基于地区内医院水平的非康复离院率四分位数间距（采用四分位数间距展示医疗质量地区内的医院间变异）。纵轴与横轴交叉点为非康复离院率平均水平和医院间变异的均值（13.9，18.6），纵轴左侧的省（自治区、直辖市）代表该地区的非康复离院率地区内的医院间变异低于整体平均水平，横轴上方的省（自治区、直辖市）代表该地区的非康复离院率高于整体平均水平。

非康复离院率低于整体水平，且地区内的医院间变异小于整体医院间变异水平的地区有福建、湖南、北京、河南、安徽、上海、山西、湖北、陕西、浙江、甘肃、江苏。

非康复离院率高于整体水平，且地区内的医院间变异大于整体医院间变异水平的地区有海南、天津、贵州、河北、辽宁、重庆、四川、西藏、广东、黑龙江、内蒙古、吉林。

非康复离院率高于整体水平，地区内的医院间变异小于整体医院间变异水平的地区有广西、山东、江西、新疆、云南。

非康复离院率低于整体水平，地区内的医院间变异大于整体医院间变异水平的地区有宁夏、青海。

4. 30天再入院率

急性STEMI住院患者30天再入院率为11.5%，三级医院和二级医院分别为12.0%和10.0%。各省（自治区、直辖市）30天再入院率见图2-1-28，最高为23.3%，最低为4.2%。

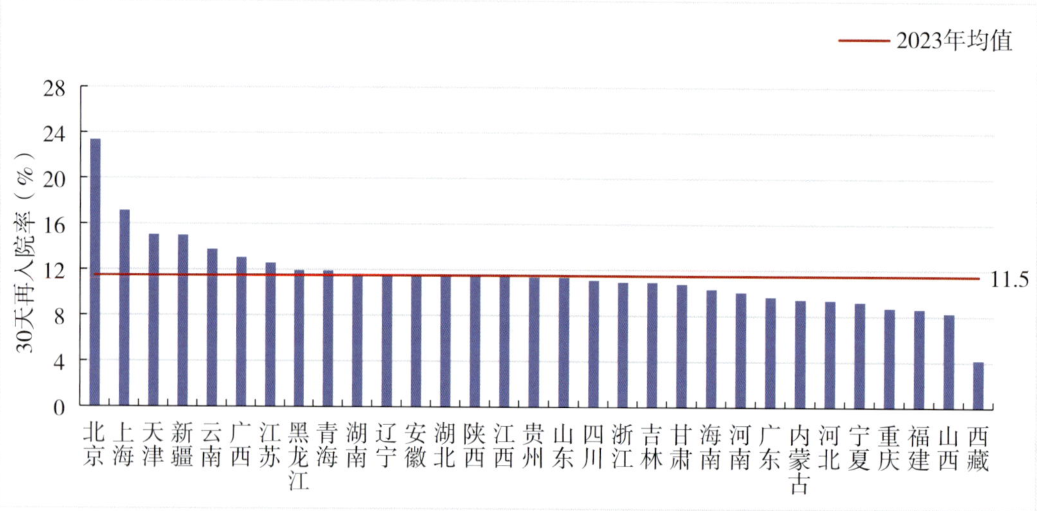

图2-1-28　2023年各省（自治区、直辖市）急性STEMI住院患者30天再入院率

（四）小结

经过近年的医疗质量控制评价和改进，我国急性STEMI救治整体医疗质量有所提升，二级医院与三级医院之间的差距在逐渐缩小，单病种上报数量较前明显增加，急性STEMI再灌注治疗率较前有明显提升，90分钟内PCI率呈逐年上升趋势。在医疗质量改善的同时仍有些问题值得关注。

1. 再灌注治疗率较前明显提升，达到预定目标值，较发达国家差距缩小

对急性STEMI患者进行及时有效的再灌注治疗是改善患者预后的关键。根据国家单病种质量管理与控制平台数据分析，2023年急性STEMI患者发病24小时内再灌注治疗率为86.2%，较2020年的71.9%、2021年的79.9%及2022年的78.8%明显提升，同时二级医院与三级医院之间的差距在逐渐缩小，整体再灌注治疗率基本相当，与部分发达国家差距缩小。同时2023年发病12小时内再灌注治疗率为87.6%，达到医疗质量改进行动既定目标（2023年底发病12小时内的STEMI患者再灌注治疗率达到83%）。今后需进一步巩固及提升总体再灌注率，达到医疗质量的持续改进。

2. 再灌注治疗及时性仍需提升，溶栓比例偏低

STEMI救治的核心理念是“时间即心肌”。因此，STEMI救治体系建设的核心目标就是缩短STEMI患者的心肌缺血总时间。2023年发病24小时内STEMI患者到院90分钟内进行直接PCI的比例为48.4%，虽呈逐年上升趋势，但与部分发达国家相比仍有差距。30分钟内给予静脉溶栓治疗的比例为32.3%，较往年下降，同时患者总体溶栓治疗率占比为5.6%。在未来的质量改进行动中，各级医院应重点发现STEMI患者急诊救治流程中可能导致治疗延误的关键环节和主要因素，通过建立院前急救体系，减少院前延误；建立再灌注治疗团体及制定绿色通道流程，缩短院内救治时间；提高医患沟通能力，加强有关胸痛、冠心病、心肌梗死的健康宣教，提高患者及家属依从性，减少手术知情同意时间。另外需加强快速溶栓筛查、溶栓操作流程、溶栓并发症识别及抢救等的系统培训，提升基层医疗机构溶栓能力，以期进一步优化STEMI救治流程和治疗策略，提高STEMI患者救治成功率，改善患者长期预后。

3. 循证药物使用仍有提升空间

药物治疗是改善STEMI患者预后的基石，可缩小心肌梗死面积，减少复发性心肌缺血、再梗死、心室颤动及其他恶性心律失常等相关风险，并可预防患者心室重塑、减轻心室过度扩张而减少心力衰竭的发生，降低住院死亡率并改善患者长期预后。目前国内和国际相关指南均明确推荐急性STEMI患者应在入院24小时内尽早应用阿司匹林、P2Y12受体拮抗剂等抗血小板药物，并在心肌梗死急性期启用相关循证医学药物。国家单病种质量管理与控制平台数据显示，2023年上述循证药物使用率较2022年及2021年呈持续下降趋势，且低于发达国家水平，一方面可能与院前急救能力提升，患者已于院前服用相关药物有关；另一方面可能与相关药物种类及剂型选择增加有关。此外，今年单病种平台填报病例数量明显增多，尤其以三级医院填报数量增多明显，数据量的增大更真实地反映质控指标实际执行情况，但同时也需考虑到三级医院由于接诊较多重症患者，这些患者在出院时尚存在某些循证药物使用禁忌情况，在质控报告中体现为部分循证药物使用率上三级医院稍低于二级医院。2023年填报数据三级医院占比增大可以部分解释2023年循证药物使用率较前有所下降的原因。今后需进一步完善相关质控指标修订，同时加强各级医院STEMI患者规范化药物治疗的培训及管理，以进一步改善患者预后。

4. 住院结局仍需改善，并存在地区和医院间差异

急性STEMI是冠心病的严重类型，为患者致死致残的主要原因。HQMS数据显示，2023年急性STEMI患者住院死亡率为4.8%，非康复离院率为13.9%，30天再住院率为11.5%，且住院结局在不同级别的医院和不同地区间存在差异。因此，改善急性STEMI医疗救治结局及均质化仍是未来工作的重点。一方面，再灌注治疗的及时性仍有很大提升空间，与国际标准差距明显，进一步提升或将明显改善临床结局；另一方面，可能与此次数据来源以三级医院为主，目前三级医院结局指标已经处于相对稳定情况，进一步改进空间有限。此外，一项系统性回顾分析发现，医疗质量改进干预措施可以适度改善过程指标，但对临床结局作用不明显，与我们近期的数据分析结果相吻合，因此需要进一步寻找关键指标，以获取临床结局的进一步改善。各级质控中心对住院死亡率及非康复离院率较高的医院要调查原因，制定针对性的改进措施并实施，加强对基层医院诊疗规范化的培训及管理，整体提升医疗服务的质量和同质性，以达到改善疾病预后、取得最佳医疗结局的目的。

主　　审：韩雅玲　陈纪言　杨伟宪
执 笔 人：刘　帅　王虹剑

二、心力衰竭

本部分数据来源于HQMS和国家单病种质量管理与控制平台，HQMS数据用于分析2022—2023年心力衰竭医疗服务量和结果质控指标，国家单病种质量管理与控制平台数据用于分析2020—2023年心力衰竭诊疗过程质控指标。

（一）医疗服务量

HQMS数据显示，2023年纳入监测的收治心力衰竭住院患者（出院主要诊断或其他诊断包含心力衰竭且年龄≥18岁）的医院有7374家，占HQMS中收治心血管病住院患者医院数量的90.8%，其中三级医院2415家，二级医院4959家。相对于2022年纳入监测的医院总数量增加了26.7%，其中，三级医院数量增加了14.0%，二级医院数量增加了33.0%。相对于2022年，各省（自治区、直辖市）纳入监测的医院数量均有增加，最多达到了642家，与2022年相比增加了289家。在增幅最大的地区，医院总数量在2023年达到了199家，较2022年增加了102家，增幅达105.2%。2022—2023年各省（自治区、直辖市）收治心力衰竭住院患者的医院数量见图2-2-1。

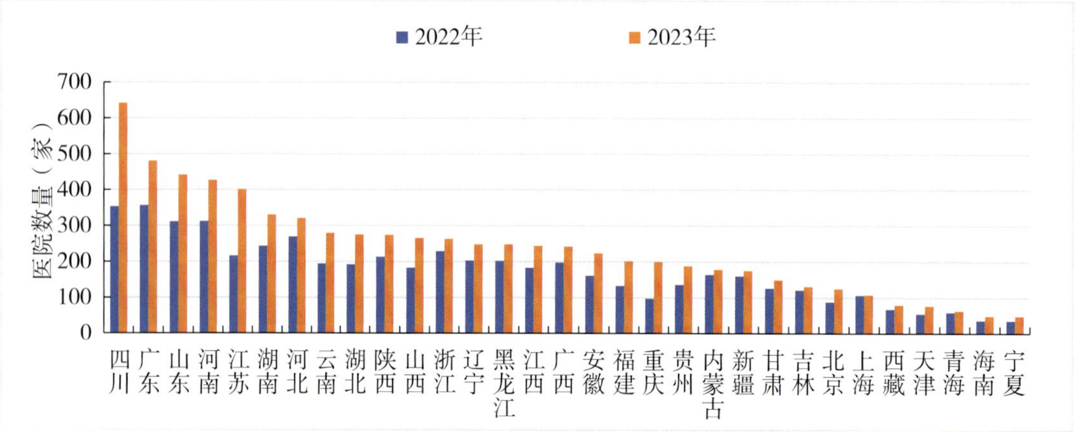

图2-2-1 2022—2023年各省（自治区、直辖市）收治心力衰竭住院患者的医院数量

注：按2023年医院数量从多到少排序。

上述医院共收治出院诊断包含心力衰竭的住院患者1429.1万例，占HQMS中收治出院诊断包含心血管病住院患者例数的18.7%，其中三级医院845.7万例，二级医院583.4万例。相对于2022年，收治心力衰竭住院患者数量增加了28.0%，其中，三级医院数量增加了25.8%，二级医院数量增加了31.2%。相对于2022年，各省（自治区、直辖市）收治心力衰竭住院患者数量均有增加，其中，患者数量增加最多的地区收治心力衰竭住院患者在2023年达到了124.2万例，较2022年增加了46.5%；患者数量增幅最大的地区收治心力衰竭住院患者在2023年为1.16万例，较2022年增加65.7%。2022—2023年各省（自治区、直辖市）心力衰竭出院例数见图2-2-2。

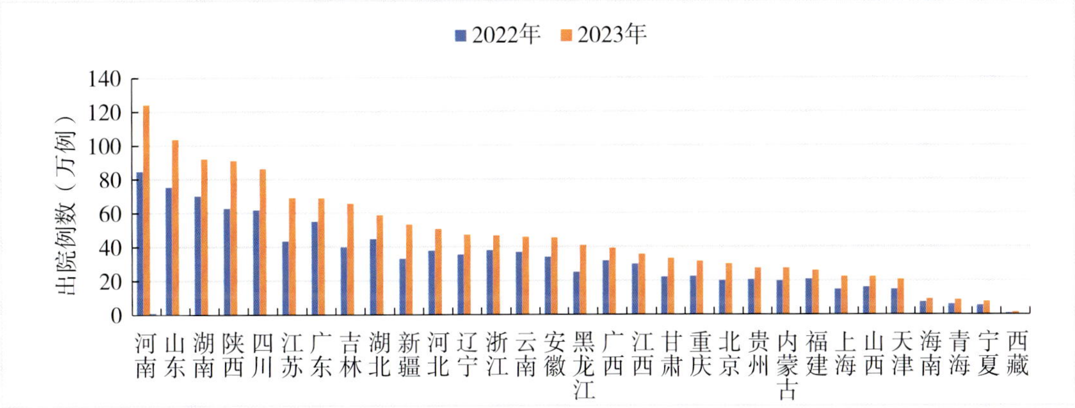

图2-2-2 2022—2023年各省（自治区、直辖市）心力衰竭患者出院例数

注：按2023年出院例数从多到少排序。

2023年收治的心力衰竭住院患者年龄为（71.2±12.6）岁，其中，三级医院患者年龄为（70.6±13.1）岁，二级医院患者年龄为（72.2±11.8）岁（表2-2-1），相对于2022年患者的年龄无明显变化；2023年收治的心力衰竭住院患者中女性占45.3%，其中，三级医院患者女性占43.4%，二级医院患者女性占48.1%（表2-2-1），相对于2022年患者的女性比例略有升高。

2023年心力衰竭住院患者中，居于前四位的病因或主要合并疾病分别是冠心病（68.7%）、高血压（58.9%）、脑卒中（33.5%）和糖尿病（28.2%）（表2-2-1）。可见，冠心病、高血压、糖尿病及其组合是心力衰竭的主要病因。相对于2022年，心力衰竭住院患者病因或主要合并疾病的顺位无变化（图2-2-3）。

表2-2-1 2023年心力衰竭住院患者特征

特征	总体	三级医院	二级医院
人口学特征			
年龄（岁）*	71.2±12.6	70.6±13.1	72.2±11.8
女性（%）	45.3	43.4	48.1
病因或主要合并疾病（%）			
冠心病	68.7	66.6	71.8
高血压	58.9	59.7	57.7
脑卒中	33.5	31.2	36.9
糖尿病	28.2	30.5	24.9
慢性阻塞性肺疾病	27.0	24.5	30.7
肾脏疾病	19.8	23.5	14.4
心房颤动/心房扑动	19.4	20.9	17.2
肝脏疾病	17.3	19.0	14.7
血脂异常	12.4	13.1	11.4
恶性肿瘤	4.7	5.7	3.3

注：*均数±标准差。

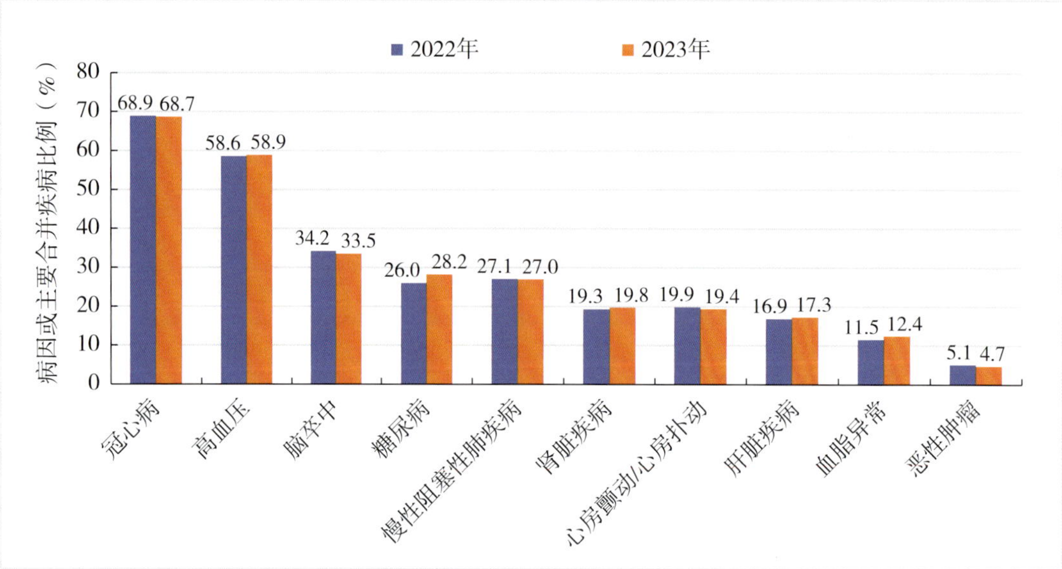

图2-2-3 2023年心力衰竭住院患者病因或主要合并疾病比例

注：按2023年病因或主要合并疾病比例从高到低排序。

（二）过程质控指标

国家单病种质量管理与控制平台数据显示，2023年上报心力衰竭患者数据大于100例的医院有991家，其中，三级医院758家（76.5%），二级医院233家（23.5%）；总病例数为35.3万例，其中，三级医院病例数为28.5万例（80.6%），二级医院病例数为6.8万例（19.4%）。

1. 心力衰竭患者入院24小时内利钠肽检测率

2020—2023年心力衰竭住院患者入院24小时内利钠肽检测率4年均值为42.1%，三级医院和二级医院分别为41.7%和44.5%（图2-2-4）。各省（自治区、直辖市）不同年份的检测率见图2-2-5。

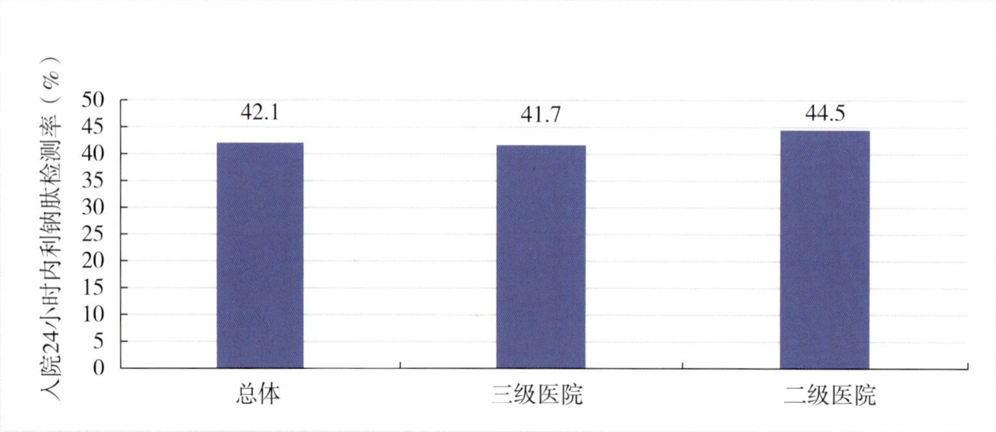

图2-2-4 2020—2023年心力衰竭患者入院24小时内利钠肽检测率

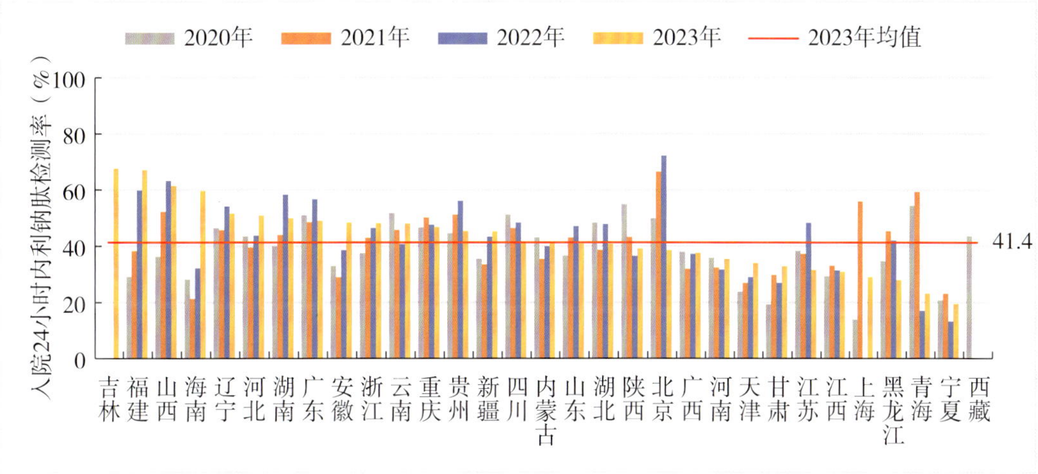

图2-2-5　2020—2023年各省（自治区、直辖市）心力衰竭患者入院24小时内利钠肽检测率

注：按照2023年检测率从高到低排序。2022年上海未纳入。2021—2023年西藏未纳入。2020—2022年吉林未纳入。

2. 心力衰竭患者入院48小时内心脏功能评估率

2020—2023年心力衰竭住院患者入院48小时内心脏功能评估率4年均值为44.8%，三级医院和二级医院分别为44.6%和46.4%（图2-2-6）。各省（自治区、直辖市）不同年份的评估率见图2-2-7。

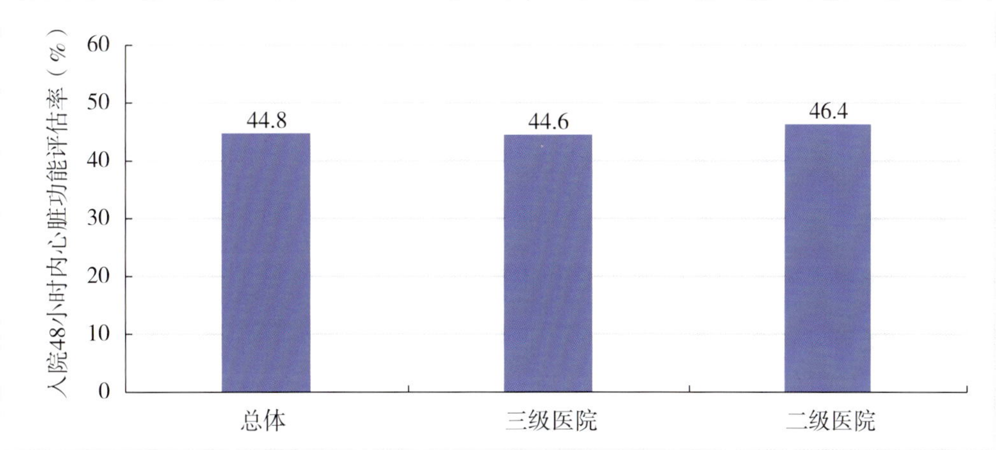

图2-2-6　2020—2023年心力衰竭患者入院48小时内心脏功能评估率

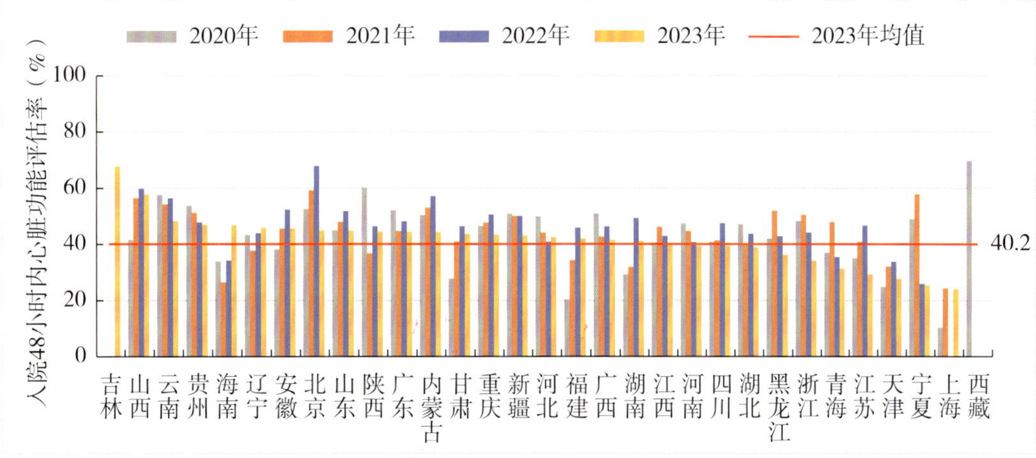

图2-2-7　2020—2023年各省（自治区、直辖市）心力衰竭患者入院48小时内心脏功能评估率

注：按照2023年评估率从高到低排序。2022年上海未纳入。2021—2023年西藏未纳入。2020—2022年吉林未纳入。

3. 心力衰竭伴容量超负荷患者住院期间利尿剂治疗率

2020—2023年心力衰竭伴容量超负荷患者住院期间利尿剂治疗率4年均值为95.2%，三级医院和二级医院分别为95.0%和96.4%（图2-2-8）。各省（自治区、直辖市）不同年份的治疗率见图2-2-9。

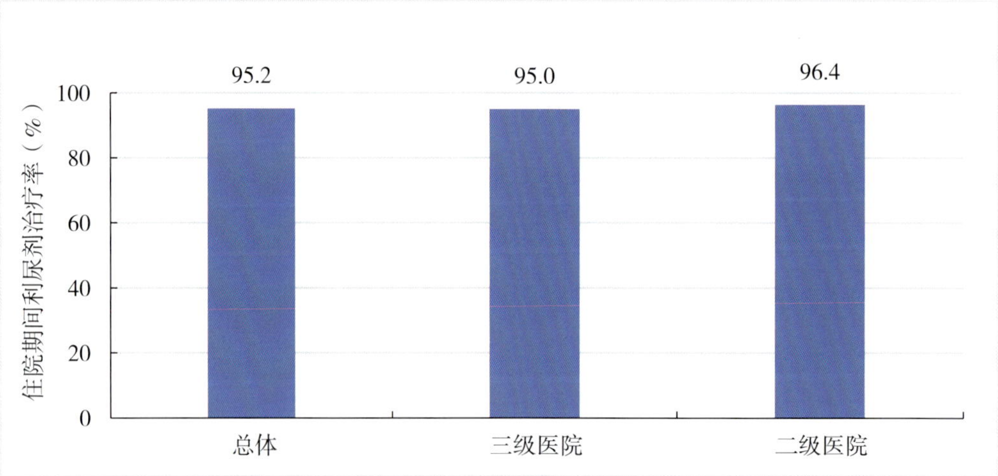

图2-2-8 2020—2023年心力衰竭伴容量超负荷患者住院期间利尿剂治疗率

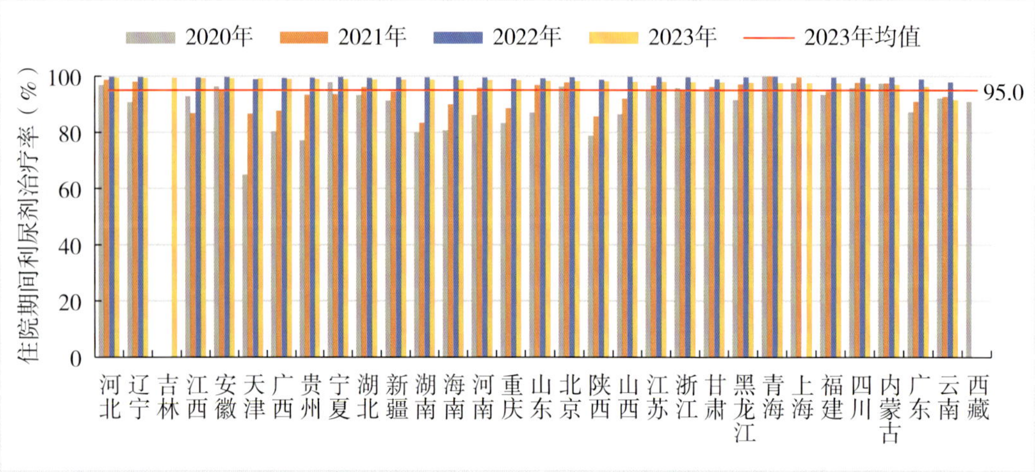

图2-2-9 2020—2023年各省（自治区、直辖市）心力衰竭伴容量超负荷患者住院期间利尿剂治疗率

注：按照2023年治疗率从高到低排序。2022年上海未纳入。2021—2023年西藏未纳入。2020—2022年吉林未纳入。

4. 心力衰竭患者出院血管紧张素转化酶抑制剂（ACEI）或血管紧张素受体阻断剂（ARB）或血管紧张素受体脑啡肽酶抑制剂（ARNI）使用率

2020—2023年心力衰竭患者出院时ACEI/ARB/ARNI使用率4年均值为71.0%，三级医院和二级医院分别为71.5%和68.6%（图2-2-10）。各省（自治区、直辖市）不同年份的使用率见图2-2-11。

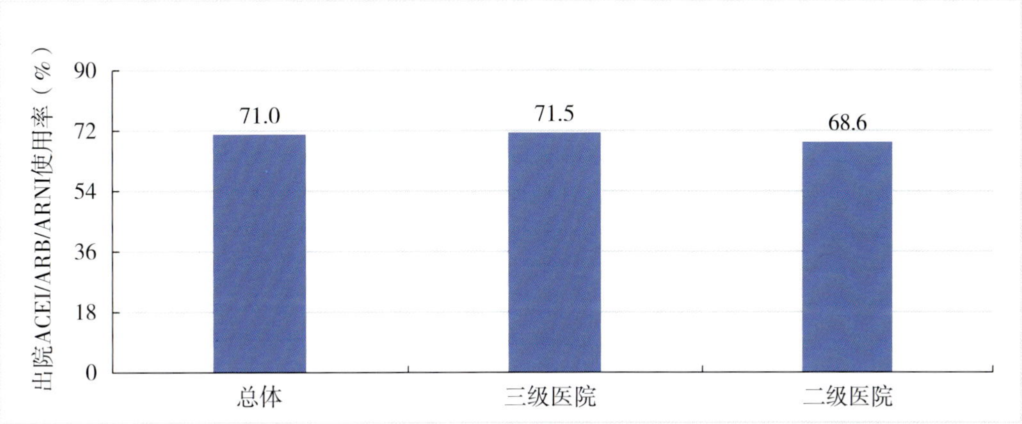

图2-2-10　2020—2023年心力衰竭患者出院ACEI/ARB/ARNI使用率

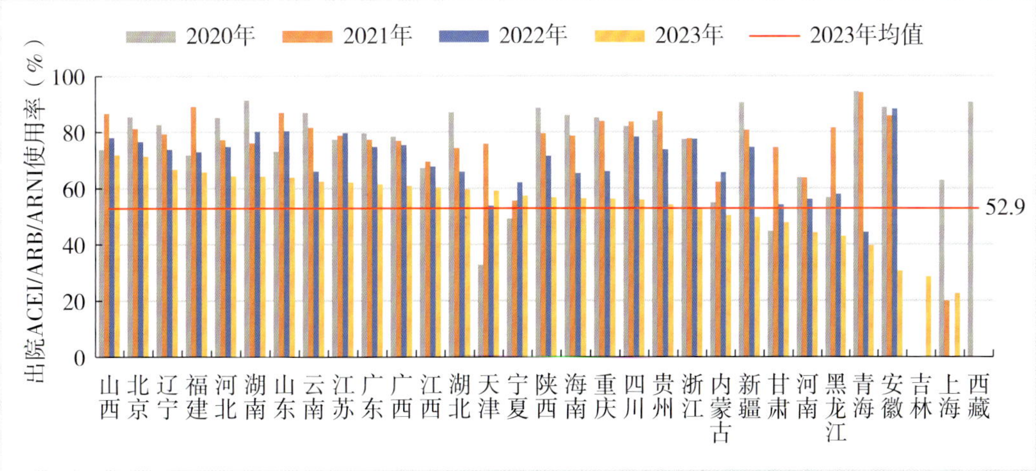

图2-2-11　2020—2023年各省（自治区、直辖市）心力衰竭患者出院ACEI/ARB/ARNI使用率

注：按照2023年使用率从高到低排序。2022年上海未纳入。2021—2023年西藏未纳入。2020—2022年吉林未纳入。

5. 心力衰竭患者出院β受体阻滞剂使用率

2020—2023年心力衰竭患者出院时β受体阻滞剂使用率4年均值为75.6%，三级医院和二级医院分别为75.7%和74.6%（图2-2-12）。各省（自治区、直辖市）不同年份的使用率见图2-2-13。

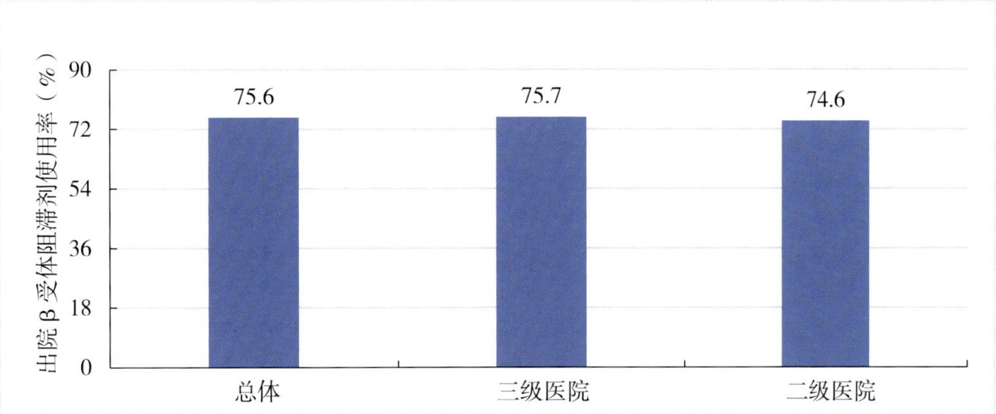

图2-2-12　2020—2023年心力衰竭患者出院β受体阻滞剂使用率

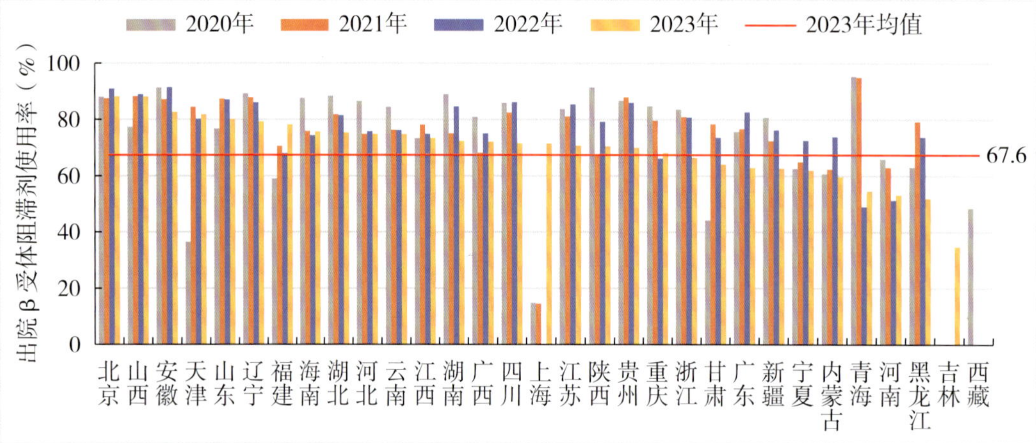

图2-2-13　2020—2023年各省（自治区、直辖市）心力衰竭患者出院β受体阻滞剂使用率

注：按照2023年使用率从高到低排序。2022年上海未纳入。2021—2023年西藏未纳入。2020—2022年吉林未纳入。

6. 心力衰竭患者出院醛固酮受体拮抗剂使用率

2020—2023年心力衰竭患者出院时醛固酮受体拮抗剂使用率4年均值为72.1%，三级医院和二级医院分别为72.1%和72.8%（图2-2-14）。各省（自治区、直辖市）不同年份的使用率见图2-2-15。

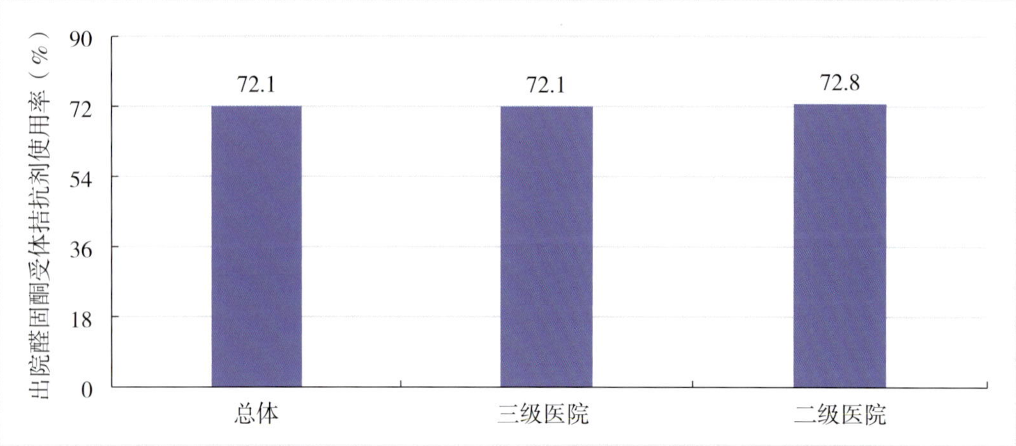

图2-2-14　2020—2023年心力衰竭患者出院醛固酮受体拮抗剂使用率

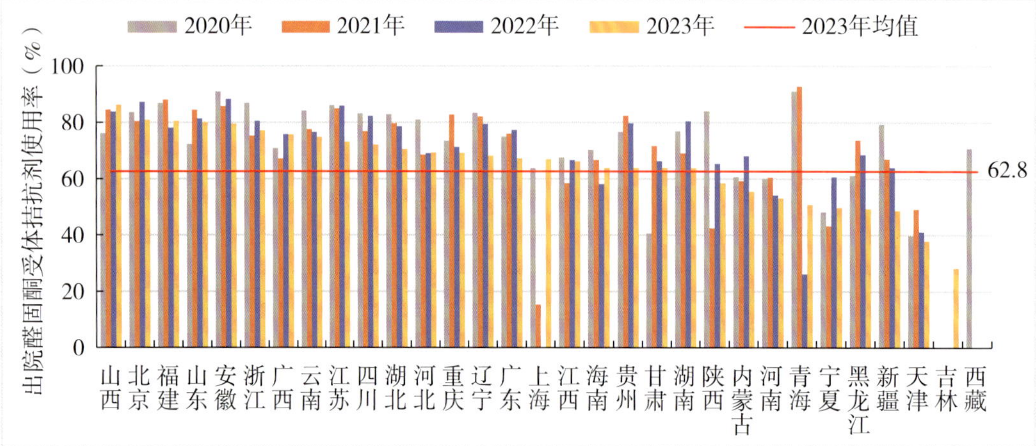

图2-2-15　2020—2023年各省（自治区、直辖市）心力衰竭患者出院醛固酮受体拮抗剂使用率

注：按照2023年使用率从高到低排序。2022年上海未纳入。2021—2023年西藏未纳入。2020—2022年吉林未纳入。

7. 心力衰竭患者出院钠－葡萄糖共转运蛋白2（SGLT2）抑制剂使用率

2020—2023年心力衰竭患者出院时SGLT2抑制剂使用率4年均值为36.2%，三级医院和二级医院分别为37.0%和29.8%（图2-2-16）。

各省（自治区、直辖市）不同年份的使用率见图2-2-17。2020—2023年有9个省（自治区、直辖市）SGLT2抑制剂的使用率呈逐年上升趋势（图2-2-17）。

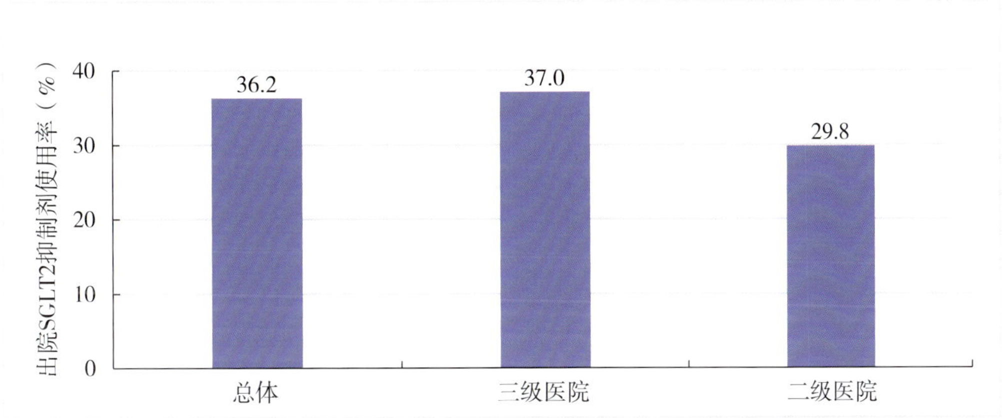

图2-2-16　2020—2023年心力衰竭患者出院SGLT2抑制剂使用率

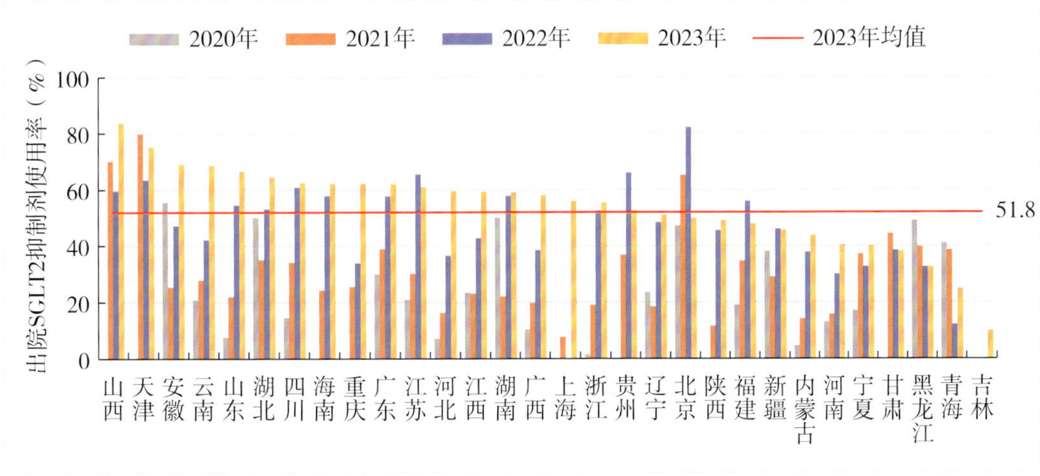

图2-2-17　2020—2023年各省（自治区、直辖市）心力衰竭患者出院SGLT2抑制剂使用率

注：按照2023年使用率从高到低排序。2020年贵州、天津、山西、海南、陕西、甘肃、重庆未纳入。2020年、2022年上海未纳入。2020—2022年吉林未纳入。2020—2023年西藏未纳入。

8. 心力衰竭患者住院期间心脏再同步化治疗（CRT）使用率

2020—2023年心力衰竭患者住院期间CRT使用率4年均值为2.2%，三级医院和二级医院分别为2.3%和2.0%（图2-2-18）。

各省（自治区、直辖市）不同年份的使用率见图2-2-19。2020—2023年，有7个省（自治区、直辖市）的CRT使用率呈逐年上升趋势（图2-2-19）。

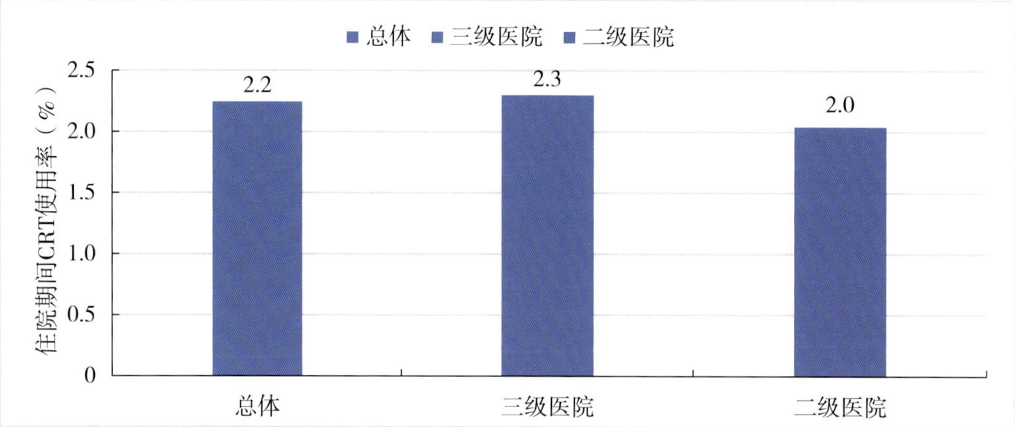

图2-2-18　2020—2023年心力衰竭患者住院期间CRT的使用率

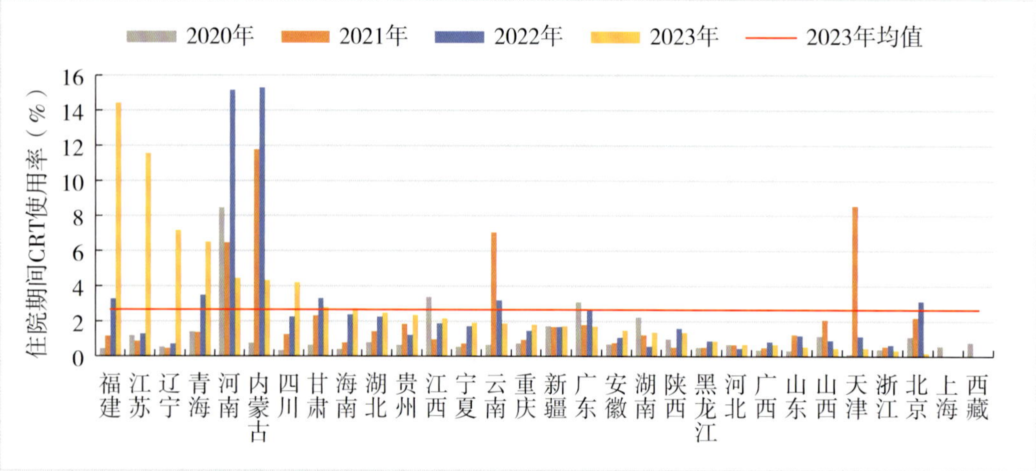

图2-2-19　2020—2023年各省（自治区、直辖市）心力衰竭患者住院期间CRT使用率

注：按照2023年使用率从高到低排序。2021—2023年西藏、上海未纳入。2020—2023年吉林未纳入。

（三）结果质控指标

1. 住院时长

HQMS数据显示，2023年心力衰竭患者住院时长为8（5，11）天，三级医院为8（5，12）天，二级医院为8（6，11）天。各省（自治区、直辖市）中位住院时长存在差异，最长为10天，最短为7天（图2-2-20）。

2. 住院死亡率

2023年心力衰竭患者住院粗死亡率为2.6%，三级医院和二级医院分别为3.0%和1.9%（图2-2-21）。

调整患者年龄、性别等人口学特征及合并症等临床特征，计算2023年医院水平风险标化住院死亡率为2.6%，三级医院和二级医院分别为3.1%和2.2%（图2-2-22）。

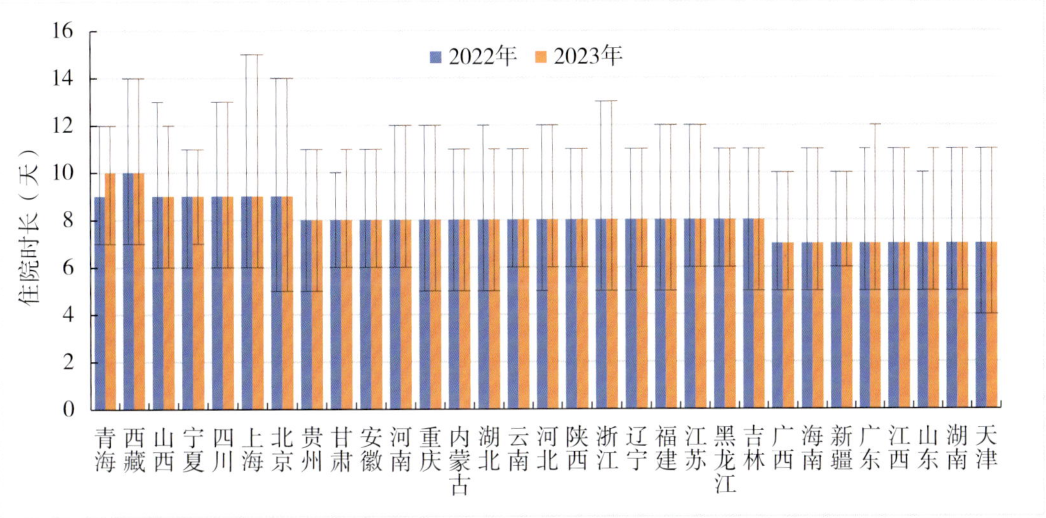

图2-2-20　2022—2023年各省（自治区、直辖市）心力衰竭患者住院时长

注：按2023年中位住院时长从长到短排序。

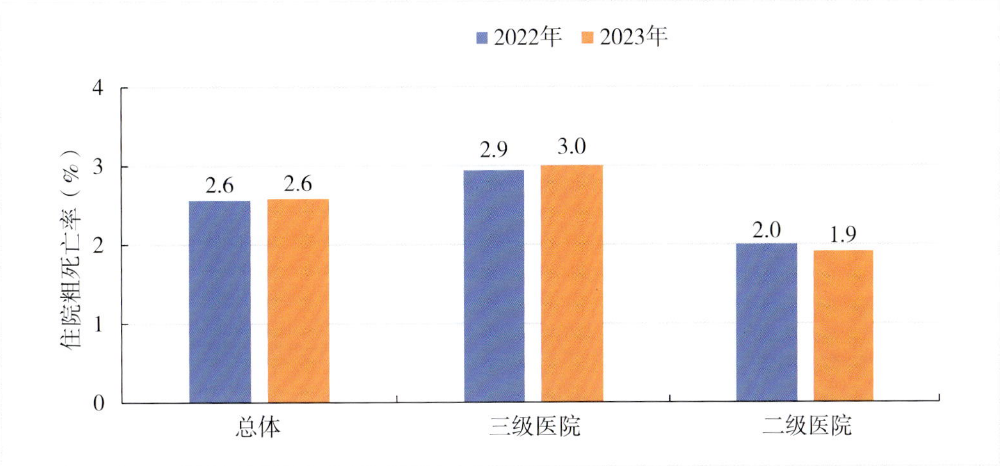

图2-2-21　2022—2023年心力衰竭患者住院粗死亡率

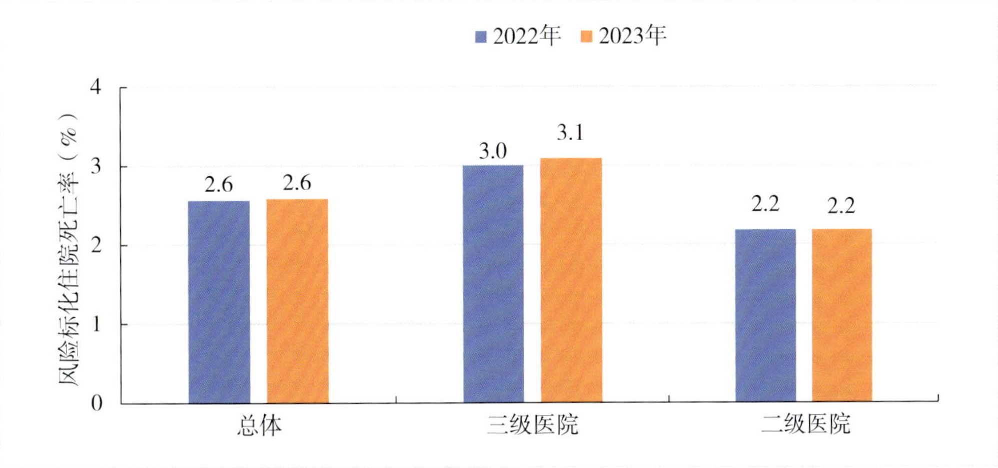

图2-2-22　2022—2023年心力衰竭患者风险标化住院死亡率

2022—2023年各省（自治区、直辖市）心力衰竭患者住院粗死亡率见图2-2-23，2023年各地区最高为6.8%，最低为0.9%（图2-2-23）。

2022—2023年各省（自治区、直辖市）心力衰竭患者风险标化住院死亡率见图2-2-24，2023年各地区最高为6.8%，最低为0.9%（图2-2-24）。

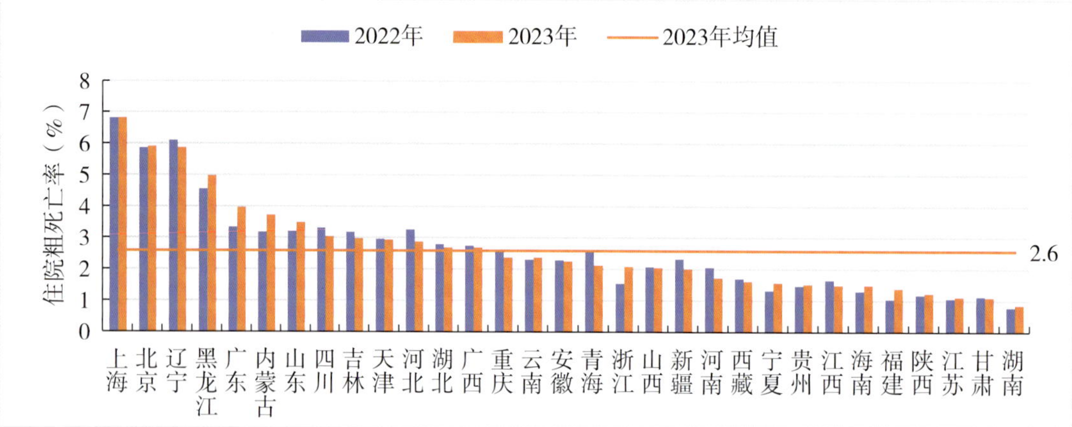

图2-2-23　2022—2023年各省（自治区、直辖市）心力衰竭患者住院粗死亡率

注：按照2023年住院粗死亡率从高到低排序。

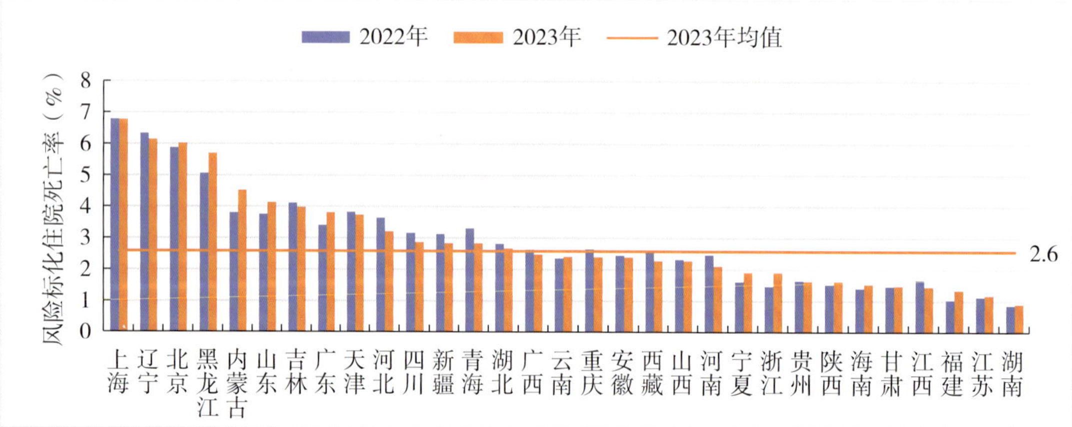

图2-2-24　2022—2023年各省（自治区、直辖市）心力衰竭患者风险标化住院死亡率

注：按照2023年风险标化住院死亡率从高到低排序。

以各省（自治区、直辖市）内医院间住院死亡率的四分位数间距（四分位数间距＝上四分位数－下四分位数，数值越小代表地区内医院间差异越小）作为地区内的医院间变异大小的评价指标。2023年有21个省（自治区、直辖市）的心力衰竭患者住院死亡率地区内的医院间变异小于整体平均水平（图2-2-25）。

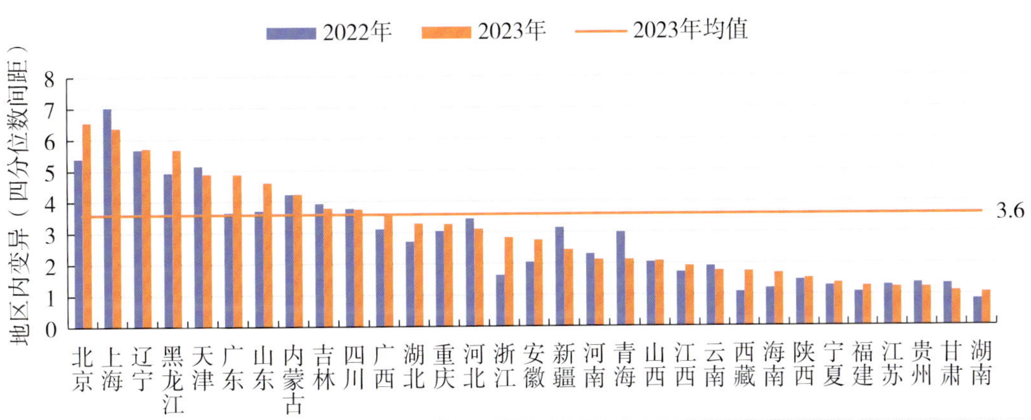

图2-2-25 2023年各省（自治区、直辖市）心力衰竭患者住院死亡率同质性

注：按照2023年地区内医院间变异从高到低排序。

有18个省（自治区、直辖市）的住院死亡率低于整体平均水平，且地区内医院间的变异小于整体医院间的平均变异水平；有10个省（自治区、直辖市）的住院死亡率高于整体平均水平，且地区内医院间的变异大于整体医院间的平均变异水平；3个省（自治区、直辖市）的住院死亡率高于整体水平，但地区内的医院间变异小于整体医院间的变异水平（图2-2-26）。

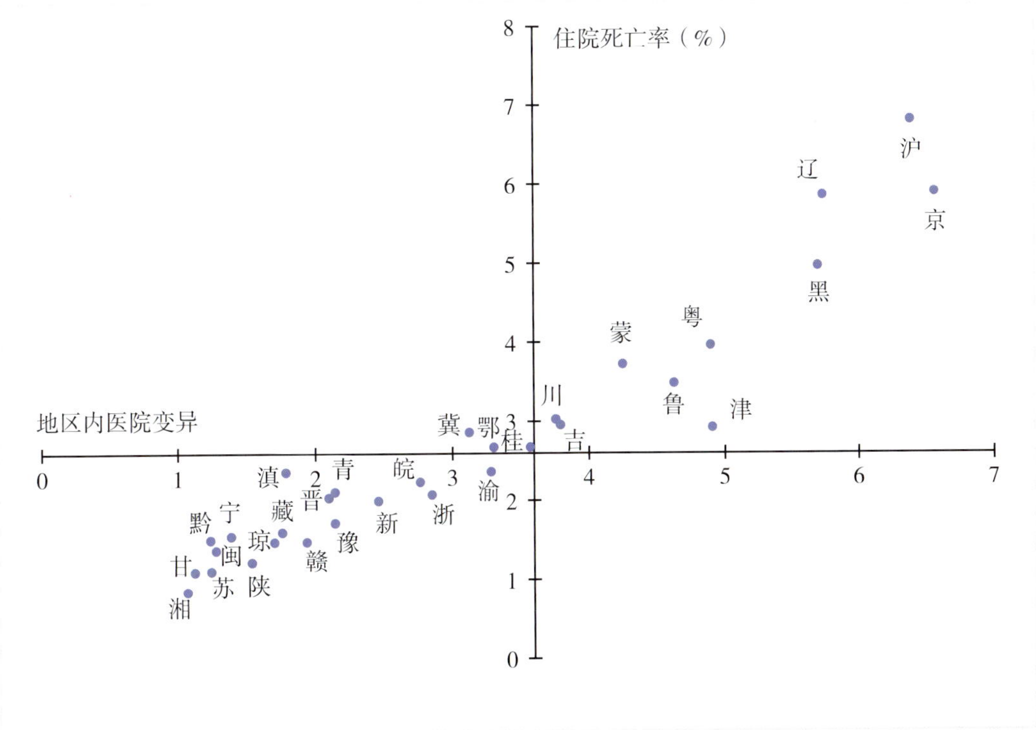

图2-2-26 2023年各省（自治区、直辖市）心力衰竭患者住院死亡率与地区内的医院间变异的分布

注：纵轴，住院死亡率地区内整体水平（代表医疗质量地区内的平均水平）。横轴，基于地区内医院水平的住院死亡率四分位数间距（采用四分位数间距展示医疗质量地区内的医院间变异）。纵轴与横轴交叉点为住院死亡率平均水平和医院间变异的均值（2.6，3.6），纵轴左侧的省（自治区、直辖市）代表该地区的住院死亡地区内的医院间变异低于整体平均水平，横轴上方的省（自治区、直辖市）代表该地区的住院死亡率高于整体平均水平。

住院死亡率低于整体水平，且地区内的医院间变异小于整体医院间变异水平的地区有青海、云南、山西、新疆、河南、西藏、江西、宁夏、海南、福建、贵州、陕西、甘肃、江苏、湖南、安徽、浙江、重庆。

住院死亡率高于整体水平，且地区内的医院间变异大于整体医院间变异水平的地区有上海、北京、辽宁、黑龙江、广东、内蒙古、山东、天津、四川、吉林。

住院死亡率高于整体水平，但地区内的医院间变异小于整体医院间变异水平的地区有河北、湖北、广西。

3. 非康复离院率

2023年心力衰竭患者非康复离院率（离院方式为住院死亡或非医嘱离院）为10.2%，三级医院和二级医院分别为10.7%和9.3%（图2-2-27）。

调整患者年龄、性别等人口学特征，以及合并症等临床特征，计算2023年医院水平风险标化非康复离院率为10.2%，三级医院和二级医院分别为10.5%和9.8%，2022—2023年风险标化非康复离院率见图2-2-28。

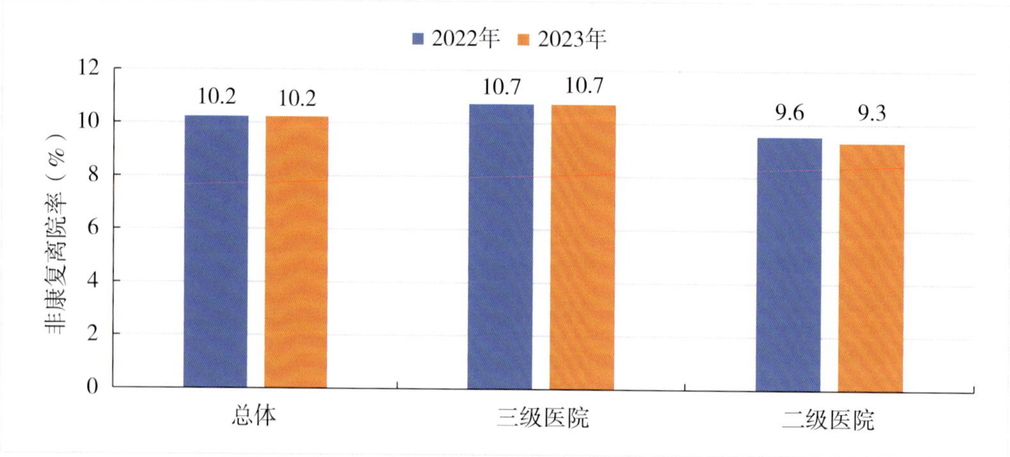

图2-2-27　2022—2023年心力衰竭住院患者非康复离院率

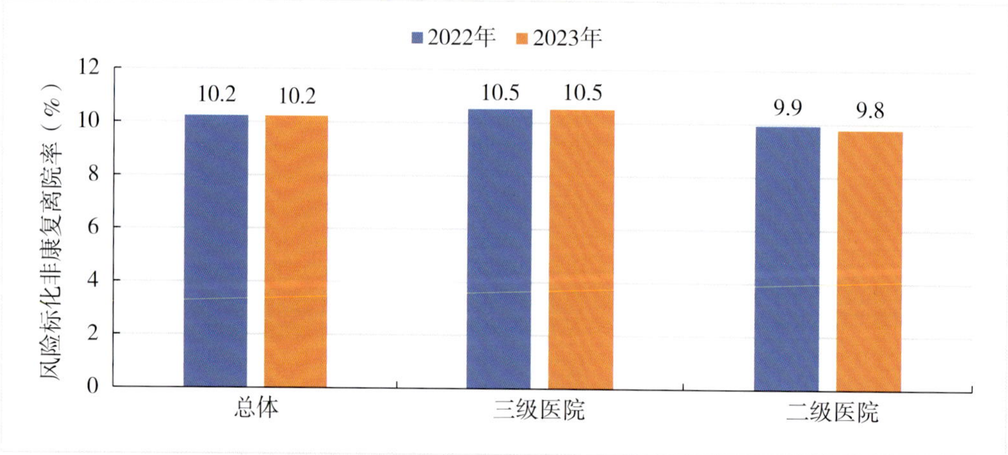

图2-2-28　2022—2023年心力衰竭住院患者风险标化非康复离院率

2022—2023年各省（自治区、直辖市）心力衰竭患者非康复离院率见图2-2-29。2023年各地区非康复离院率最高为18.8%，最低为4.2%（图2-2-29）。

2022—2023年各省（自治区、直辖市）心力衰竭患者风险标化非康复离院率见图2-2-30。2023年各地区风险标化非康复离院率最高为19.2%，最低为4.6%（图2-2-30）。

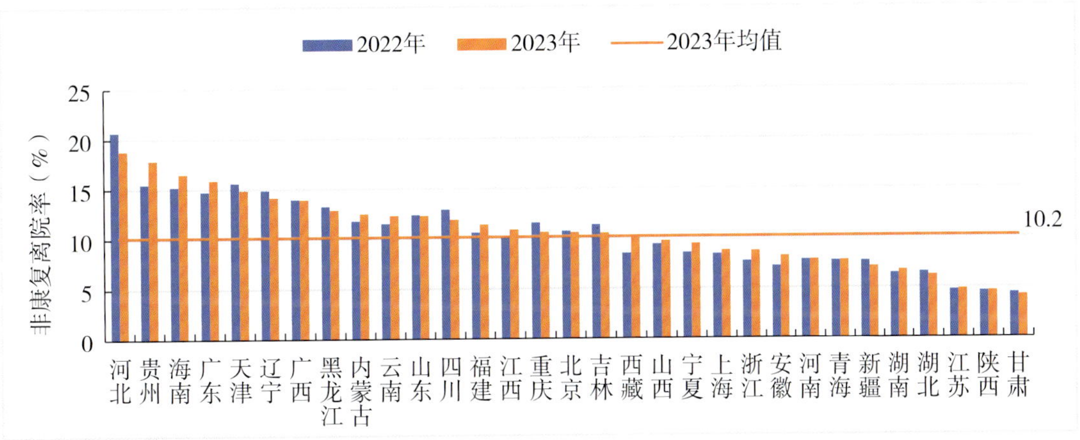

图2-2-29　2022—2023年各省（自治区、直辖市）心力衰竭患者非康复离院率

注：按照2023年非康复离院率从高到低排序。

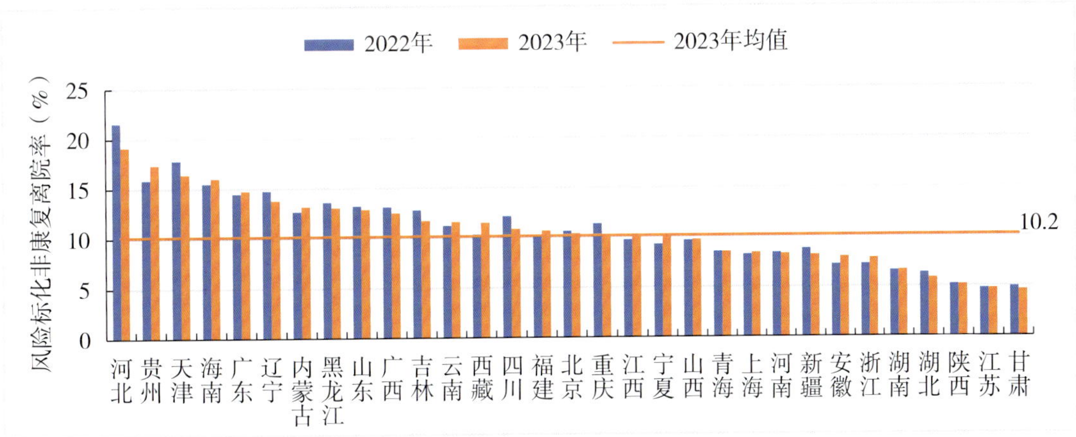

图2-2-30　2022—2023年各省（自治区、直辖市）心力衰竭患者风险标化非康复离院率

注：按照2023年风险标化非康复离院率从高到低排序。

以各省（自治区、直辖市）内医院间非康复离院率的四分位数间距作为地区内的医院间变异大小的评价指标。2023年有19个省（自治区、直辖市）的心力衰竭患者非康复离院率地区内的医院间变异小于整体平均水平（图2-2-31）。

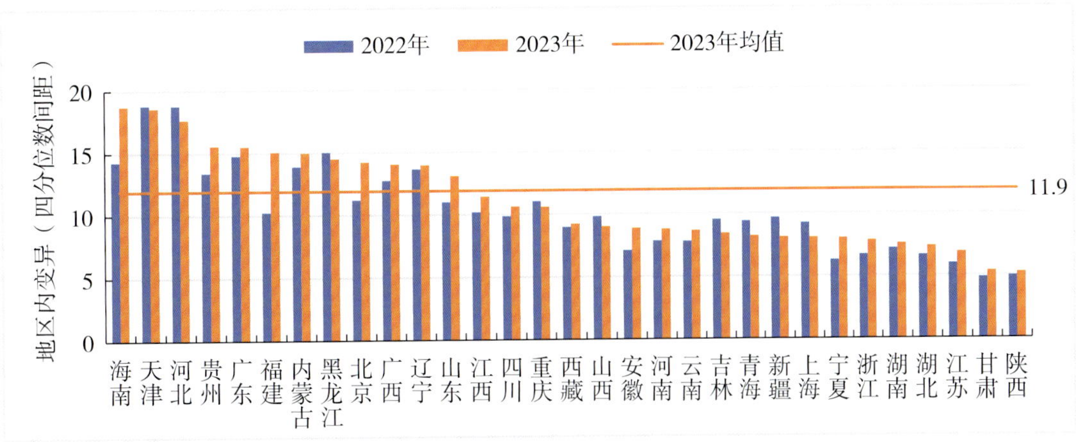

图2-2-31　2023年各省（自治区、直辖市）内心力衰竭住院患者非康复离院率同质性

注：按照2023年地区内医院间变异从高到低排序。

有14个省（自治区、直辖市）的非康复离院率低于整体平均水平，且地区内医院间的变异小于整体医院间的平均变异水平（图2-2-32），12个省（自治区、直辖市）的非康复离院率高于整体水平，且地区内医院间的变异大于整体医院间的变异水平，5个省（自治区、直辖市）非康复离院率高于整体水平，但地区内医院间的变异小于整体医院间的变异水平。

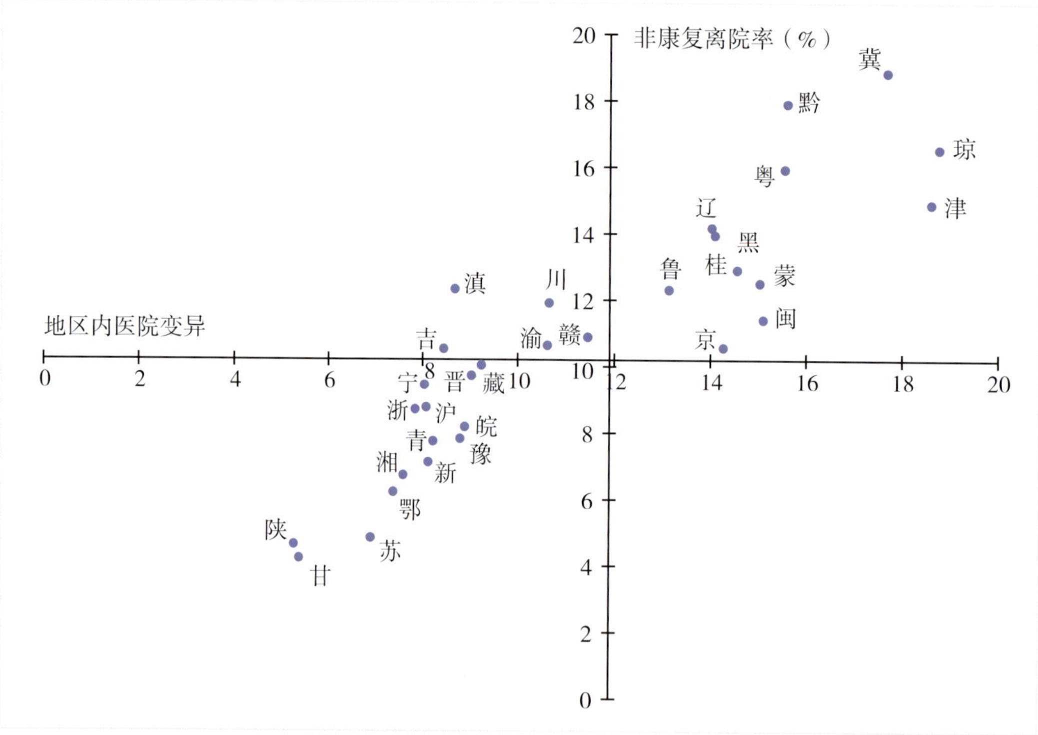

图2-2-32　2023年各省（自治区、直辖市）心力衰竭住院患者非康复离院率与地区内的医院间变异的分布

注：纵轴，非康复离院率地区内整体水平（代表医疗质量地区内的平均水平）。横轴，基于地区内医院水平的非康复离院率四分位数间距（采用四分位数间距展示医疗质量地区内的医院间变异）。纵轴与横轴交叉点为非康复离院率平均水平和医院间变异的均值（10.2，11.9），纵轴左侧的省（自治区、直辖市）代表该地区的非康复离院率地区内的医院间变异低于整体平均水平，横轴上方的省（自治区、直辖市）代表该地区的非康复离院率高于整体平均水平。

非康复离院率低于整体水平，且地区内的医院间变异小于整体医院间变异水平的地区有甘肃、陕西、江苏、湖北、湖南、新疆、青海、河南、安徽、上海、浙江、宁夏、山西、西藏。

非康复离院率低于整体水平，但地区内的医院间变异大于整体医院间变异水平的地区无。

非康复离院率高于整体水平，且地区内的医院间变异大于整体医院间变异水平的地区有河北、贵州、海南、广东、天津、辽宁、黑龙江、广西、内蒙古、山东、福建、北京。

非康复离院率高于整体水平，但地区内的医院间变异小于整体医院间变异水平的地区有吉林、重庆、江西、云南、四川。

4. 30天再入院率

2023年心力衰竭住院患者30天再入院率为11.0%，三级医院和二级医院分别为12.6%和8.6%。2022—2023年各级医院30天再入院率见图2-2-33，2023年较2022年均有所上升。

2022—2023年各省（自治区、直辖市）30天再入院率见图2-2-34，最高为16.4%，最低为7.2%。

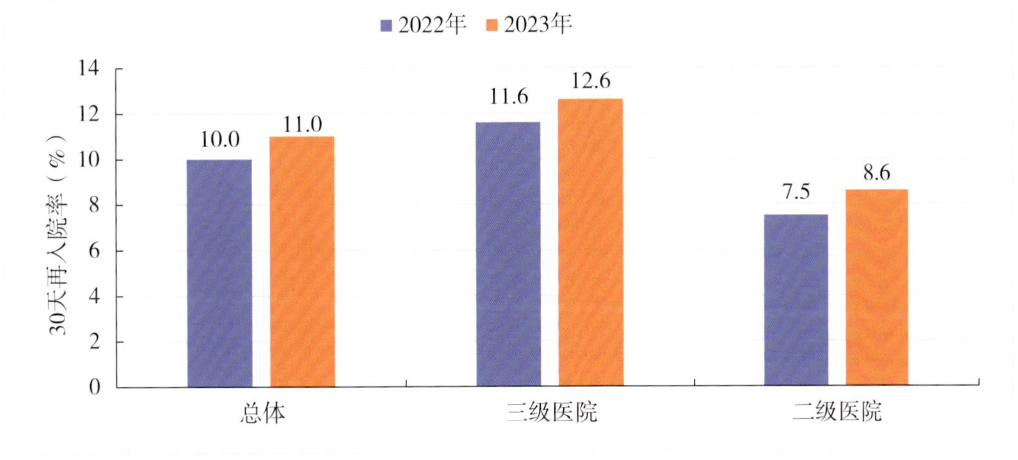

图2-2-33　2022—2023年心力衰竭住院患者30天再入院率

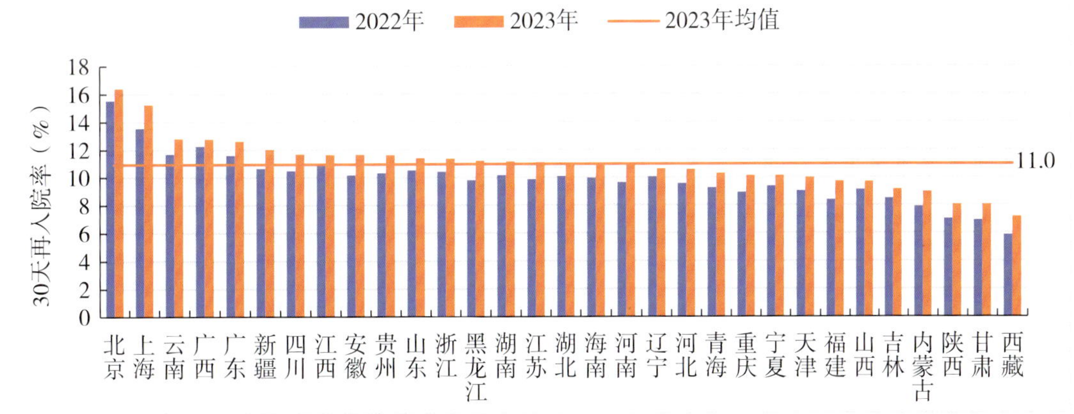

图2-2-34　2022—2023年各省（自治区、直辖市）心力衰竭住院患者30天再入院率

注：按照2023年30天再入院率从高到低排序。

（四）分析小结

1. 心力衰竭疾病负担沉重，住院结局存在地区和医院间差异

心力衰竭是多种心血管病的终末阶段，HQMS数据显示，2023年心力衰竭住院患者占所有心血管病住院患者的18.7%，提示心力衰竭是心血管病疾病负担的重要组成部分。心力衰竭患者的住院死亡率、非康复离院率和30天再入院率还需进一步改善，且住院结局在不同级别的医院和不同地区间存在一定差异。北京、上海等地的住院死亡率及30天再入院率相对较高，这可能与疑难危重患者较多有关。同样，三级医院患者的住院死亡率及30天再入院率明显高于二级医院，一方面可能提示三级医院患者的病情相对更加复杂危重，另一方面也提示基层医疗服务的可及性可能相对不足，从而导致二级医院患者在出现病情波动时的及时就诊率较低，或者患者可能直接去三级医院就诊。因此，提升心力衰竭医疗服务均质化仍是未来工作的重点。未来仍需继续优化患者的院外管理。患者宣教、远程医疗及社区和医院协同管理等方式有助于降低患者再入院率，从而降低医疗花费。

2. 心力衰竭诊疗过程质控指标完成率仍需提高

根据单病种数据分析，在心力衰竭诊断和评估方面，2020—2023年心力衰竭住院患者入院24小时内利钠肽检测率4年均值为42.1%，入院48小时内心脏功能评估率4年均值为44.8%，二者均不足50%，提示心力衰竭的规范化诊断率较低，需要进一步推动。在心力衰竭治疗方面，2020—2023年心力衰竭

伴容量超负荷患者住院期间利尿剂治疗率4年均值为95.2%，出院时ACEI/ARB/ARNI（RAS抑制剂）使用率4年均值为71.0%，出院时β受体阻滞剂使用率4年均值为75.6%，出院时醛固酮受体拮抗剂使用率4年均值为72.1%。与国际上最新的心力衰竭注册登记研究结果比较，RAS抑制剂及β受体阻滞剂的使用率均较低，醛固酮受体拮抗剂的使用率相对较高，可能与我国心力衰竭患者就诊时血压相对较低，或者合并肾功能不全的比例较高，以及医生对药物治疗选择的习惯有关。螺内酯价格低廉，从早期作为保钾利尿剂使用，至今已有数十年历史，其为心力衰竭治疗的“金三角”药物之一，得到国内指南的积极推荐。未来应通过教育培训、支持帮扶和质量改进等行动促进心力衰竭临床诊疗的规范化，提高我国心力衰竭的诊疗水平。

心力衰竭的规范化治疗强调药物适应证和禁忌证的准确评估，并在适宜人群中使用相应的治疗方式。未来应加强医务人员对心力衰竭药物治疗适应证的把握，同时加强药物适应证情况的规范填报，将有助于推动心力衰竭患者的合理治疗。

随着新的临床研究结果发表以及指南的更新，新的心力衰竭治疗方式逐渐应用于临床，为此，心力衰竭医疗质量评价工作组将出院时SGLT2抑制剂的使用率纳入了质控指标体系，这将有助于推动心力衰竭患者尽早合理应用新药。结果显示，从2020—2023年，SGLT2的使用率有所上升，但是不同地区心力衰竭患者出院时SGLT2抑制剂的使用率仍有较大的差异，未来应加强对各级医务人员的宣传教育，提高医务人员对心力衰竭管理指南的认识，这将有助于推动心力衰竭患者的标准治疗，改善患者预后。

主　审：张宇辉　张　健　陈义汉　黄　峻
执笔人：邹长虹　翟　玫

三、高血压

本部分数据来源于HQMS，用于分析高血压医疗服务量和结果质控指标。

（一）整体情况

1. 医疗服务量

HQMS数据显示，2023年纳入监测的收治诊断中含有高血压住院患者（出院主要诊断为高血压且年龄≥18岁）的医院有6748家，其中三级医院2286家，二级医院4462家。相对于2022年纳入监测的医院总数量增加了35.0%，其中三级医院数量增加了19.0%，二级医院数量增加了44.9%。与2022年相比，各省（自治区、直辖市）纳入监测的医院数量均有增加，其中数量最多的地区在2023年达到了552家（图2-3-1）。

上述医院2023年共收治高血压住院患者185.4万例，其中三级医院112.8万例，二级医院72.6万例。相对于2022年收治高血压住院患者总量增加了42.3%，其中三级医院数量增加了47.1%，二级医院数量增加了35.4%。与2022年相比，各省（自治区、直辖市）高血压患者出院例数均有增加，其中数量最多的地区在2023年达到了15.3万例。

2022—2023年各省（自治区、直辖市）收治高血压住院患者的医院数量及出院例数分别见图2-3-1和图2-3-2。

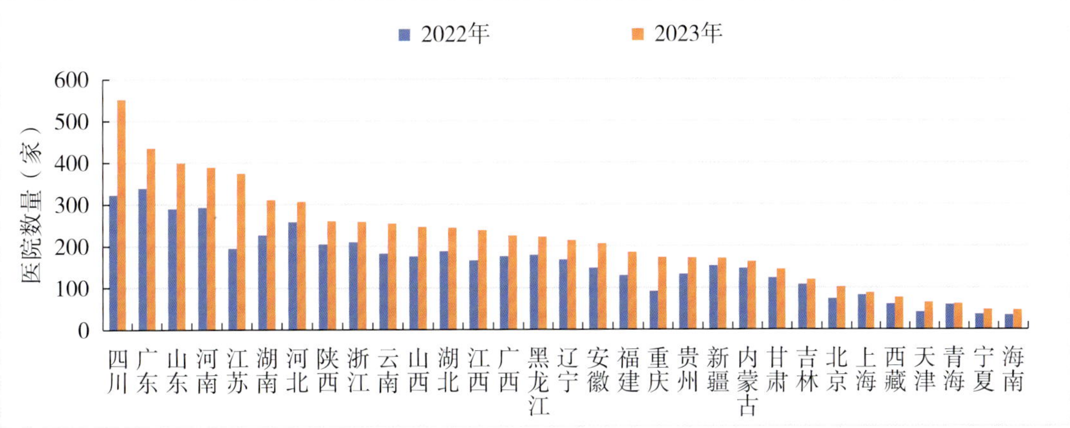

图2-3-1　2022—2023年各省（自治区、直辖市）收治高血压住院患者的医院数量

注：按2023年医院数量从多到少排序。

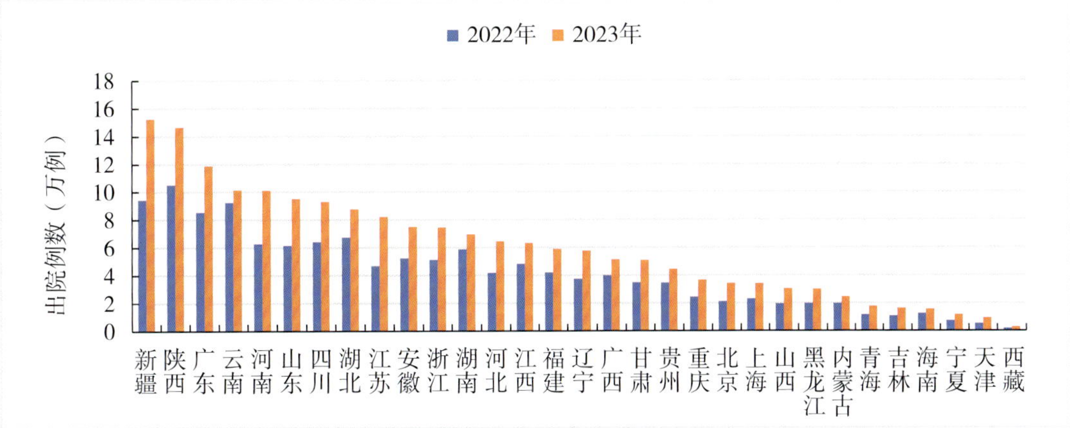

图2-3-2　2022—2023年各省（自治区、直辖市）高血压患者出院例数

注：按2023年出院例数从多到少排序。

2023年出院主要诊断为高血压患者的平均年龄为（58.6±16.7）岁，女性多于男性。13.9%患者合并高血压心脏病，合并血脂异常、糖尿病的比例分别为27.1%和20.8%（表2-3-1）。与2022年相比，平均年龄下降3.2岁，女性患者占比增加了4.3%，靶器官损伤及主要合并疾病的顺位无变化（图2-3-3）。

表2-3-1 2023年高血压住院患者特征

特征	总体	三级医院	二级医院
人口学特征			
年龄（岁）*	58.6±16.7	57.3±17.4	60.7±15.4
女性（%）	54.5	54.2	55.0
靶器官损伤（%）			
高血压心脏病	13.9	14.0	13.9
高血压肾脏病	5.5	7.0	3.1
高血压脑出血	1.9	1.4	2.7
高血压脑病	1.2	1.0	1.6
合并疾病（%）			
血脂异常	27.1	28.2	25.4
糖尿病	20.8	21.9	19.1
心房颤动/心房扑动	2.9	3.3	2.4

注：*均数±标准差。

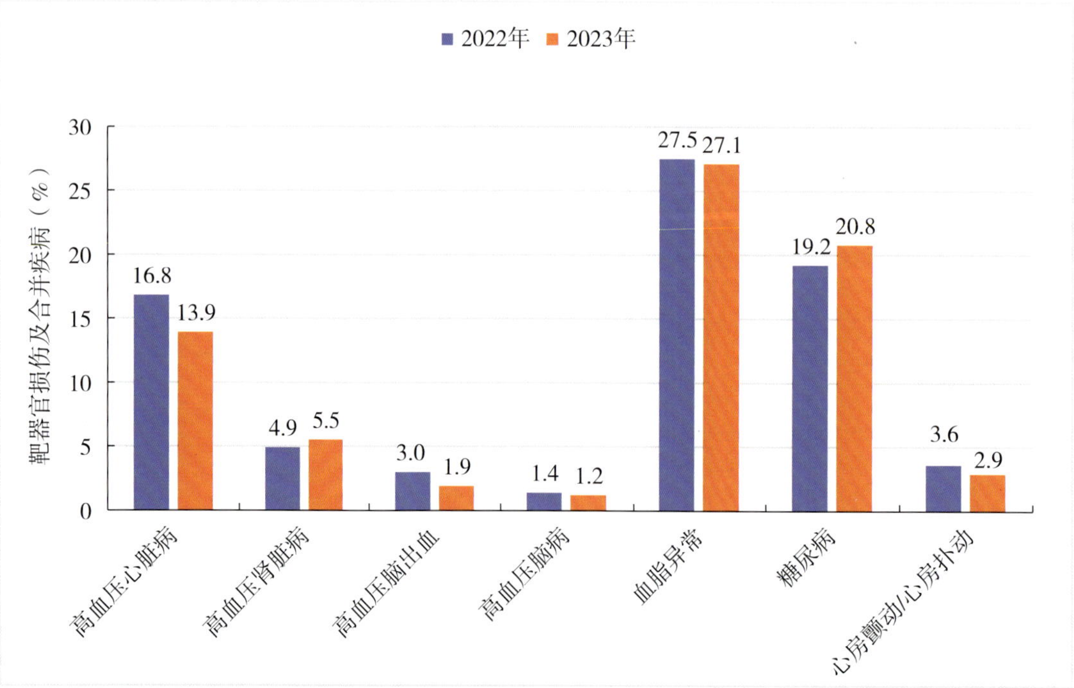

图2-3-3 2022—2023年高血压住院患者靶器官损伤及合并疾病情况

2. 结果质控指标

（1）住院时长

2023年高血压住院患者中位住院时长为6（4，8）天，三级医院6（4，8）天，二级医院6（4，8）天。各省（自治区、直辖市）中位住院时长存在差异，最长为8天，最短为5天（图2-3-4）。与2022年相比，高血压住院患者中位住院时长无明显变化。2022—2023年各省（自治区、直辖市）高血压住院患者中位住院时长见图2-3-4。

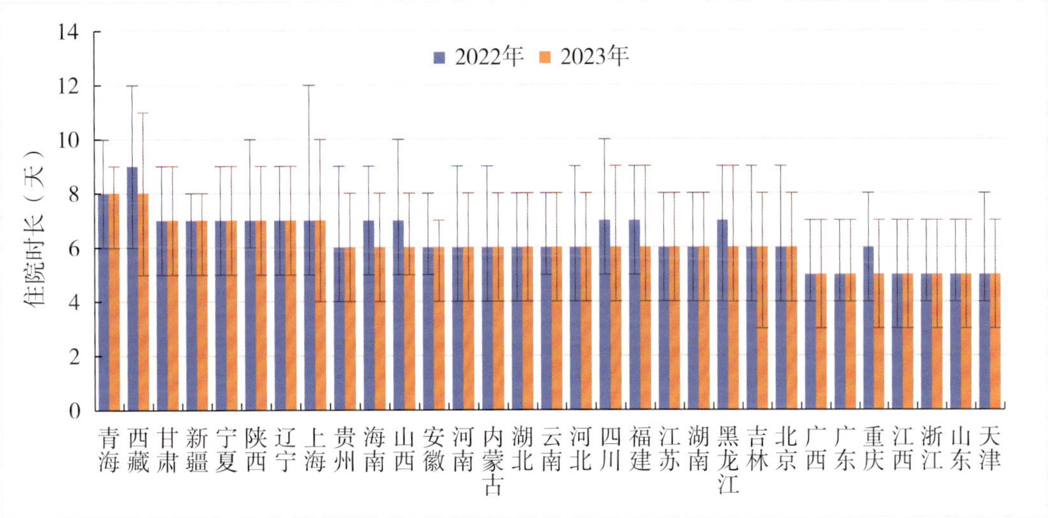

图2-3-4　2022—2023年各省（自治区、直辖市）高血压患者住院时长

注：按2023年中位住院时长从长到短排序。

（2）住院死亡率

2023年高血压患者住院死亡率为0.14%，与2022年相比，住院死亡率下降0.07%（图2-3-5）。调整患者年龄、性别等人口学特征，以及合并症等临床特征，计算2023年医院水平风险标化住院死亡率为0.13%，与2022年相比，风险标化住院死亡率下降0.07%（图2-3-6）。

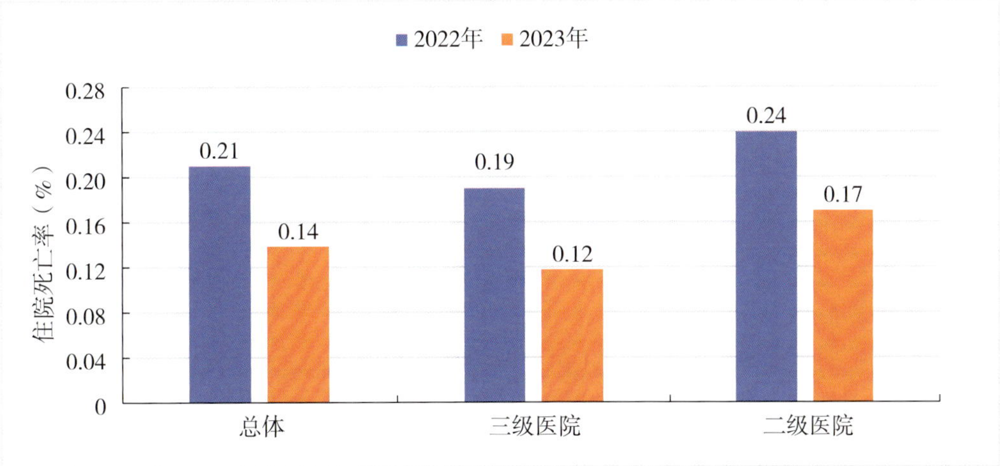

图2-3-5　2022—2023年高血压患者住院死亡率

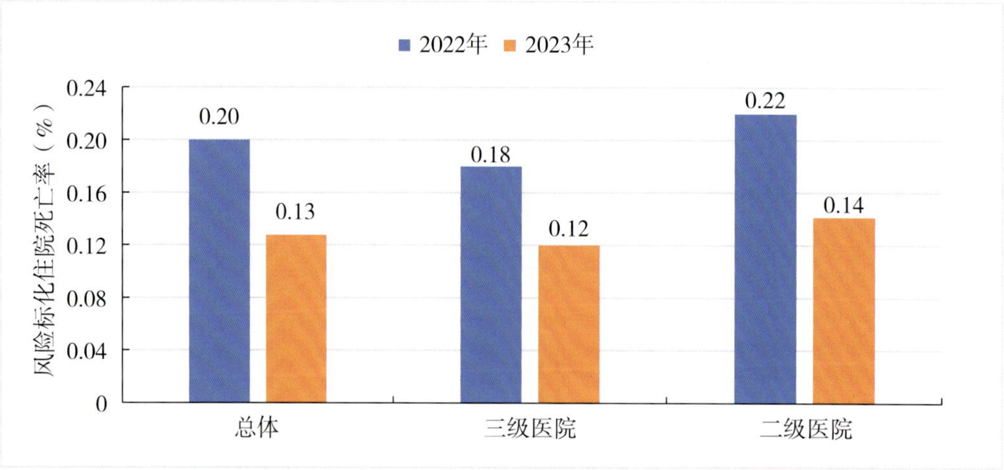

图2-3-6　2022—2023年高血压患者风险标化住院死亡率

2022—2023年各省（自治区、直辖市）高血压患者住院死亡率及风险标化住院死亡率见图2-3-7及图2-3-8。2023年风险标化住院死亡率最高为0.89%，最低为0.02%。

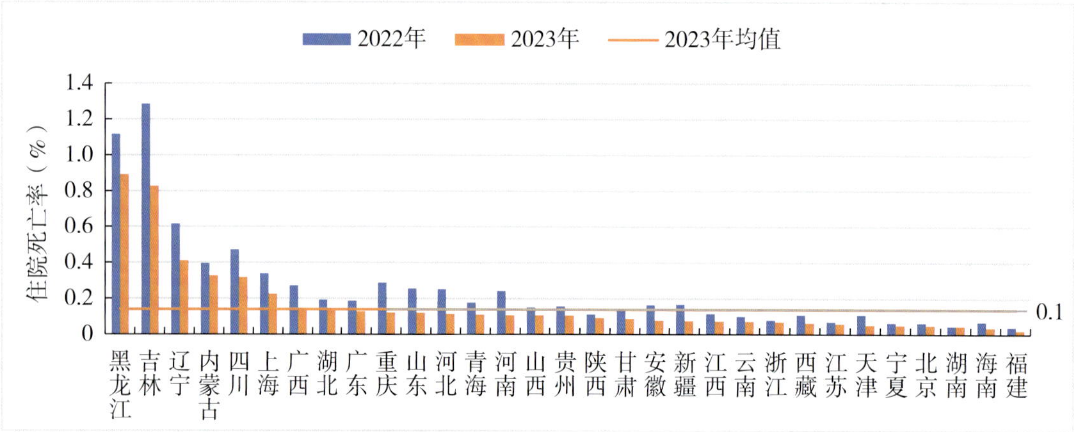

图2-3-7　2022—2023年各省（自治区、直辖市）高血压患者住院死亡率

注：按2023年住院死亡率从高到低排序。

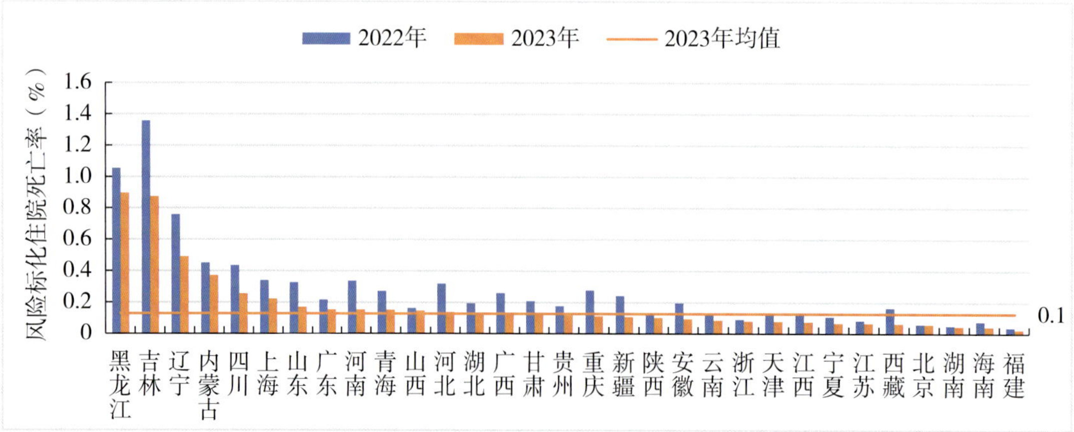

图2-3-8　2022—2023年各省（自治区、直辖市）高血压患者风险标化住院死亡率

注：按2023年风险标化住院死亡率从高到低排序。

（3）非康复离院率

2023年高血压患者非康复离院率（离院方式为住院死亡或非医嘱离院）为3.8%，与2022年相比，非康复离院率上升0.1%（图2-3-9）。调整患者年龄、性别等人口学特征，以及合并症等临床特征，计算医院水平风险标化非康复离院率为3.7%，与2022年相比，风险标化非康复离院率无明显变化（图2-3-10）。

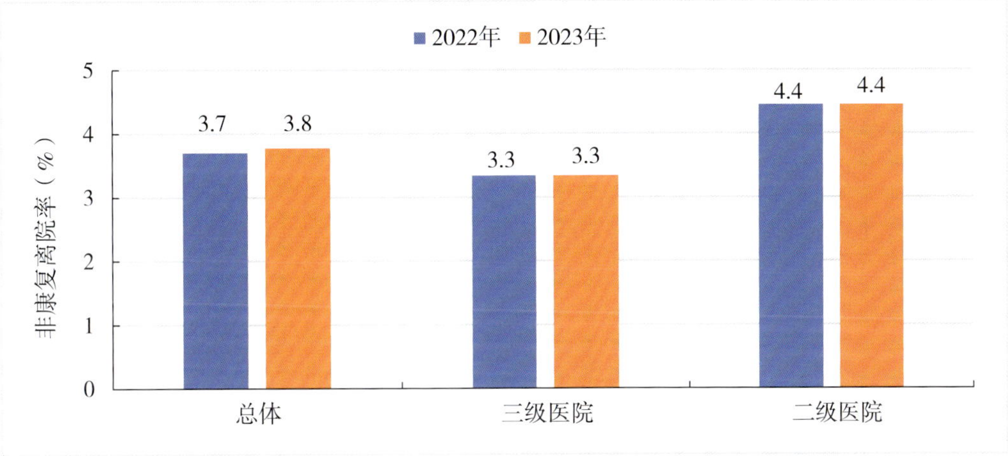

图2-3-9　2022—2023年高血压住院患者非康复离院率

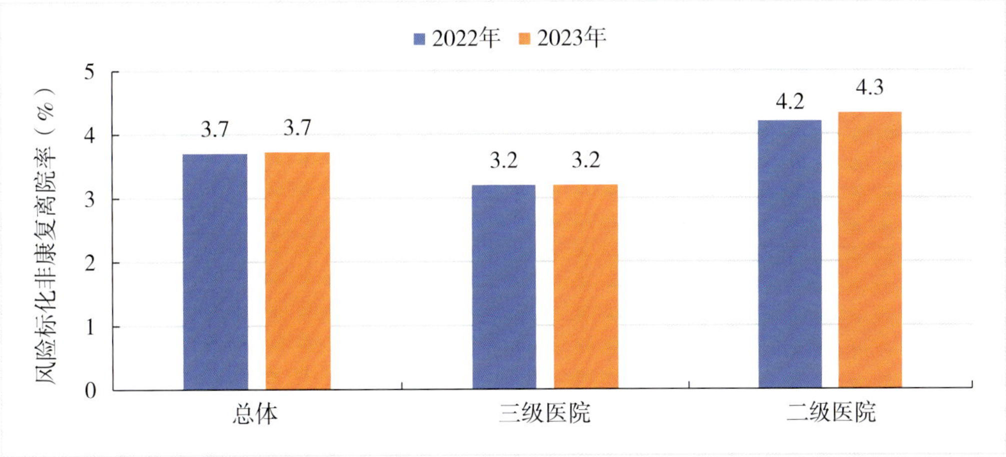

图2-3-10　2022—2023年高血压住院患者风险标化非康复离院率

2022—2023各省（自治区、直辖市）高血压患者非康复离院率及风险标化非康复离院率见图2-3-11及图2-3-12。2023年风险标化非康复离院率最高为10.2%，最低为1.4%。

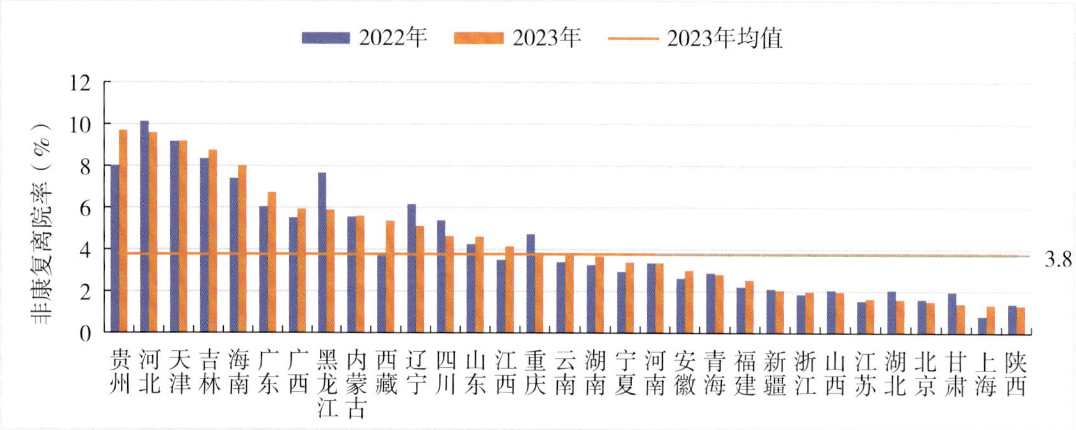

图2-3-11　2022—2023年各省（自治区、直辖市）高血压住院患者非康复离院率

注：按2023年非康复离院率从高到低排序。

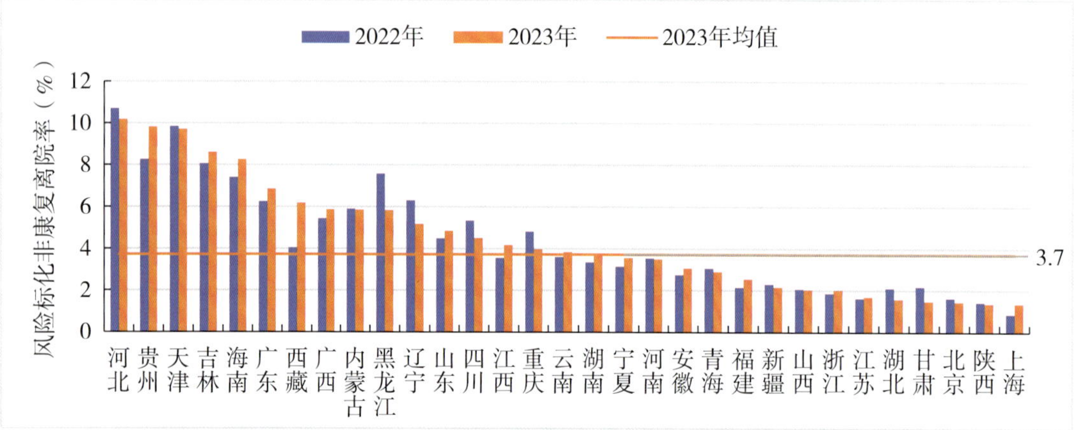

图2-3-12　2022—2023年各省（自治区、直辖市）高血压住院患者风险标化非康复离院率

注：按2023年风险标化非康复离院率从高到低排序。

（二）其他类型高血压医疗服务量及结果质控指标

1. 常见继发性高血压

HQMS数据显示，2023年纳入监测的收治继发性高血压住院患者的医院有4161家，其中三级医院1921家，二级医院2240家。相对于2022年，医院总数量增加了55.1%，其中三级医院数量增加了36.4%，二级医院数量增加了75.8%。与2022年相比，各省（自治区、直辖市）收治继发性高血压住院患者的医院数量均有增加，其中最多达到了320家（图2-3-13）。

上述医院2023年共收治常见继发性高血压患者8.3万例，占高血压住院患者总数的4.5%，其中三级医院收治患者占继发性高血压住院患者总数的86.6%。相对于2022年，常见继发性高血压患者总量增加了295.2%，继发性高血压占高血压住院总数比例增加了181.3%。

2022—2023年各省（自治区、直辖市）收治继发性高血压住院患者的医院数量及出院例数分别见图2-3-13和图2-3-14。2023年各省（自治区、直辖市）收治继发性高血压的医院数量和患者数量存在差异。

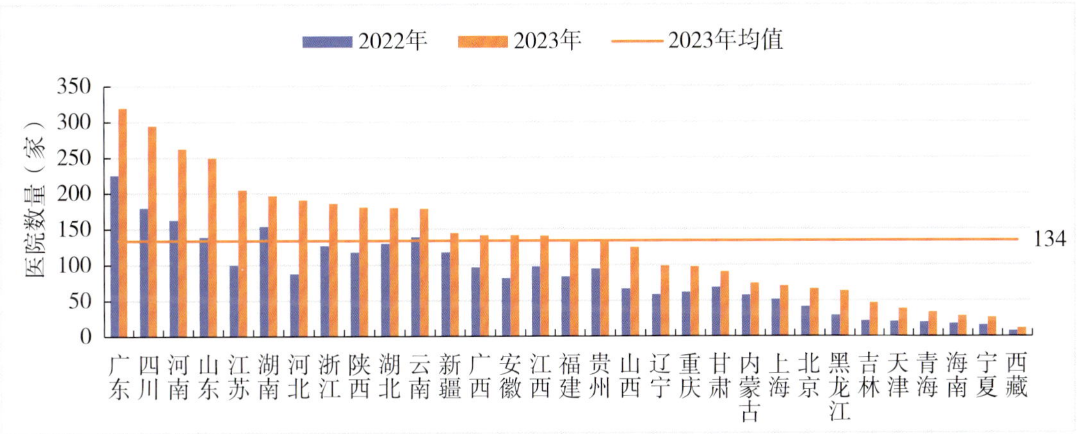

图2-3-13　2022—2023年各省（自治区、直辖市）收治继发性高血压住院患者的医院数量

注：按2023年医院数量从高到低排序。

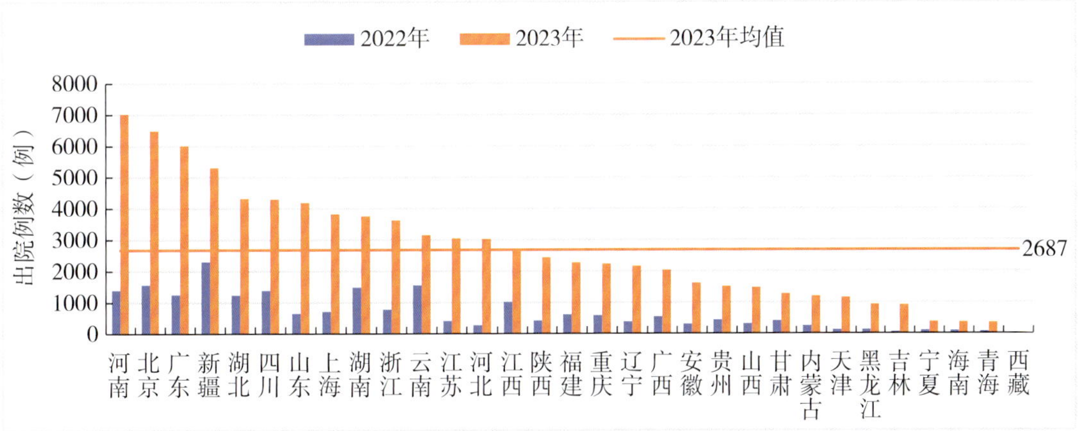

图2-3-14　2022—2023年各省（自治区、直辖市）继发性高血压患者出院例数

注：按2023年出院例数从高到低排序。

2022—2023年各省（自治区、直辖市）收治继发性高血压住院患者的医院数量占收治高血压住院患者的医院比例，以及出院例数占高血压住院患者总数比例分别见图2-3-15和图2-3-16。2023年各省（自治区、直辖市）收治继发性高血压的医院数量和患者出院例数占比存在差异。收治继发性高血压的医院数量占比最高为84.8%，最低为15.6%。出院例数占比最高为18.9%，最低为1.2%。

2023年继发性高血压住院患者平均年龄为（52.4±18.5）岁，女性占51.3%。其中三级医院患者平均年龄为（51.8±18.7）岁，女性占51.3%，二级医院患者平均年龄为（56.2±16.7）岁，女性占51.3%。与2022年相比，平均年龄上升2.3岁，女性患者占比增加了4.3%。

继发性高血压病因居前三位的是肾实质性高血压、阻塞性睡眠呼吸暂停综合征（OSAS）和肾血管性高血压，占比分别为41.3%、28.8%和11.0%（图2-3-17）。

（1）住院时长

2023年继发性高血压住院患者中位住院时长为7（4，9）天，三级医院为7（4，9）天，二级医院为6（4，9）天。与2022年相比，继发性高血压住院患者中位住院时长无明显变化。

（2）住院死亡率

2023年继发性高血压患者住院死亡率为0.09%，三级医院为0.09%，二级医院为0.13%。与2022年相比，住院死亡率整体下降0.11%。

（3）非康复离院率

2023年继发性高血压住院患者非康复离院率为3.4%，三级医院和二级医院分别为2.9%、6.7%。与2022年相比，非康复离院率整体下降0.5%。

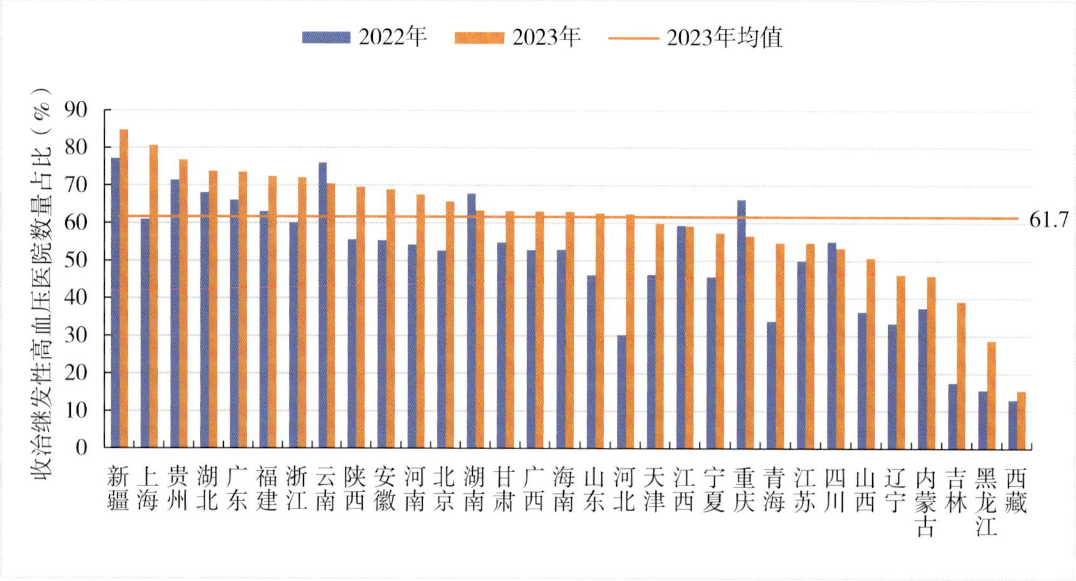

图2-3-15 2022—2023年各省（自治区、直辖市）收治继发性高血压住院患者的医院数量占比

注：按2023年收治继发性高血压患者医院数量占比从高到低排序。

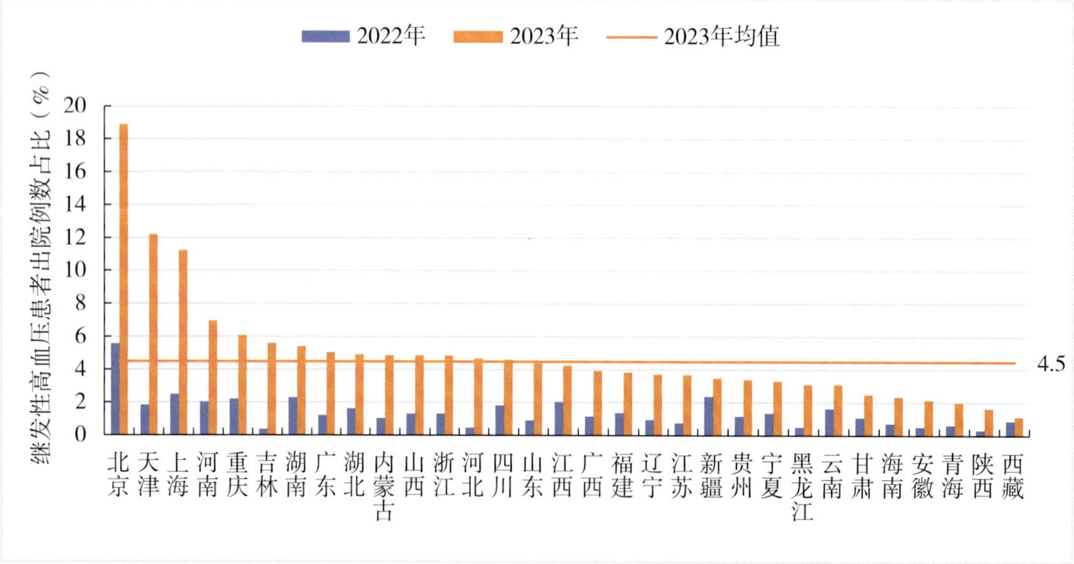

图2-3-16 2022—2023年各省（自治区、直辖市）继发性高血压患者出院例数占比

注：按2023年收治继发性高血压患者出院例数占比从高到低排序。

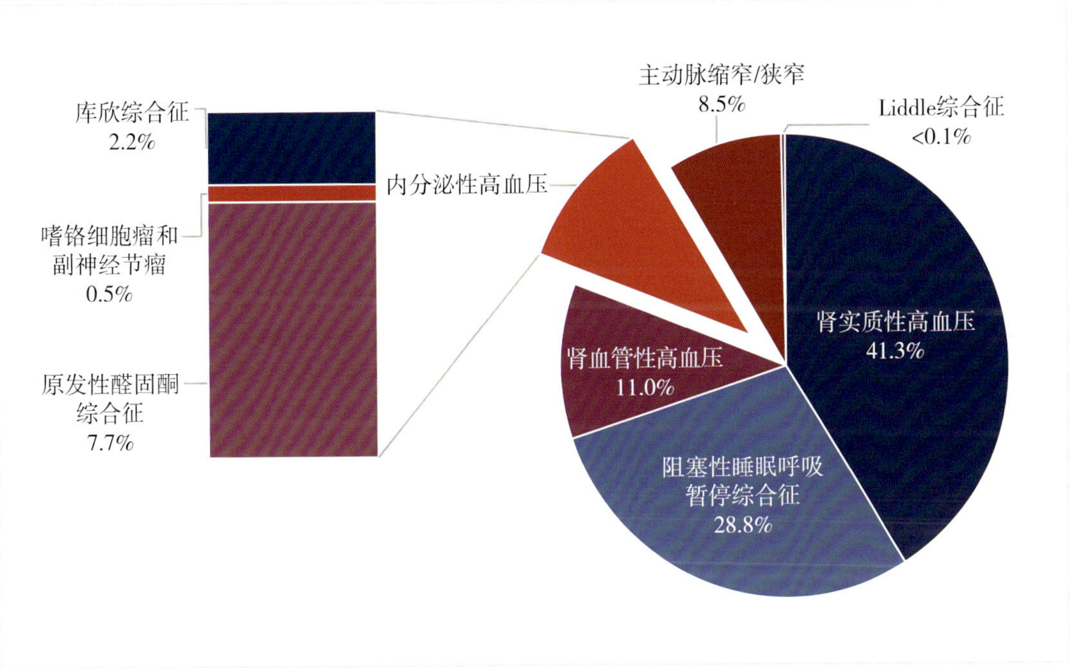

图2-3-17　2023年继发性高血压不同病因占比

2. 经皮肾上腺静脉取血术

2023年纳入监测的开展经皮肾上腺静脉取血术的医院有355家，97.5%为三级医院。相对于2022年，医院总数量增加了50.4%。2023年上述医院共开展经皮肾上腺静脉取血术4659例，其中三级医院开展4644例。相对于2022年，开展经皮肾上腺静脉取血术总例数增加了65.7%。

2022—2023年各省（自治区、直辖市）开展经皮肾上腺静脉取血术的医院数量及例数见图2-3-18和图2-3-19。

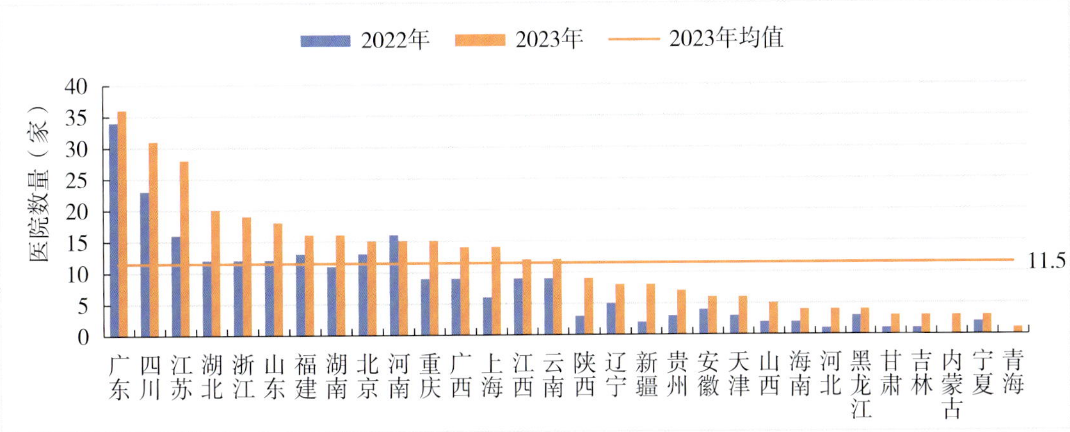

图2-3-18　2022—2023年各省（自治区、直辖市）开展经皮肾上腺静脉取血术的医院数量

注：按2023年医院数量从高到低排序。2022年内蒙古、青海未纳入。西藏未纳入。

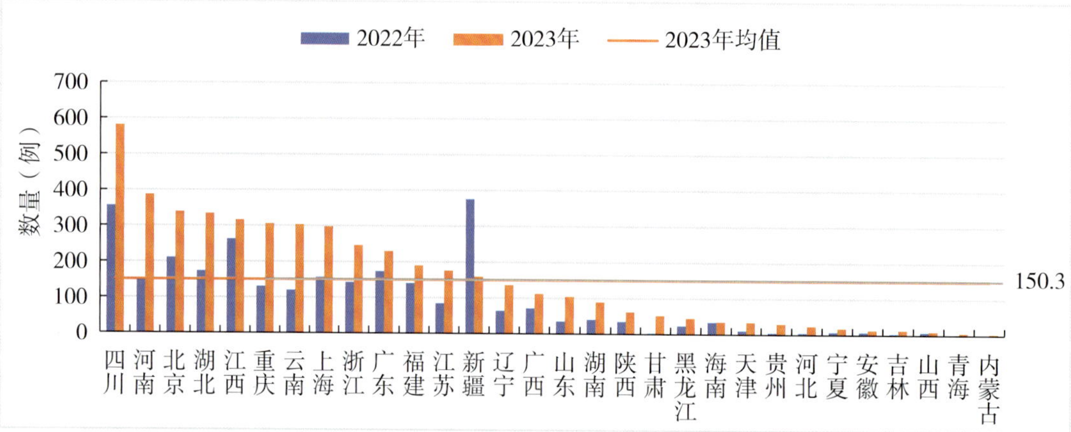

图2-3-19 2022—2023年各省（自治区、直辖市）开展经皮肾上腺静脉取血术例数

注：按2023年患者数量从高到低排序。2022年内蒙古、青海未纳入。西藏未纳入。

2023年接受经皮肾上腺静脉取血术的患者平均年龄为（51.0±11.2）岁，女性占49.6%。与2022年相比，平均年龄升高0.4岁，女性患者占比增加了2.4%。

2023年接受经皮肾上腺静脉取血术的患者中位住院时长为8（5，11）天，住院期间未出现死亡，非康复离院率为0.47%。与2022年相比，接受经皮肾上腺静脉取血术患者中位住院时长无明显变化，非康复离院率上升0.1%。

3. 肾动脉支架植入术

2023年纳入监测的开展肾动脉支架植入术的医院有1195家，其中三级医院977家。相对于2022年，医院总数量增加了29.3%。上述医院共开展肾动脉支架植入术9156例，其中三级医院开展8651例。相对于2022年，开展肾动脉支架植入术总例数增加了37.0%。

2022—2023年各省（自治区、直辖市）开展肾动脉支架植入术的医院数量及例数见图2-3-20和图2-3-21。

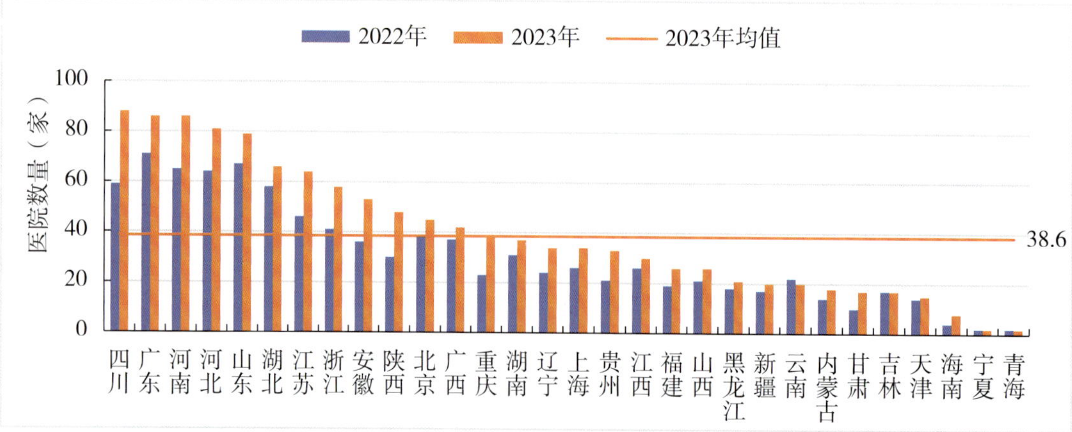

图2-3-20 2022年各省（自治区、直辖市）开展肾动脉支架植入术的医院数量

注：按2023年医院数量从高到低排序，西藏未纳入。

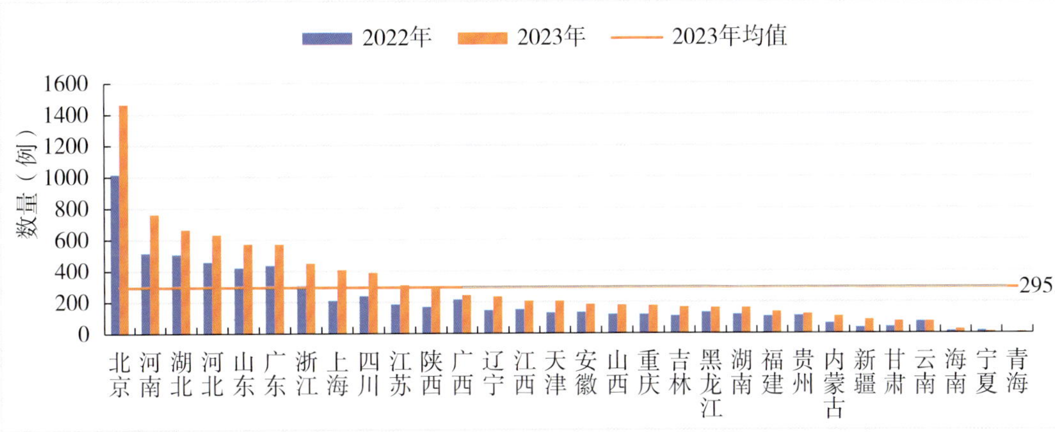

图2-3-21　2022—2023年各省（自治区、直辖市）开展肾动脉支架植入术例数

注：按2023年患者数量从高到低排序，西藏未纳入。

2023年接受肾动脉支架植入的患者平均年龄为（61.4±15.1）岁，女性占38.4%。其中三级医院患者平均年龄为（61.2±15.3）岁，女性占38.2%，二级医院患者平均年龄为（65.7±10.5）岁，女性占43.5%。与2022年相比，平均年龄升高0.5岁，女性患者占比下降了0.6%。

（1）住院时长

2023年接受肾动脉支架植入的患者中位住院时长为8（5，11）天，三级医院为8（5，11）天，二级医院为9（7，13）天。与2022年相比，接受肾动脉支架植入患者中位住院时长无明显变化。

（2）住院死亡率

2023年接受肾动脉支架植入的患者住院死亡率为0.04%，三级医院为0.05%，二级医院未出现住院死亡。与2022年相比，住院死亡率整体下降0.06%。

（3）非康复离院率

2023年接受肾动脉支架植入的患者非康复离院率为0.72%，三级医院和二级医院分别为0.75%、0.20%。与2022年相比，非康复离院率整体下降0.5%。

（三）分析小结

总的来说，纳入监测的医疗机构高血压诊治水平较前有所改善，但整体还有待进一步提高。

1. 高血压医疗水平稳步提升

高血压及继发性高血压的医疗服务量较2022年稳步上升，高血压住院死亡率较2022年有所下降。经皮肾上腺静脉取血术已在30个省（自治区、直辖市）得到普及，开展经皮肾上腺静脉取血术、肾动脉支架植入术的医院数量及患者例数也均有不同程度的升高。说明各地对高血压管控意识及诊疗水平有所增强和提高，有助于减少高血压合并症发生，节约医疗资源。

2. 继发性高血压诊治能力欠均衡

继发性高血压占高血压住院患者总数的比例较前有大幅提升，从2022年的1.6%提高到2023年的4.5%。然而各省（自治区、直辖市）对继发性高血压诊治的重视程度不同，开展继发性高血压筛查的医院从15.6%到84.8%不等，继发性高血压出院人次占比从1.2%到18.9%不等，提示部分省（自治区、直辖市）应对继发性高血压诊治提高重视，尤其重视中青年人群继发性高血压的筛查，避免发生严重的高血压并发症，加重疾病负担。

3. 加强高血压专科建设迫在眉睫

目前高血压主要在心血管内科诊治，但是高血压的诊断、治疗及预后还涉及泌尿外科、妇产科、内分泌科、风湿科、肾内科、神经内科、呼吸内科、耳鼻咽喉科、血管外科及精神心理科等多个临床专科，并与遗传病等学科相关。上述不同学科的交叉与融合是高血压诊治的关键，但目前高血压在各个学科中处于边缘状态。设立高血压专科，有助于培养高血压复合型人才，促进不同专业密切合作，提高高血压防治能力，满足目前2亿多且不断增长的高血压患者的迫切需要。

主　　审：孙英贤　蔡　军
执 笔 人：马文君　刘欣雨

四、心房颤动

本部分数据来源于HQMS和国家单病种质量管理与控制平台，HQMS数据用于分析2022—2023年心房颤动医疗服务量和结果质控指标，国家单病种质量管理与控制平台数据用于分析2021—2023年过程质控指标。

（一）医疗服务量

HQMS数据显示，2023年纳入监测的收治心房颤动住院患者（出院主要诊断为心房颤动且年龄≥18岁）的医院有5242家，占HQMS中收治心血管病住院患者医院数量的64.6%，其中三级医院1991家，二级医院3251家。相对于2022年纳入监测的医院总数量增加了23.8%，其中二级医院增加了30.0%。相对于2022年，各省（自治区、直辖市）纳入监测的医院数量均有所增加，其中数量最多的地区在2023年达到了366家（图2-4-1）。2022—2023年各省（自治区、直辖市）心房颤动患者出院例数见图2-4-2。

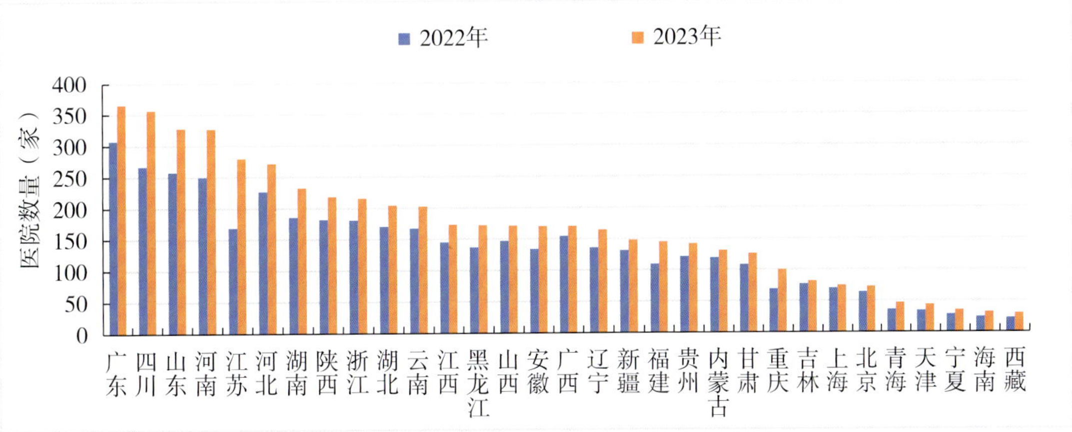

图2-4-1　2022—2023年各省（自治区、直辖市）收治心房颤动住院患者的医院数量

注：按2023年医院数量从多到少排序。

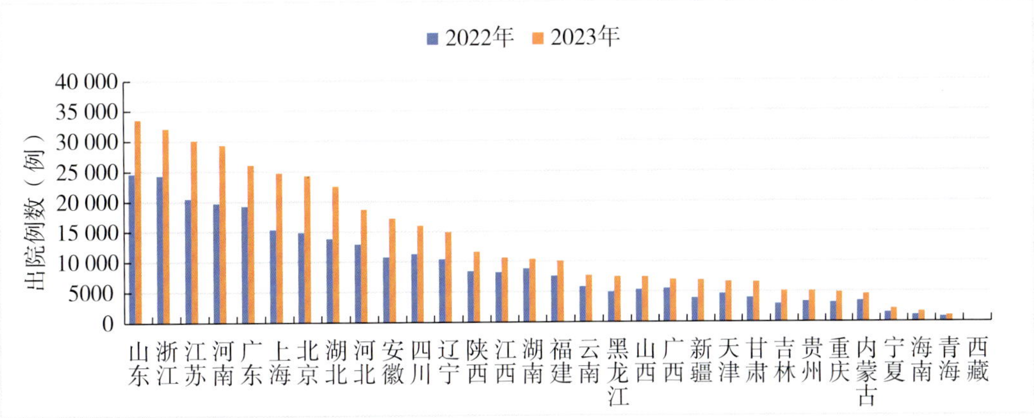

图2-4-2　2022—2023年各省（自治区、直辖市）心房颤动患者出院例数

注：按照2023年心房颤动患者例数从多到少排序。2022年和2023年西藏出院例数分别为115例和132例。

2023年收治的心房颤动住院患者平均年龄为（67.1±11.9）岁，女性占44.9%（表2-4-1）。53.9%的心房颤动住院患者合并高血压，22.5%的患者合并脑卒中。2022—2023年合并其他疾病情况见图2-4-3。

表2-4-1　2023年心房颤动住院患者特征

特征	总体	三级医院	二级医院
人口学特征			
年龄（岁）*	67.1±11.9	66.7±11.8	68.7±12.2
女性（%）	44.9	44.1	48.9
合并疾病（%）			
高血压	53.9	54.2	52.4
脑卒中	22.5	22.1	24.5
糖尿病	18.4	18.9	16.1
血脂异常	15.0	15.5	12.7
肝脏疾病	12.5	12.7	11.9
慢性阻塞性肺疾病	11.4	10.9	13.8
肾脏疾病	6.3	6.4	5.5

注：*均数±标准差。

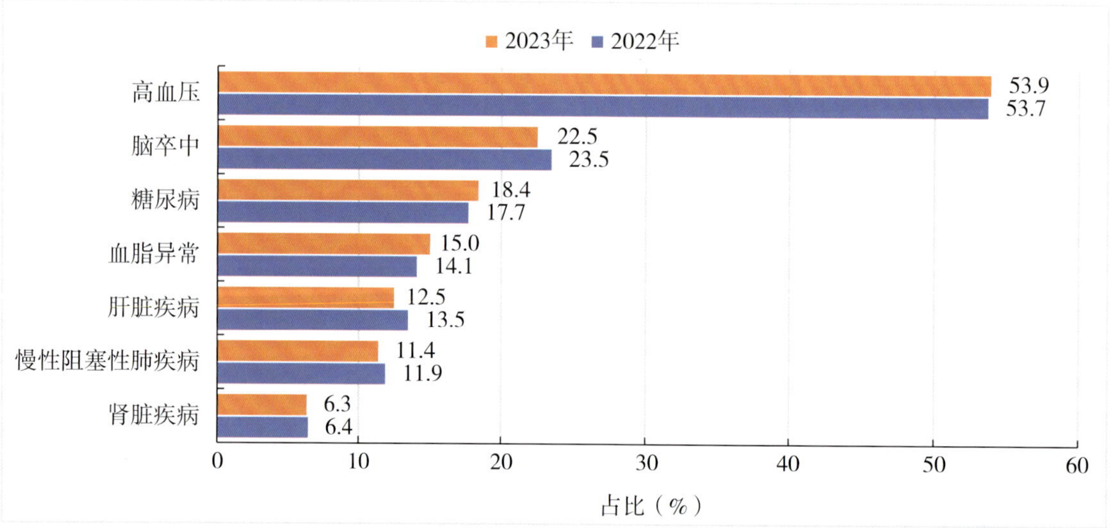

图2-4-3　2022—2023年房颤住院患者不同合并症占比

注：按2023年占比从高到低排序。

（二）过程质控指标

本部分内容均基于国家单病种质量管理与控制平台监测数据进行分析。2023年国家单病种质量管理与控制平台上报心房颤动的医院共2291家，其中三级医院1504家（65.6%）、二级医院765家（33.4%）、未定级医院22家（1.0%）。2023年平均每家医院上报心房颤动住院患者116例，较2022年（106例）及2021年（69例）均有增加。

上述医院上报心房颤动住院患者26.6万例，其中三级医院占90.3%、二级医院占9.4%、未定级医院占0.3%。三级医院中阵发性房颤患者占比最高（42.9%），其次为持续性房颤（28.4%）；二级医院同样为阵发性房颤患者占比最高（38.7%），其次为持续性房颤（31.4%）。

1. 血栓栓塞风险评估率

2023年心房颤动住院患者血栓栓塞风险评估率为97.3%，较2022年（94.7%）有所提升，与2021年（98.5%）接近，三级医院和二级医院的血栓栓塞风险评估率分别为97.4%、96.5%，也呈现回升趋势（图2-4-4），其中所有的省（自治区、直辖市）的评估率均超过90%。2021—2023年各省（自治区、直辖市）评估率见图2-4-5。

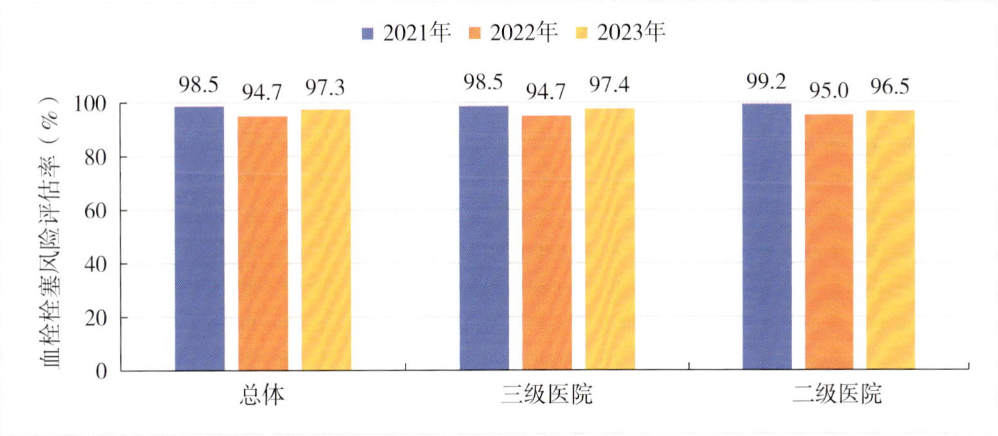

图2-4-4　2021—2023年心房颤动患者血栓栓塞风险评估率

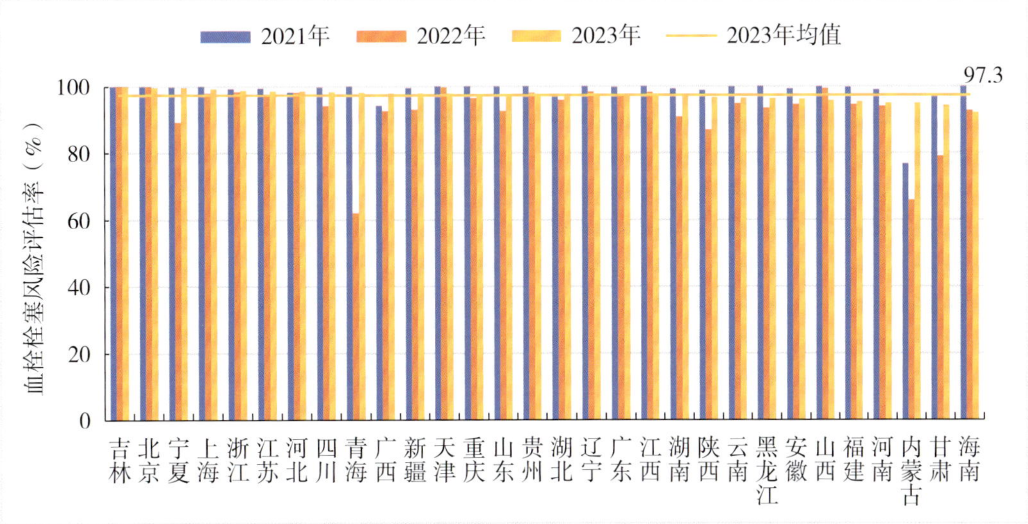

图2-4-5　2021—2023年各省（自治区、直辖市）心房颤动患者血栓栓塞风险评估率

注：按照2023年血栓栓塞风险评估率从高到低排序。西藏未纳入。

2. HAS-BLED出血风险评估率

2023年心房颤动住院患者HAS-BLED出血风险评估率为39.9%，较2021年（48.9%）、2022年（45.9%）逐年下降。三级医院和二级医院评估率均低于前一年份（图2-4-6）。2021—2023年各省（自治区、直辖市）评估率见图2-4-7。

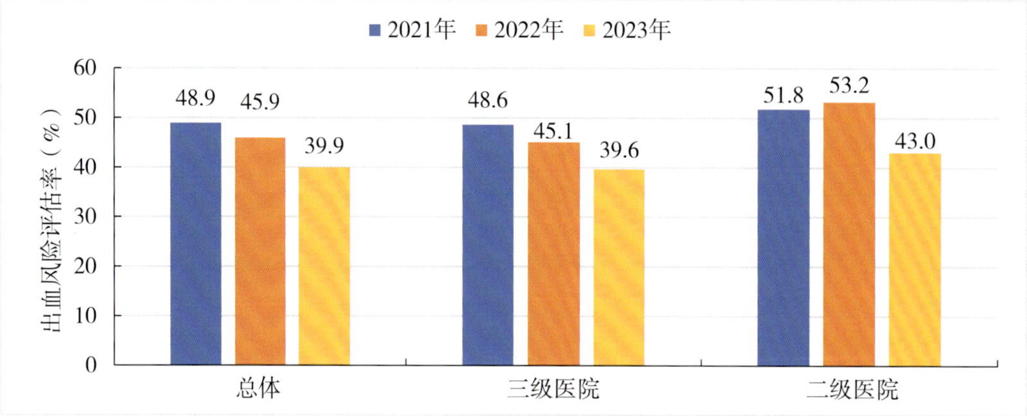

图2-4-6　2021—2023年心房颤动患者HAS-BLED出血风险评估率

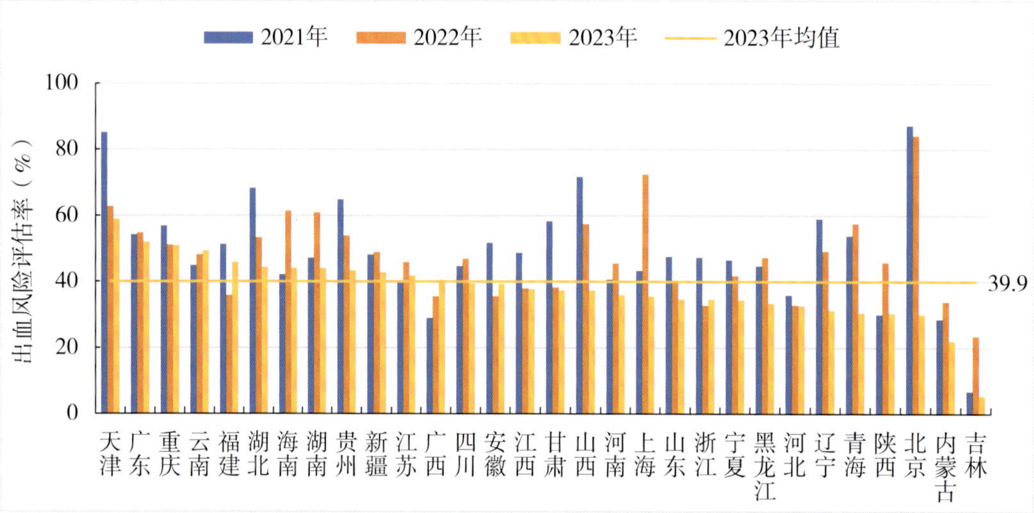

图2-4-7　2021—2023年各省（自治区、直辖市）心房颤动患者HAS-BLED出血风险评估率

注：按照2023年HAS-BLED出血风险评估率从高到低排序。西藏未纳入。

3. 非瓣膜性房颤患者出院时抗凝药物处方率

2023年非瓣膜性房颤患者出院时抗凝药物处方率为64.4%，低于2022年（72.2%），与2021年（65.0%）基本持平（图2-4-8）。2023年三级医院处方率（65.0%）高于二级医院（58.3%）。2021—2023年各省（自治区、直辖市）处方率见图2-4-9。

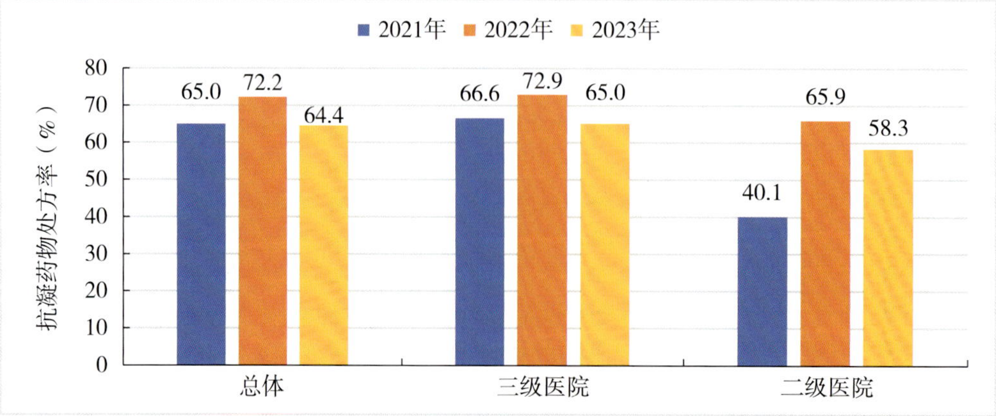

图2-4-8　2021—2023年非瓣膜性房颤患者出院时抗凝药物处方率

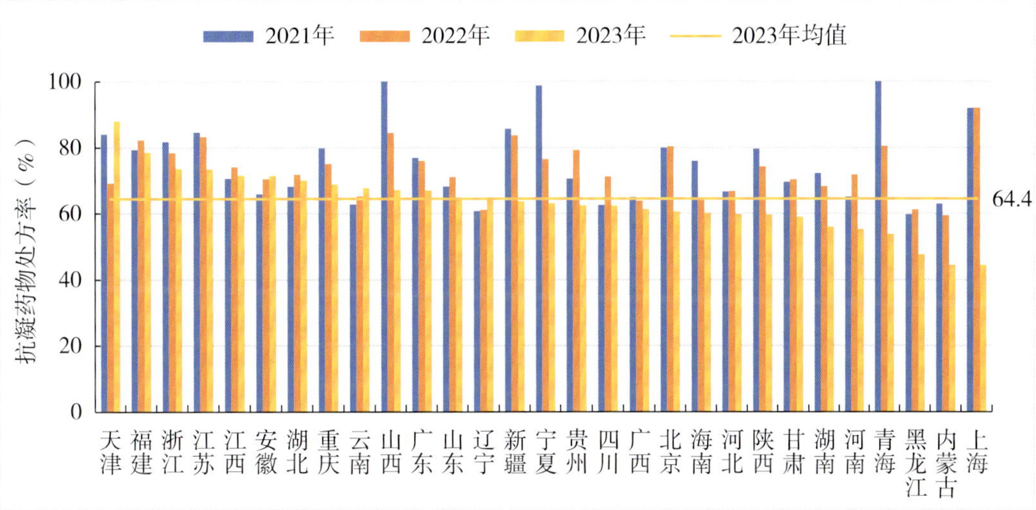

图2-4-9　2021—2023年各省（自治区、直辖市）非瓣膜性房颤患者出院时抗凝药物处方率

注：按照2023年非瓣膜性房颤患者出院时抗凝药物处方率从高到低排序。吉林、西藏未纳入。

4. 瓣膜性房颤患者出院时华法林处方率

2023年瓣膜性房颤患者出院时华法林处方率为29.4%，近年来逐年降低，三级医院和二级医院处方率分别为28.5%、37.9%。其中2023年二级医院处方率高于2021年及2022年（图2-4-10）。2021—2023年各省（自治区、直辖市）处方率见图2-4-11。

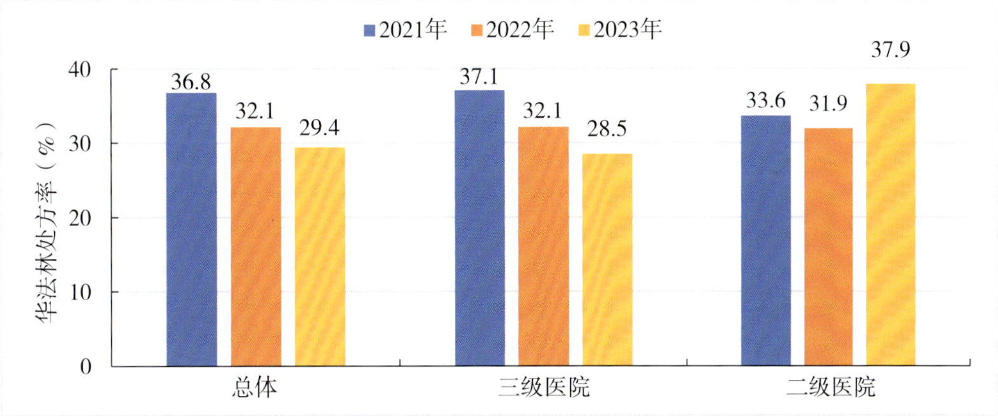

图2-4-10　2021—2023年瓣膜性房颤患者出院时华法林处方率

5. 左心耳封堵并发症发生率

2023年上报左心耳封堵术9468例，其中三级医院上报8528例，二级医院上报909例，未定级医院上报31例。2023年左心耳封堵术并发症发生率为1.0%，与2022年（1.1%）基本相同，低于2021年（2.2%）。

6. 左心耳封堵与导管消融联合手术并发症发生率

2023年上报左心耳封堵与导管消融联合手术4675例，其中三级医院上报4612例，二级医院上报46例，未定级医院上报17例。2023年左心耳封堵与导管消融联合手术并发症发生率为17.7%，与2022年（17.3%）基本相同，低于2021年（23.3%）。

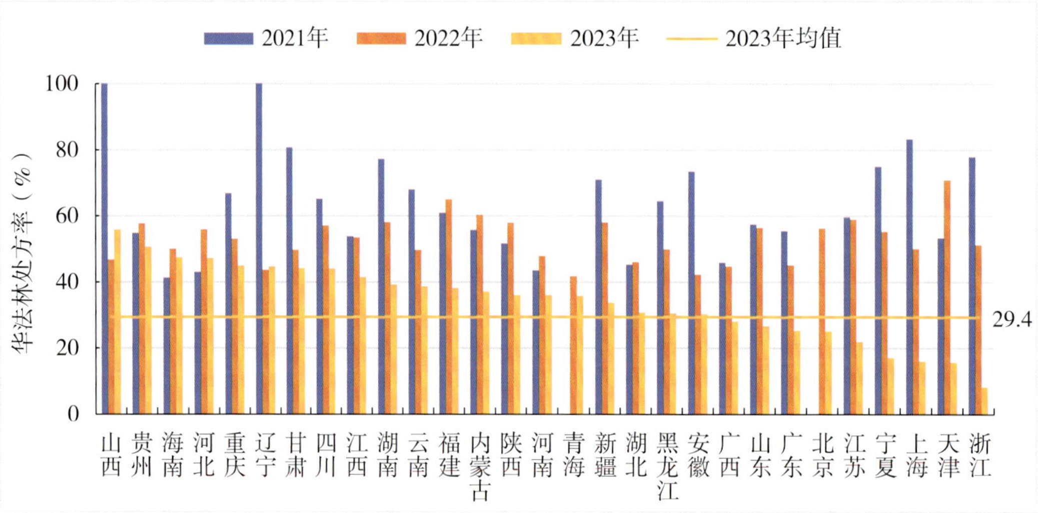

图2-4-11　2021—2023年各省（自治区、直辖市）瓣膜性房颤患者出院时华法林处方率

注：按照2023年瓣膜性房颤患者出院时华法林处方率从高到低排序。2021年北京、青海未纳入。吉林、西藏未纳入。

（三）结果质控指标

本部分内容均基于HQMS数据进行分析。

1. 住院时长

2023年心房颤动住院患者中位住院时长为6（4，8）天，三级医院为6（4，8）天，二级医院为6（4，8）天，均与2022年相同。各省（自治区、直辖市）中位住院时长存在差异，最长为9天，最短为3天（图2-4-12）。

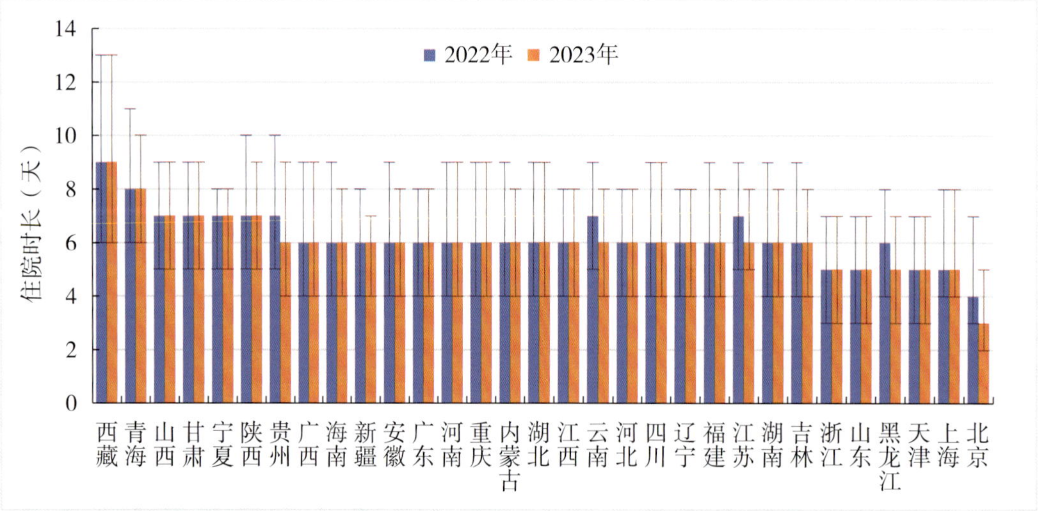

图2-4-12　2022—2023年各省（自治区、直辖市）心房颤动患者中位住院时长

注：按照2023年中位住院时长从长到短排序。展示中位数和四分位数间距。

2. 住院死亡率

心房颤动患者住院死亡率为0.14%，三级医院和二级医院分别为0.13%、0.22%。2023年二级医院住院死亡率较2022年（0.34%）有所改善。调整患者年龄、性别等人口学特征，以及合并症等临床特征，计算医院水平风险标化住院死亡率为0.12%，较2022年（0.14%）略低。

各省（自治区、直辖市）心房颤动患者风险标化住院死亡率见图2-4-13，其中2023年风险标化住院死亡率最高为0.55%，最低为0.05%。

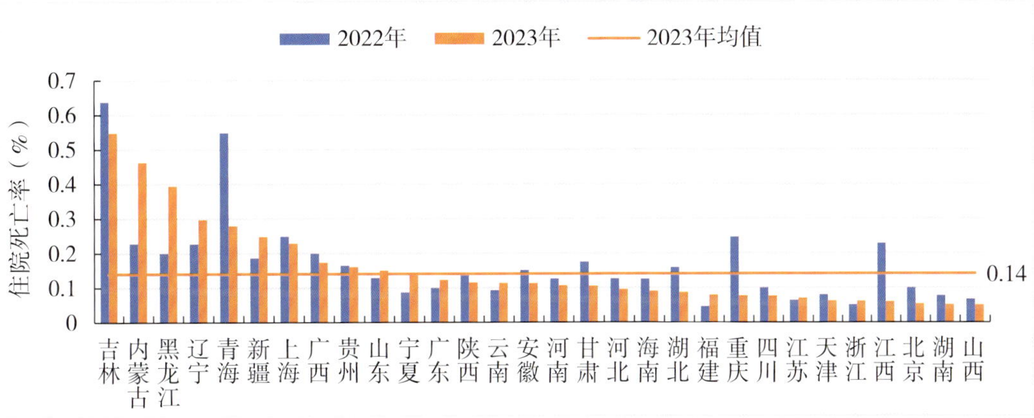

图2-4-13　2022—2023年各省（自治区、直辖市）心房颤动患者风险标化住院死亡率

注：按照2023年风险标化住院死亡率从高到低排序。西藏未纳入。

3. 非康复离院率

心房颤动住院患者非康复离院率为3.2%（2022年为3.3%），三级医院和二级医院分别为2.5%、6.8%（2022年分别为2.5%、7.1%），整体略优于2022年，主要来自二级医院的改善。调整患者年龄、性别等人口学特征，以及合并症等临床特征，计算医院水平风险标化非康复离院率为2.7%。

各省（自治区、直辖市）心房颤动患者非康复离院率见图2-4-14，其中非康复离院率最高为10.2%，最低为0.7%。

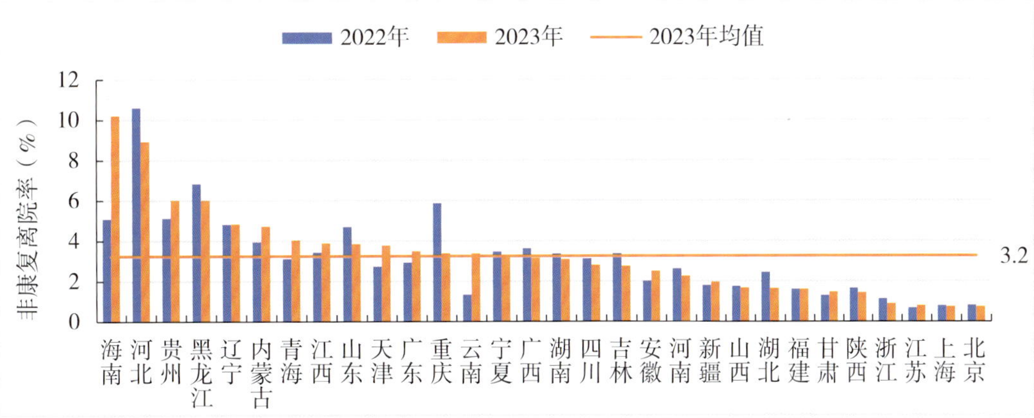

图2-4-14　2022—2023年心房颤动住院患者风险标化非康复离院率

注：按照2023年风险标化非康复离院率从高到低排序。西藏未纳入。

（四）分析小结

房颤医疗质量改善的重点主要在抗凝治疗、出血风险评估及介入治疗安全性等方面。随着医疗质量改善行动近年来的持续开展，我国房颤诊疗质量持续向好。HQMS及国家单病种质量管理与控制平台纳入监测的病例数持续增加、抗凝治疗深入人心、介入治疗日趋普及、介入并发症发生率稳步下降。但仍存在以下几个予以重点关注的问题和现象。

1. 出血风险评估亟待进一步加强

相对于血栓栓塞风险评估常年＞90%的高比例，近3年我国房颤患者HAS-BLED出血风险评估率均未达到50%，2023年较2022年有进一步下降。只要开具抗凝药物处方，就存在出血风险。考虑到抗凝治疗的安全性，出血风险评估就显得尤为重要。作为房颤抗凝治疗安全性的基石，出血风险评估率偏低的相关原因值得进一步的探索。今年房颤工作组开展专项调查发现大多数医院开展出血风险评估但未记录乃是该指标表现不佳的主要原因。此外，部分临床医师仅通过主观印象而非HAS-BLED出血风险评估来明确患者出血风险。未来我们将针对这一情况开展医疗质量改善专项活动，以期提高出血风险评估率。

2. 抗凝治疗需要得到持续重视

高血栓栓塞风险的非瓣膜性房颤患者应接受抗凝治疗，所有瓣膜性房颤患者均应接受华法林治疗。非瓣膜性房颤患者出院时抗凝药物处方率及瓣膜性房颤患者出院时华法林处方率均较上一年度有所降低，我们考虑主要是因为HQMS及国家单病种质量管理与控制平台可监测的病例数持续增加，数据代表性增强，更能体现真实情况。抗凝治疗是房颤药物治疗的重中之重，抗凝治疗能显著降低脑卒中发生率、全因死亡率，明显改善生活质量，意义重大。未来我们将持续开展抗凝治疗宣讲和质量改进计划，提高抗凝治疗处方率。

3. 医疗质量同质化提升空间大

作为人口众多、幅员辽阔的大国，我国医疗资源不均衡的现况将长期存在。通过长年的努力，以县医院为代表的二级医院房颤药物治疗水平已显著提高。二级医院HAS-BLED出血风险评估率、瓣膜性房颤患者华法林处方率高于三级医院，血栓栓塞风险评估率也基本与三级医院持平，医疗质量明显改善。但值得关注的是，非瓣膜性房颤患者抗凝药物处方率这一指标仍低于三级医院。此外，各省（自治区、直辖市）之间住院死亡率和非康复离院率存在差异的情况需要关注。何种原因导致该情况的发生及如何改善是未来房颤质控工作的重点。

主　　审：马长生　姚　焰　王如兴　杨　龙
执 笔 人：胡志成　郑黎晖

五、肺动脉高压

本部分数据来源于HQMS，用于分析肺动脉高压医疗服务量、过程质控指标和结果质控指标。

（一）医疗服务量

HQMS数据显示，2023年纳入监测的收治肺动脉高压住院患者（出院诊断包含肺动脉高压且年龄≥18岁）的医院有6238家，其中三级医院2312家，二级医院3926家。相较于2022年纳入监测的医院总数量增加了28.0%（2022年为4875家），其中三级医院数量增加了14.1%（2022年为2026家）。与2022年相比，各省（自治区、直辖市）纳入监测的医院数量均有增加，其中医院数量最多的地区达到了500家。2022—2023年各省（自治区、直辖市）收治肺动脉高压住院患者的医院数量见图2-5-1。

2023年上述医院共收治肺动脉高压住院患者163.8万例，其中三级医院115.8万例，二级医院48.0万例。相较于2022年，肺动脉高压患者出院总例数增加了44.9%（2022年为113.1万例），其中三级医院肺动脉高压患者出院例数增加了40.5%（2022年为82.4万例）。与2022年相比，各省（自治区、直辖市）肺动脉高压患者出院例数均有增加，其中数量增加最多的地区达到了19.5万例。2022—2023年各省（自治区、直辖市）肺动脉高压患者出院例数见图2-5-2。

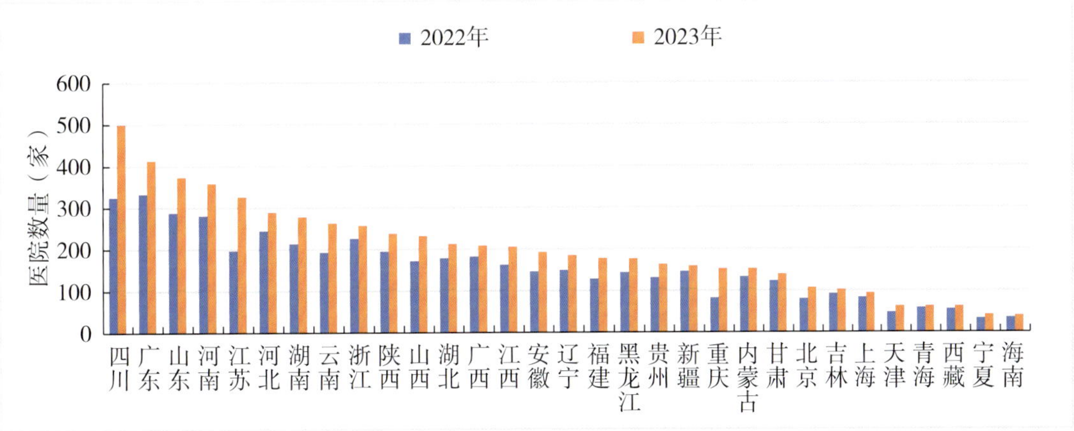

图2-5-1　2023年各省（自治区、直辖市）收治肺动脉高压住院患者的医院数量

注：按2023年医院数量从多到少排序。

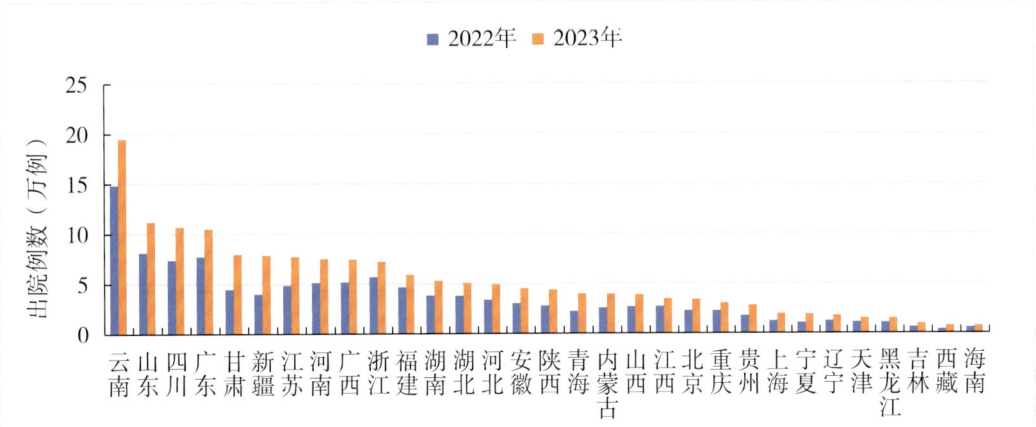

图2-5-2　2023年各省（自治区、直辖市）肺动脉高压患者出院例数

注：按2023年出院例数从多到少排序。

2023年收治的肺动脉高压住院患者平均年龄为（67.5±18.7）岁，女性占49.1%，其中三级医院患者平均年龄为（66.0±20.1）岁，女性占49.1%，二级医院患者平均年龄为（71.2±14.2）岁，女性占49.2%。与2022年相比，平均年龄增加0.6岁，女性占比增长0.95%。

（二）过程质控指标

1. 肺动脉高压患者入院途径

2023年肺动脉高压住院患者中，27.1%通过急诊收治入院，70.6%通过门诊收治入院。与2022年相比，急诊入院患者比例下降2.2%，门诊入院患者增加2.4%。

2. 肺动脉高压相关诊断

根据《中国肺动脉高压诊治临床路径》(以下简称《路径》)，肺动脉高压的临床分类如下：动脉型肺动脉高压（以下简称第一大类肺动脉高压）、左心疾病所致肺动脉高压（以下简称第二大类肺动脉高压）、肺病和/或低氧所致肺动脉高压（以下简称第三大类肺动脉高压）、肺动脉阻塞所致肺动脉高压（以下简称第四大类肺动脉高压）及机制不明和/或多因素所致肺动脉高压（以下简称第五大类肺动脉高压）。2023年第一大类至第五大类肺动脉高压的占比分别为7.1%、32.0%、24.2%、1.8%、4.5%（图2-5-3）。与2022年相同，肺动脉高压患者临床分类仍以第二大类肺动脉高压为主。第一大类、第二大类、第四大类及第五大类肺动脉高压占比与2022年相比分别降低0.5%、1.0%、0.2%、0.3%，第三大类肺动脉高压占比增加1.1%。

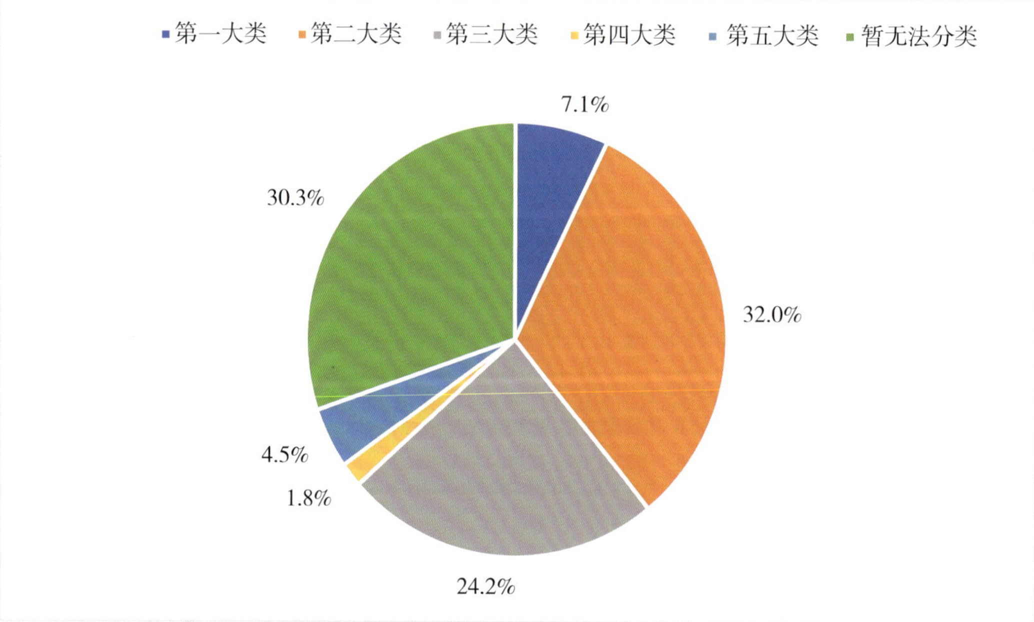

图2-5-3　2023年肺动脉高压临床分类情况

3. 肺动脉高压诊断规范性

2003年第三届世界肺动脉高压大会将“原发性肺动脉高压”（第一大类肺动脉高压的亚类）更新为特发性肺动脉高压和家族性肺动脉高压，废弃了“原发性肺动脉高压”这一诊断名词。2023年肺动脉高压住院患者中有1.5万例诊断为“原发性肺动脉高压”或“特发性肺动脉高压”，其中1.0万例仍被不规范地描述为“原发性肺动脉高压”。尽管这一比例较2022年下降了11.6%（2022年为1.4万），但仍高达68.8%。此外，无论称为特发性肺动脉高压抑或原发性肺动脉高压，其核心是没有查到已知可引起肺动脉高压的任何原因。而2023年，诊断为“原发性肺动脉高压”和“特发性肺动脉高压”的1.5万例患者中高达1.2万例（83.9%）存在明确可引起肺动脉高压的病因，如左心疾病、先天性心脏病、间质性肺疾病和结缔组织病等。这一比例较2022年仅降低了1.2%。

4. 肺动脉高压诊断相关技术

血流动力学检查结果是肺动脉高压治疗决策的重要参考依据。2023年，163.8万例肺动脉高压患者中共有1.9万例（1.2%）接受了血流动力学检测（包括右心导管置入、漂浮导管检查、肺动脉压监测、肺动脉楔压监测、心脏排出量监测中任意一项），在第一大类至第五大类肺动脉高压中这一比例分别为7.6%、0.7%、0.3%、9.5%和0.2%。与2022年相比，肺动脉高压患者总体右心导管检查率升高0.1%，第一、第四大类肺动脉高压右心导管检查率分别升高1.0%、2.3%。

5. 肺动脉高压治疗相关技术

肺动脉内膜切除术和球囊肺动脉成形术是治疗慢性血栓栓塞性肺动脉高压（第四大类肺动脉高压的亚类）的有效手段。2023年，全国2.8万例诊断慢性血栓栓塞性肺动脉高压的患者中，89例（0.3%）接受了肺动脉内膜切除术，2071例（7.4%）接受了球囊肺动脉成形术。相对于2022年，开展肺动脉内膜切除术例数相当（2022年为92例），开展球囊肺动脉成形术例数增加了70.5%（2022年为1215例）。

（三）结果质控指标

1. 住院时长

HQMS数据显示，2023年肺动脉高压住院患者中位住院时长为8（6，12）天，三级医院8（6，12）天，二级医院8（6，10）天，与2022年相比基本一致。2023年各省（自治区、直辖市）中位住院时长存在一定差异，中位住院时长最长为10天，最短为7天（图2-5-4）。

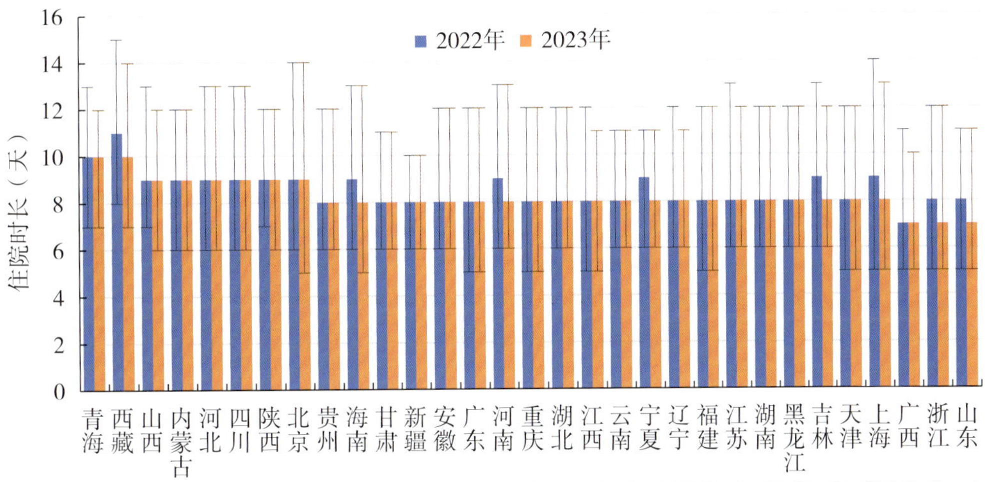

图2-5-4　2022—2023年各省（自治区、直辖市）肺动脉高压患者中位住院时长

注：按照2023年中位住院时长从长到短排序。

2. 住院死亡率

2023年，肺动脉高压患者住院死亡率为1.6%，三级医院和二级医院住院死亡率分别为1.8%、1.1%。调整患者年龄、性别等人口学特征，以及合并症等临床特征，计算医院水平风险标化的住院死亡率为1.6%，三级医院和二级医院风险标化的住院死亡率分别为2.0%、1.2%。无论是粗率还是风险标化率，二级医院均低于三级医院。2023年肺动脉高压患者住院死亡率及风险标化住院死亡率与2022年相比无明显变化（2022年二者均为1.6%）。

第一、第四大类肺动脉高压占肺动脉高压总人群比例较小，但却是肺动脉高压质控工作的重点。2023年第一大类肺动脉高压患者住院死亡率为0.9%，三级医院和二级医院分别为0.9%、0.8%。风险标化的住院死亡率为0.8%。相比于2022年，第一大类肺动脉高压住院死亡率和风险标化的住院死亡率均降低了0.1%。第四大类肺动脉高压患者住院死亡率为2.5%，三级医院和二级医院分别为2.4%、3.4%。

风险标化的住院死亡率为1.5%。第四大类肺动脉高压患者住院死亡率与2022年相比降低了0.1%，风险标化的住院死亡率增加了0.1%。

2022—2023年各省（自治区、直辖市）肺动脉高压患者住院死亡率及风险标化住院死亡率见图2-5-5、图2-5-6。2023年风险标化住院死亡率最高为4.6%，最低为0.7%。

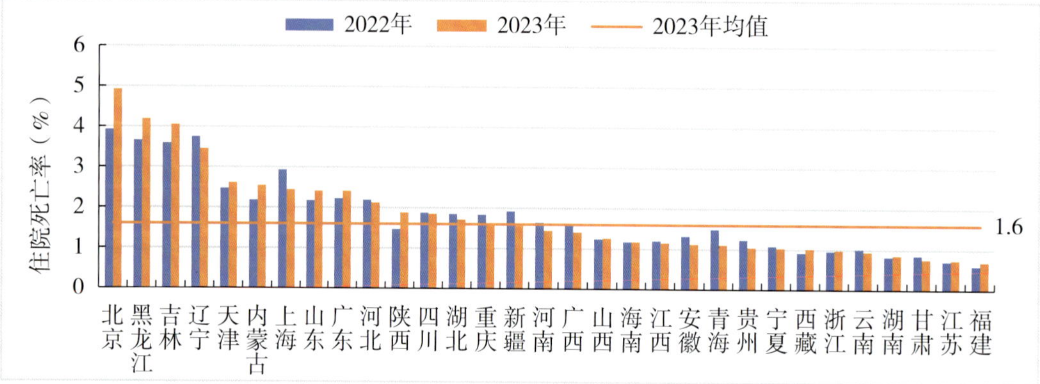

图2-5-5　2022—2023年各省（自治区、直辖市）肺动脉高压患者住院死亡率

注：按2023年住院死亡率从高到低排序。

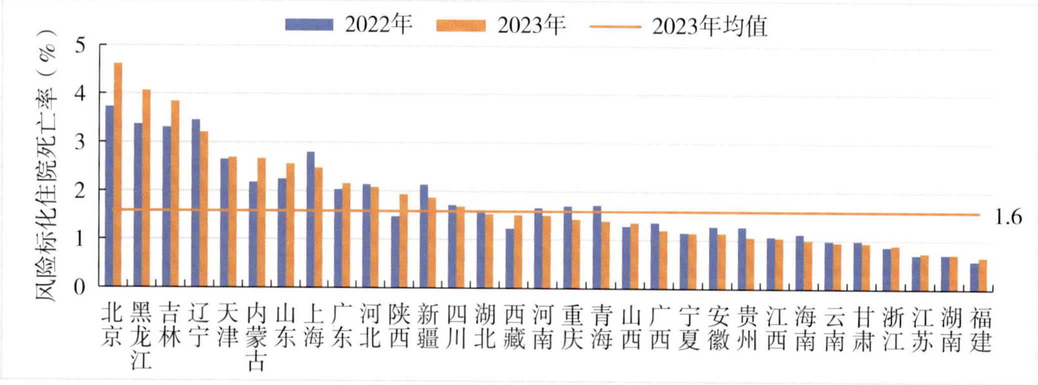

图2-5-6　2022—2023年各省（自治区、直辖市）肺动脉高压患者风险标化住院死亡率

注：按2023年风险标化住院死亡率从高到低排序。

以各省（自治区、直辖市）内医院间住院死亡率的四分位数间距（四分位数间距=上四分位数-下四分位数，数值越小代表地区内医院间的差异越小）作为地区内的医院间变异大小的评价指标。2023年有16个省（自治区、直辖市）肺动脉高压患者住院死亡率地区内的医院间变异小于全国平均水平。2022—2023年各省（自治区、直辖市）的肺动脉高压患者住院死亡率地区内的医院间变异见图2-5-7。

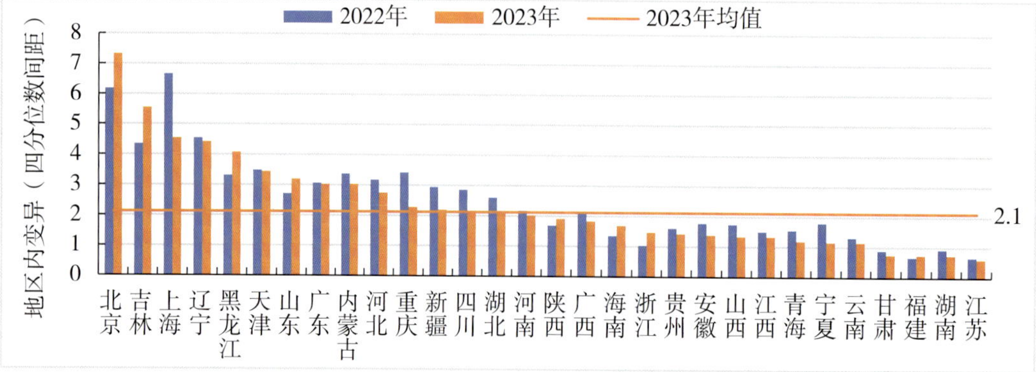

图2-5-7　2022—2023年各省（自治区、直辖市）内肺动脉高压患者住院死亡率同质性

注：按2023年地区内医院间变异从高到低排序。西藏未纳入。

有15个省（自治区、直辖市）的住院死亡率低于全国水平，且地区内医院间的变异小于全国所有医院间的变异水平，11个省（自治区、直辖市）的住院死亡率高于全国水平，且地区内医院间的变异大于全国所有医院间的变异水平，2个省（自治区、直辖市）住院死亡率高于全国水平，但地区内医院间的变异小于全国所有医院间的变异水平，2个省（自治区、直辖市）住院死亡率低于全国水平，但地区内医院间的变异大于全国所有医院间的变异水平（图2-5-8）。

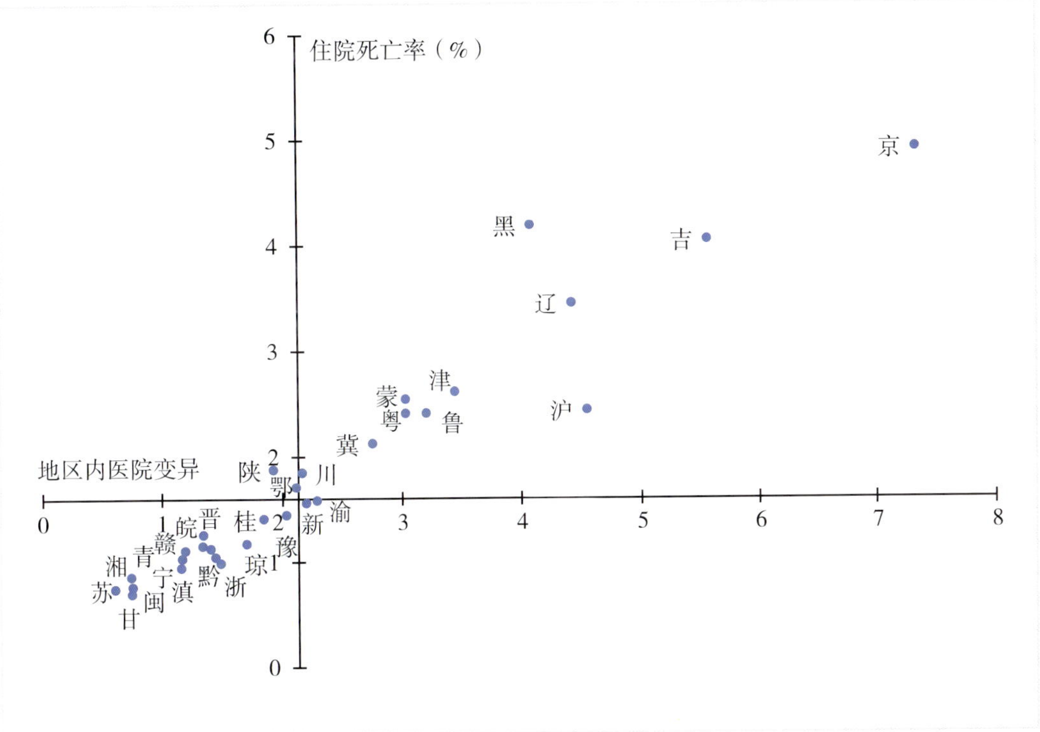

图2-5-8　2023年各省（自治区、直辖市）肺动脉高压患者住院死亡率同质性与地区内的医院间变异的分布情况

注：纵轴，住院死亡率地区内整体水平（代表医疗质量地区内的平均水平）。横轴，基于地区内医院水平的住院死亡率四分位数间距（采用四分位数间距展示医疗质量地区内的医院间变异）。纵轴与横轴交叉点为住院死亡率平均水平和医院间变异的均值（1.6，2.1），纵轴左侧的省（自治区、直辖市）代表该地区的住院死亡率地区内的医院间变异低于整体平均水平，横轴上方的省（自治区、直辖市）代表该地区的住院死亡率高于整体平均水平。

住院死亡率低于全国水平，且地区内的医院间变异小于全国所有医院间变异水平的地区：福建、江苏、甘肃、湖南、浙江、云南、山西、宁夏、海南、江西、贵州、安徽、青海、河南和广西。

住院死亡率高于全国水平，且地区内的医院间变异大于全国所有医院间变异水平的地区：四川、内蒙古、河北、广东、山东、天津、黑龙江、吉林、辽宁、上海和北京。

住院死亡率高于全国平均水平，但地区内的医院间变异小于全国所有医院间变异水平的地区：湖北、陕西。

住院死亡率低于全国平均水平，但地区内的医院间变异大于全国所有医院间变异水平的地区：重庆、新疆。

西藏未纳入。

3. 非康复离院率

2023年肺动脉高压住院患者非康复离院率（离院方式为住院死亡或非医嘱离院）为9.6%，三级医院和二级医院分别为9.8%、9.2%。风险标化的非康复离院率为9.6%。与2022年相比，肺动脉高压住院患者非康复离院率和风险标化的非康复离院率均降低0.2%。

第一大类肺动脉高压住院患者非康复离院率为6.4%，三级医院和二级医院分别为6.1%、8.7%。风险标化的非康复离院率为5.6%。第四大类肺动脉高压住院患者非康复离院率为10.3%，三级医院和二级医院分别为9.6%、14.4%。风险标化的非康复离院率为6.3%。与2022年相比，第一、第四大类肺动脉高压的非康复离院率分别下降0.6%、0.9%，风险标化的非康复离院率分别下降0.5%、0.1%。

2022—2023年各省（自治区、直辖市）肺动脉高压患者非康复离院率及风险标化非康复离院率见

图2-5-9、图2-5-10。2023年各地区风险标化非康复离院率最高为19.9%，最低为3.4%。

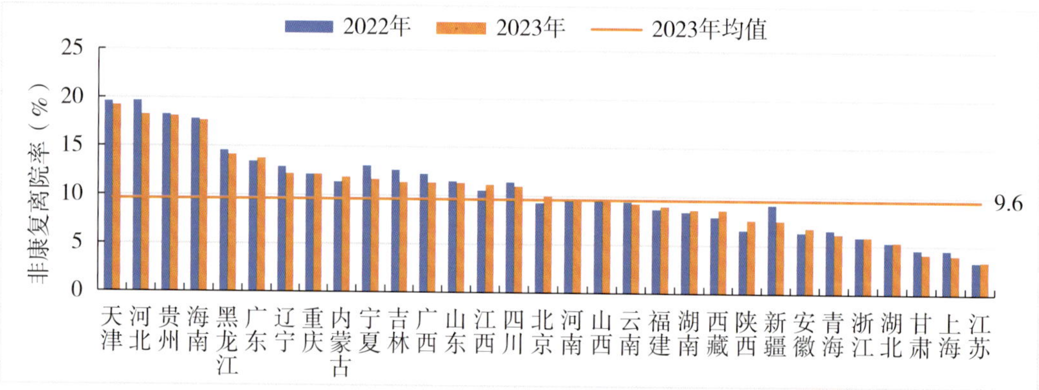

图2-5-9　2022—2023年各省（自治区、直辖市）肺动脉高压患者非康复离院率

注：按2023年非康复离院率从高到低排序。

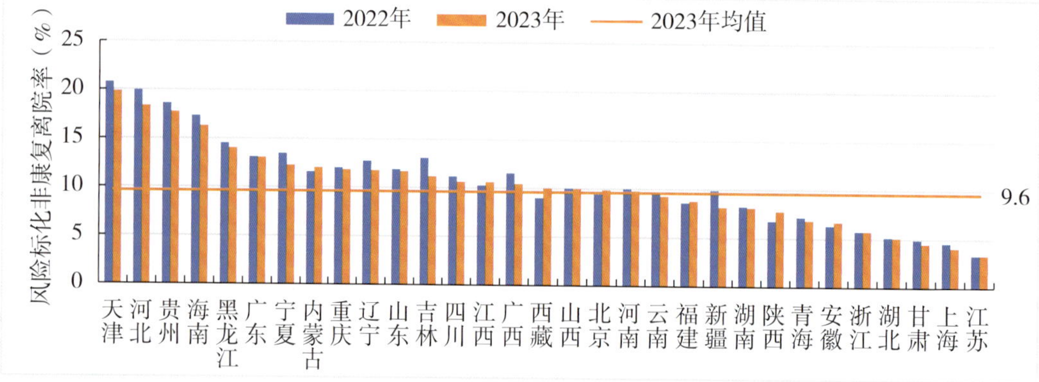

图2-5-10　2022—2023年各省（自治区、直辖市）肺动脉高压患者风险标化非康复离院率

注：按2023年风险标化非康复离院率从高到低排序。

以各省（自治区、直辖市）内医院间非康复离院率的四分位数间距作为地区内的医院间变异大小的评价指标。2023年有19个省（自治区、直辖市）肺动脉高压患者非康复离院率地区内的医院间变异小于全国平均水平。2022—2023年各省（自治区、直辖市）的肺动脉高压患者非康复离院率地区内的医院间变异见图2-5-11。

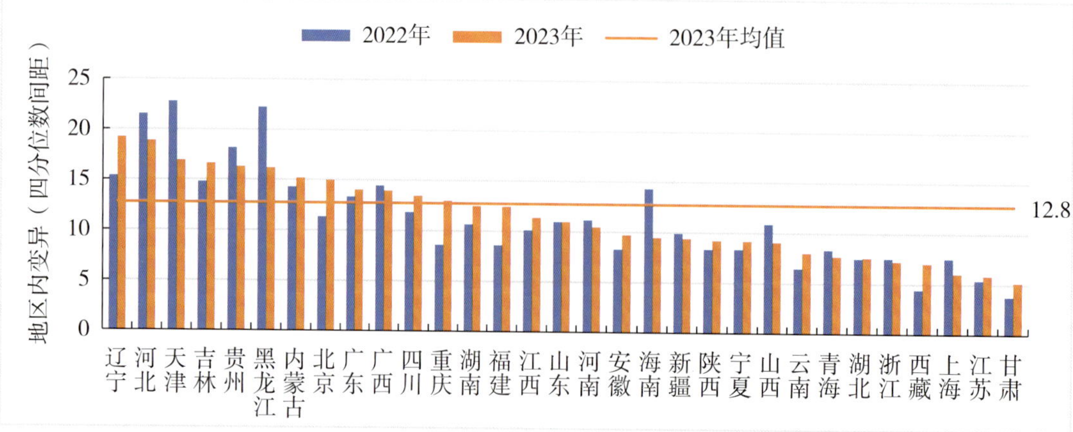

图2-5-11　2022—2023年各省（自治区、直辖市）内肺动脉高压住院患者非康复离院率同质性

注：按2023年地区内医院间变异从高到低排序。

有14个省（自治区、直辖市）的非康复离院率低于全国水平，且地区内医院间的变异小于全国所有医院间的变异水平，12个省（自治区、直辖市）的非康复离院率高于全国水平，且地区内医院间的变异大于全国所有医院间的变异水平，5个省（自治区、直辖市）非康复离院率高于全国水平，但地区内医院间的变异小于全国所有医院间的变异水平，不存在非康复离院率低于全国水平，但地区内医院间的变异水平大于全国所有医院间的变异水平的省（自治区、直辖市）（图2-5-12）。

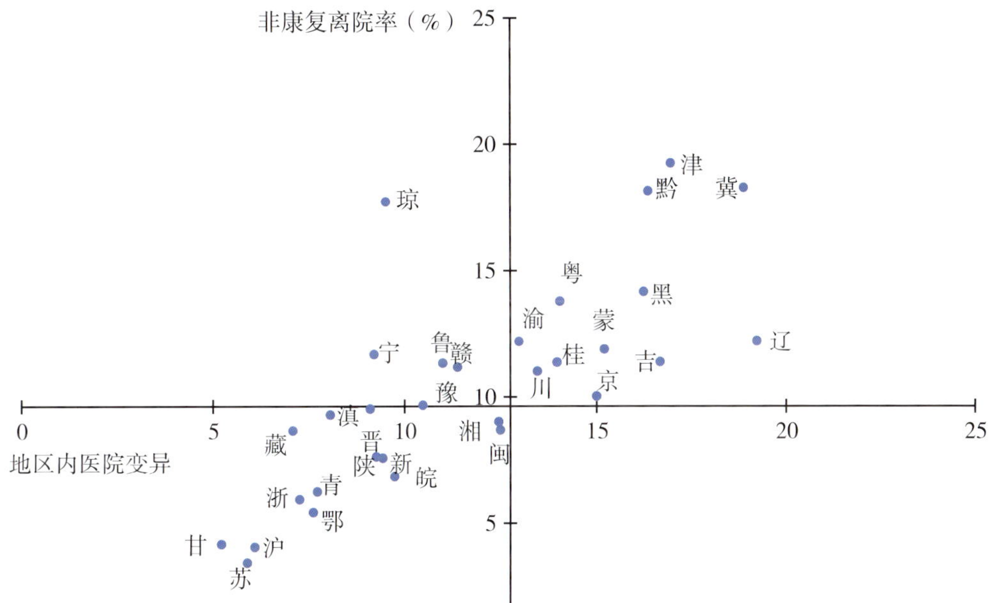

图2-5-12 2023年各省（自治区、直辖市）肺动脉高压住院患者非康复离院率同质性与地区内的医院间变异的分布情况

注：纵轴，非康复离院率地区内整体水平（代表医疗质量地区内的平均水平）。横轴，基于地区内医院水平的非康复离院率四分位数间距（采用四分位数间距展示医疗质量地区内的医院间变异）。纵轴与横轴交叉点为非康复离院率平均水平和医院间变异的均值（9.6，12.8），纵轴左侧的省（自治区、直辖市）代表该地区的非康复离院率地区内的医院间变异低于整体平均水平，横轴上方的省（自治区、直辖市）代表该地区的非康复离院率高于整体平均水平。

非康复离院率低于全国水平，且地区内的医院间变异小于全国所有医院间变异水平的地区：山西、云南、福建、湖南、陕西、甘肃、西藏、安徽、浙江、湖北、青海、上海、江苏、新疆。

非康复离院率高于全国水平，且地区内的医院间变异大于全国所有医院间变异水平的地区：北京、天津、河北、贵州、黑龙江、广东、辽宁、重庆、内蒙古、吉林、广西、四川。

非康复离院率高于全国平均水平，但地区内的医院间变异小于全国所有医院间变异水平的地区：海南、宁夏、山东、江西、河南。

非康复离院率低于全国平均水平，但地区内的医院间变异大于全国所有医院间变异水平的地区：无。

4. 30天再入院率

2023年肺动脉高压住院患者30天再入院率为11.7%，三级医院和二级医院分别为12.1%和10.8%。2023年肺动脉高压住院患者30天再入院率较2022年增加了1.6%。2022—2023年各省（自治区、直辖市）30天再入院率见图2-5-13。

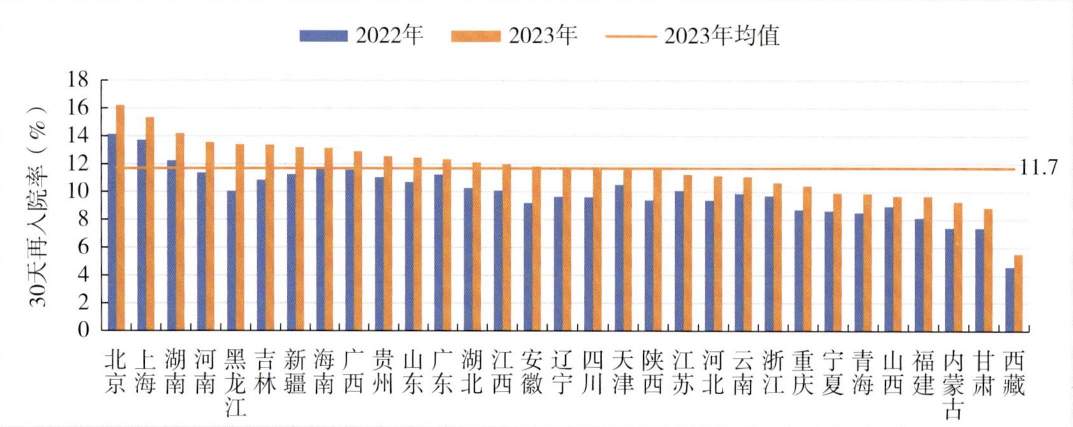

图2-5-13　2022—2023年各省（自治区、直辖市）肺动脉高压住院患者30天再入院率

注：按2023年30天再入院率从高到低排序。

（四）分析小结

国家心血管病中心肺动脉高压专科联盟于2022年3月成立，目前已经由首批全国31个省（自治区、直辖市）的124家成员单位发展到345家。第一批成员单位分级认证工作确立示范中心23家、达标中心41家。2023年纳入监测的收治肺动脉高压住院患者的医院总数量较2022年增加了28.0%，肺动脉高压患者出院总例数增加了44.9%。医疗服务量的增加表明医疗质量监测能力及覆盖范围大幅提升。2023年，肺动脉高压专科联盟成立了“医带一路”学院，以线上或线下形式在联盟内开展肺动脉高压规范化诊治培训共16次，引发热烈反响。专科联盟内实现向上转诊2487例，向下转诊2841例，对双向转诊制度进行了初步探索。2023年肺动脉高压住院患者非康复离院率为9.6%，与2022年相比降低了0.2%。尽管我国在肺动脉高压的诊疗方面已经取得了阶段性的进展，但仍需要进一步规范诊疗流程并提升整体诊疗水平。现将相关情况总结如下。

1. 肺动脉高压诊断不规范现象有所减少，但仍然亟待改善

2023年我国临床医师肺动脉高压的诊断水平较2022年有所提升，但总体上对于该疾病的认识仍然不足。第一，肺动脉高压诊断术语使用仍不规范。尽管2003年第三届世界肺动脉高压大会已经将“原发性肺动脉高压”这一诊断名词废弃，但2023年肺动脉高压住院患者中有1.0万例仍被不规范地描述为“原发性肺动脉高压”。这一比例较2022年下降了11.6%，但仍高达68.8%。第二，第一大类肺动脉高压诊断与查因仍不规范。无论描述为特发性肺动脉高压或原发性肺动脉高压，其核心是没有查到已知可引起肺动脉高压的任何原因。然而，2023年诊断为“原发性肺动脉高压”和“特发性肺动脉高压”的1.5万例患者中有1.2万例（83.9%）存在明确可引起肺动脉高压的病因，这一比例较2022年降低了1.2%。第三，右心导管检查作为诊断肺动脉高压的金标准仍有待普及。《路径》强调，尤其对于第一大类和第四大类肺动脉高压，需要通过右心导管检查进行确诊、定性、评估严重程度、决定治疗策略。为了更好地规范肺血管病的右心导管检查的操作流程，肺动脉高压专科联盟制定发布了《右心导管术操作指南》并录制了肺血管病右心导管检查操作教学视频。得益于上述工作，2023年肺动脉高压患者总体右心导管检查率为1.2%，相比2022年升高了0.1%，第一、第四大类肺动脉高压右心导管检查率分别升高1.0%、2.3%。尽管右心导管检查率较前有所提高，但仍处于较低水平，未来需要继续强调右心导管检查对于肺动脉高压患者的重要性和必要性，推广普及右心导管检查在临床工作中的应用，降低肺动脉高压的漏诊、误诊，指导制定个体化诊疗决策。

2. 慢性血栓栓塞性肺动脉高压管理水平有所提高，治疗新技术仍需推广普及

《路径》指出，对于符合手术适应证的慢性血栓栓塞性肺动脉高压患者，肺动脉内膜切除术是最有

效的治疗方法，应作为首选治疗；对于不能行外科手术或外科手术术后持续或复发肺动脉高压的患者，球囊肺动脉成形术可改善其血流动力学、右心功能和运动耐量。2023年慢性血栓栓塞性肺动脉高压患者中，0.3%接受了肺动脉内膜切除术，7.4%接受了球囊肺动脉成形术。相对于2022年，开展球囊肺动脉成形术例数增加了70.5%，但肺动脉内膜切除术例数仍然没有明显变化。可见，球囊肺动脉成形术已得到一定推广，未来需要致力肺动脉内膜切除术的培训，通过规范性文件的发布及各种形式的教学，进一步推广普及肺动脉高压治疗的新技术，提高临床医师对于该疾病的管理水平。

为了规范诊疗行为，优化诊疗流程，增强患者就医获得感，国家心血管病质控中心肺动脉高压专业组将针对性开展质控研究，并依托国家心血管病中心肺动脉高压专科联盟，继续推广和普及右心导管检查和肺动脉高压各种治疗手段，开设“医带一路”学院专科联盟培训课程，进行临床路径全国巡讲活动等工作，从而进一步扩大肺动脉高压诊治协同网络覆盖区域，推动优质医疗资源向基层医院延伸发展，优化我国肺动脉高压疾病整体诊疗水平，为实现“健康中国2030”战略奠定更加坚实的基础。

主　　审：柳志红　罗　勤　郭延松　李　伟
执 笔 人：高璐阳

六、心肌病

本部分数据来源于HQMS，用于分析2023年心肌病医疗服务量、过程质控指标和结果控制指标。

（一）医疗服务量

HQMS数据显示，2023年纳入监测的收治心肌病住院患者（出院主要诊断或其他诊断中包含心肌病）的医院有6411家，占HQMS中收治心血管病住院患者医院数量的79.0%，其中二级医院4065家，三级医院2346家。上述医院共收治出院诊断包含心肌病的住院患者84.9万人次，其中主要诊断为心肌病的患者为19.7万人次。

各省（自治区、直辖市）收治心肌病住院患者的医院数量及患者数量分别见图2-6-1和图2-6-2。

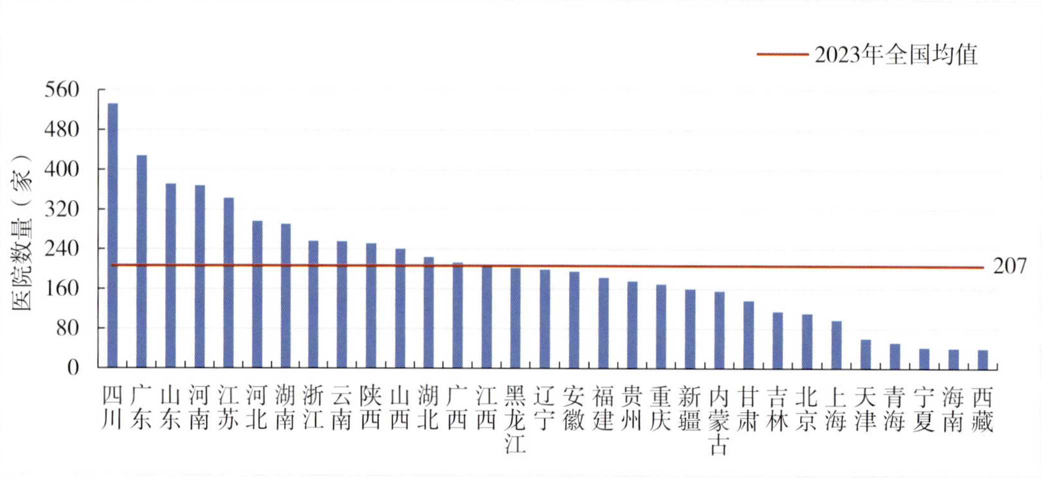

图2-6-1　2023年各省（自治区、直辖市）收治心肌病住院患者的医院数量

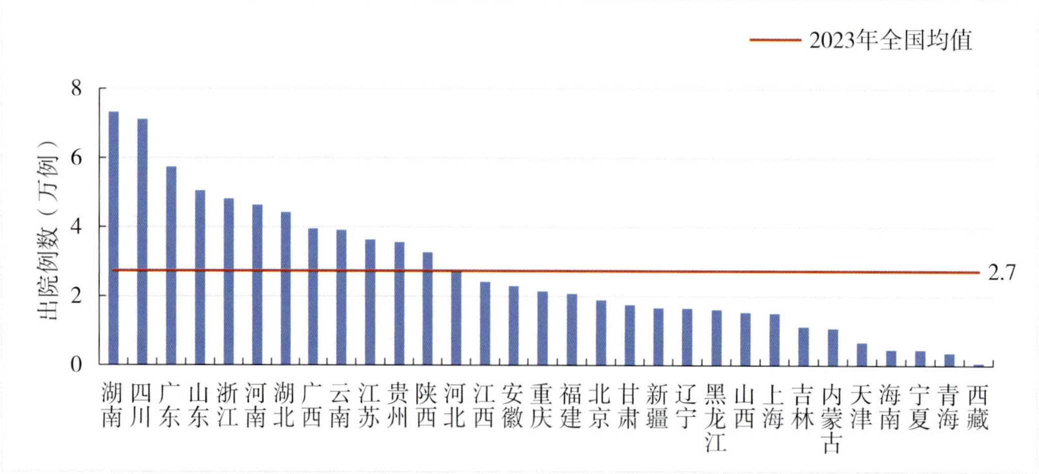

图2-6-2　2023年各省（自治区、直辖市）心肌病患者出院例数

注：西藏出院例数为687例。

2023年收治出院诊断包含心肌病的住院患者平均年龄为（59.6±16.7）岁，女性占37.2%（表2-6-1）。33.5%的心肌病住院患者合并高血压，23.0%的患者合并冠心病。合并其他疾病情况见表2-6-1。

表2-6-1　2023年心肌病住院患者特征

特征	总体	三级医院	二级医院
人口学特征			
年龄（岁）*	59.6.±16.7	59.0±17.1	61.2±15.4
女性（%）	37.2	37.1	37.6
合并疾病（%）			
高血压	33.5	33.3	34.3
冠心病	23.0	24.3	18.9
肝脏疾病	18.2	18.4	17.7
糖尿病	15.7	15.9	15.1
肾脏疾病	15.4	15.8	13.9
脑卒中	13.9	13.2	16.3
慢性阻塞性肺疾病	13.4	12.3	16.7
心脏瓣膜病	5.1	5.1	4.8
恶性肿瘤	1.0	1.1	0.7

注：*均数±标准差。

根据目前临床上最广泛使用的2008年欧洲心脏病学会（European Society of Cardiology，ESC）和2019年美国心律协会（Heart Rhythm Society，HRS）标准，心肌病分为扩张型心肌病、肥厚型心肌病、限制型心肌病、致心律失常性心肌病和未定型心肌病五类。HQMS数据显示，扩张型心肌病占62.0%，肥厚型心肌病占24.2%，限制型心肌病占0.5%，致心律失常性心肌病占0.7%，未定型心肌病占12.6%（图2-6-3）。

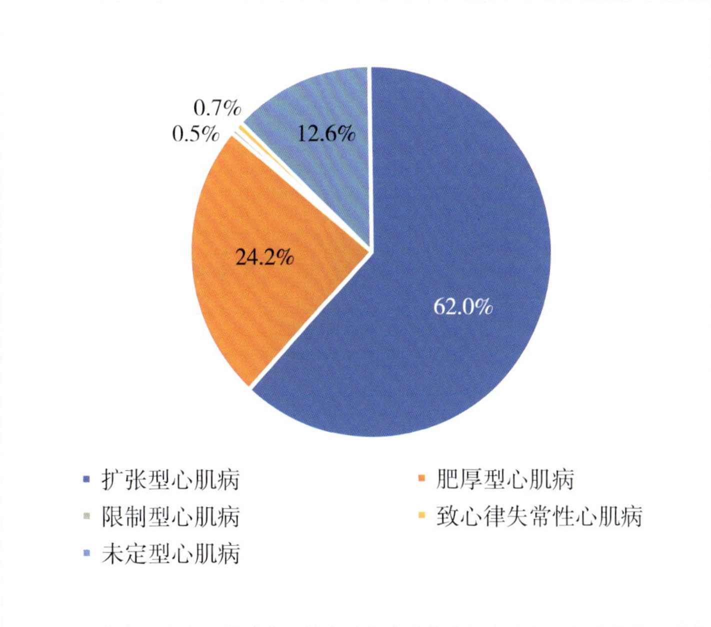

图2-6-3　心肌病类型构成比

（二）过程质控指标

1. 心内膜心肌活检

2023年纳入监测的医院中共有76家医院进行了608例心肌活检，占主要诊断为心肌病患者人次数的0.3%。其中年心肌活检量＜10例、10～19例和≥20例的医院数量依次为63、7和6家。开展心内膜心肌活检的医院数量占所有诊治心肌病医院的1.2%。心肌活检量较2022年有所减少，2022年共有107家医院进行了835例心肌活检。开展心内膜心肌活检医院数量见图2-6-4。

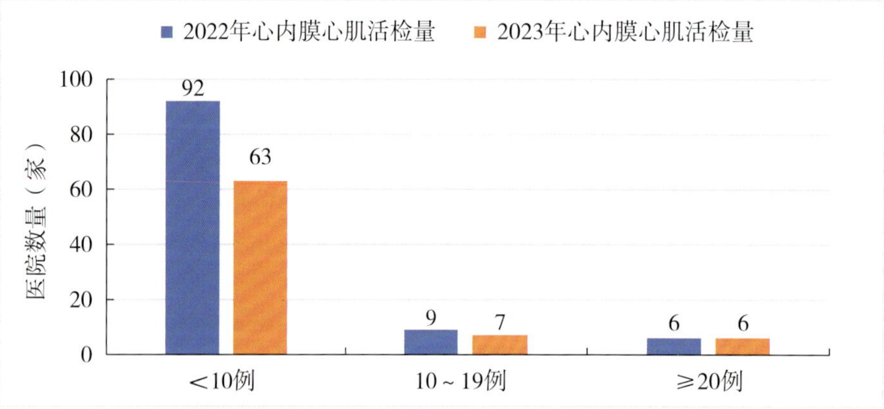

图2-6-4　2022和2023年开展心内膜心肌活检医院数量

2. 有创治疗情况

心肌病患者中0.5%的患者接受植入式心律转复除颤器（Implantable Cardioverter-Defibrillator，ICD）治疗，0.6%接受了心脏再同步化治疗（Cardiac-Resynchronization-Therapy，CRT/CRT-D）。心肌病合并心房颤动/心房扑动的患者中3.6%接受了射频消融治疗，占心房颤动/心房扑动射频消融治疗患者总数的0.1%。

在肥厚型心肌病住院患者中，1.9%的患者接受了Morrow手术/改良扩大Morrow手术，0.7%的患者接受了室间隔消融术，0.5%接受了ICD治疗，0.1%接受了CRT/CRT-D治疗（图2-6-5）。

肥厚型心肌病患者中，有23.4%的患者合并心房颤动/心房扑动，其中7.4%接受了心房颤动的内科射频消融治疗，1.7%接受了心房颤动的外科射频消融治疗，射频消融比例较2022年明显提高，2022年肥厚型心肌病合并心房颤动/心房扑动的患者接受内科房颤射频消融治疗的比例为2.1%，接受外科房颤射频消融治疗的比例为0.3%。

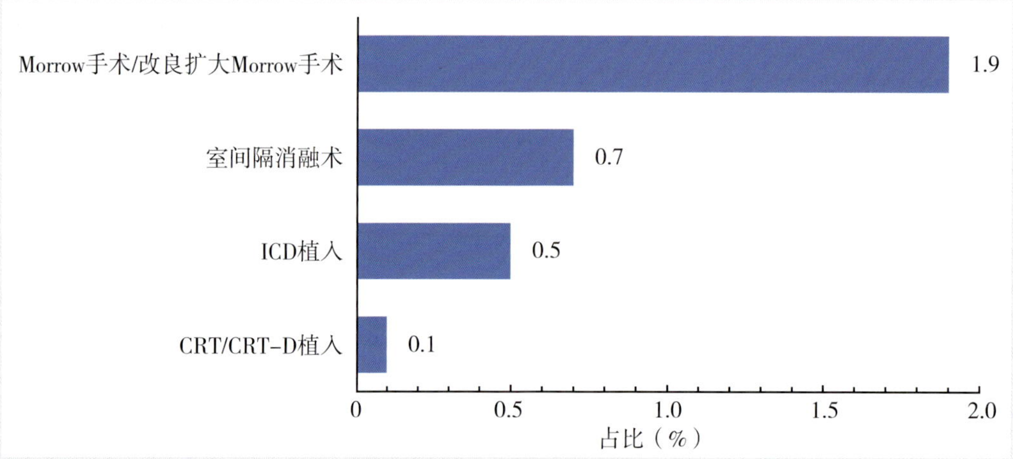

图2-6-5　肥厚型心肌病患者有创治疗情况

注：CRT/CRT-D，心脏再同步化治疗；ICD，植入式心律转复除颤器。

（三）结果质控指标

1. 住院时长

HQMS数据显示，2023年心肌病住院患者中位住院时长为7（4，9）天，三级医院为6（4，9）天，二级医院为7（5，9）天。各省（自治区、直辖市）中位住院时长存在差异，最长为11天，最短为5天（图2-6-6）。

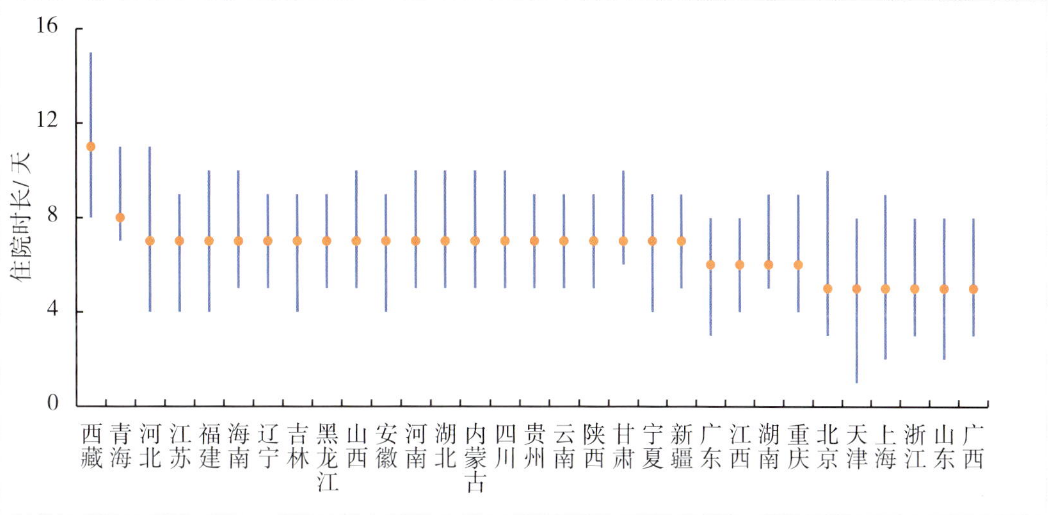

图2-6-6　2023年各省（自治区、直辖市）心肌病患者中位住院时长

注：蓝线两端代表四分位数间距，橘色点代表中位数。

2. 住院死亡率

心肌病患者住院死亡率为0.9%，三级医院和二级医院分别为0.9%、0.8%。调整患者年龄、性别等人口学特征，以及合并症等临床特征，计算医院水平风险标化住院死亡率为0.8%（图2-6-7）。肥厚型心肌病患者Morrow手术/改良扩大Morrow手术的住院死亡率为1.1%，肥厚型心肌病室间隔消融治疗的住院死亡率为0.4%。

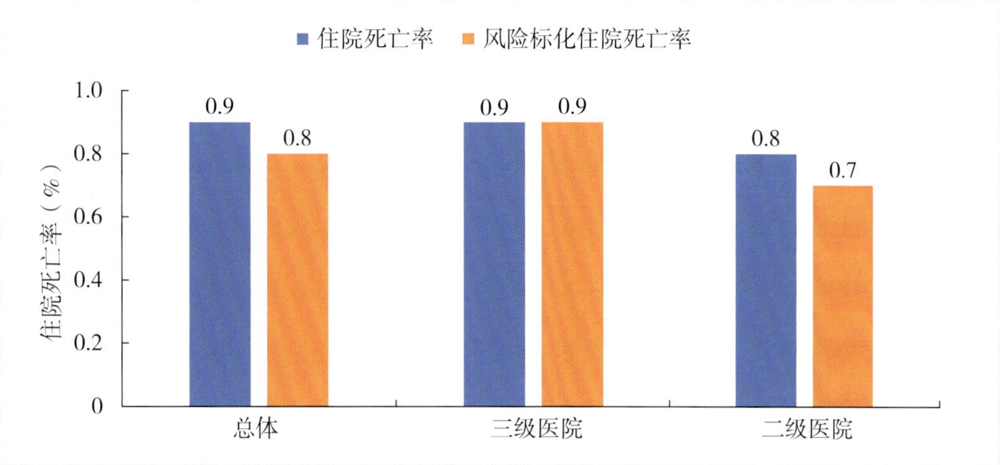

图2-6-7　2023年心肌病患者住院死亡率及风险标化住院死亡率

各省（自治区、直辖市）心肌病患者住院死亡率及风险标化住院死亡率见图2-6-8，其中风险标化住院死亡率最高为1.5%，最低为0.4%。

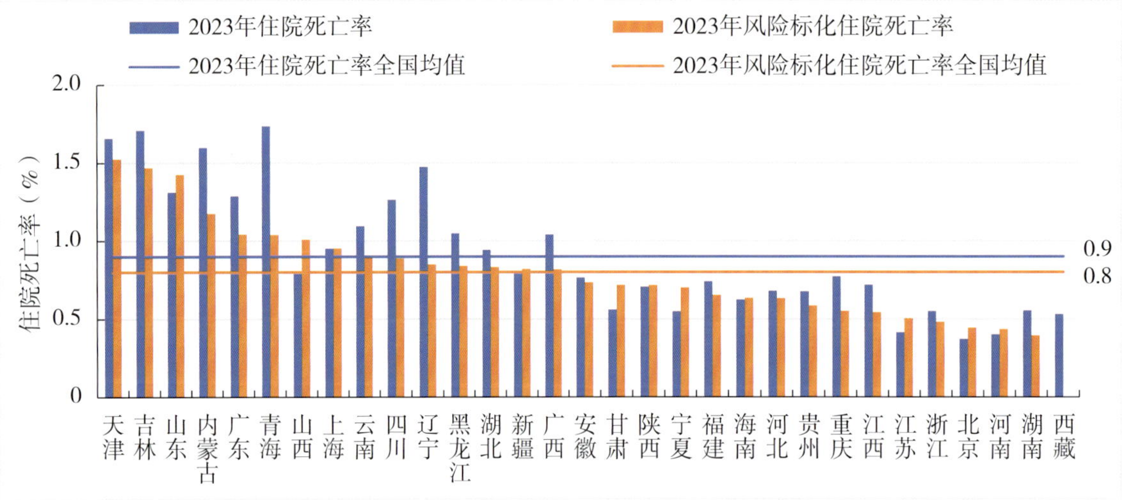

图2-6-8　2023年各省（自治区、直辖市）心肌病患者住院死亡率及风险标化住院死亡率

注：按照2023年风险标化住院死亡率从高到低排序。西藏无法计算风险标化住院死亡率。

3. 非康复离院率

心肌病住院患者非康复离院率为6.2%，三级医院和二级医院分别为5.8%、7.5%。调整患者年龄、性别等人口学特征，以及合并症等临床特征，计算医院水平风险标化非康复离院率为5.6%（图2-6-9）。肥厚型心肌病患者Morrow手术/改良扩大Morrow手术的非康复离院率为2.1%。肥厚型心肌病室间隔消融治疗非康复离院率为1.1%。

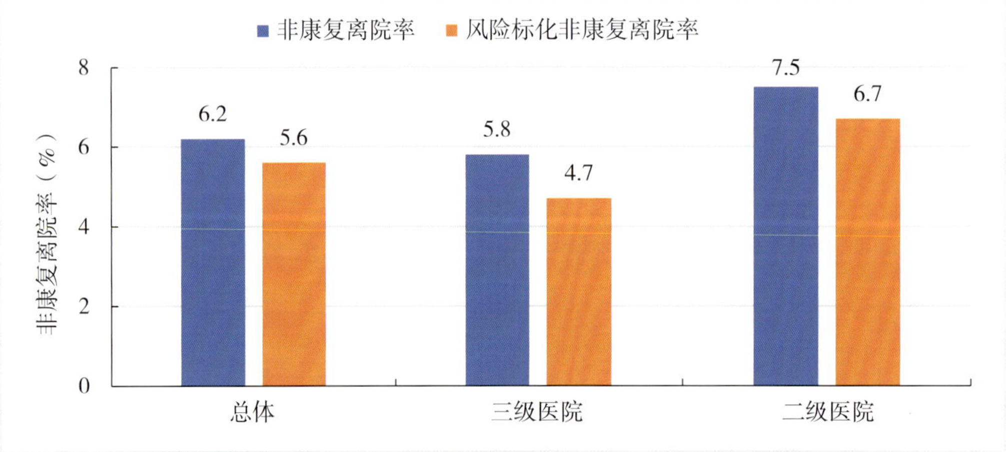

图2-6-9　2023年心肌病住院患者非康复离院率及风险标化非康复离院率

各省（自治区、直辖市）心肌病患者住院非康复离院率及风险标化非康复离院率见图2-6-10，其中风险标化非康复离院率最高为27.7%，最低为2.2%。

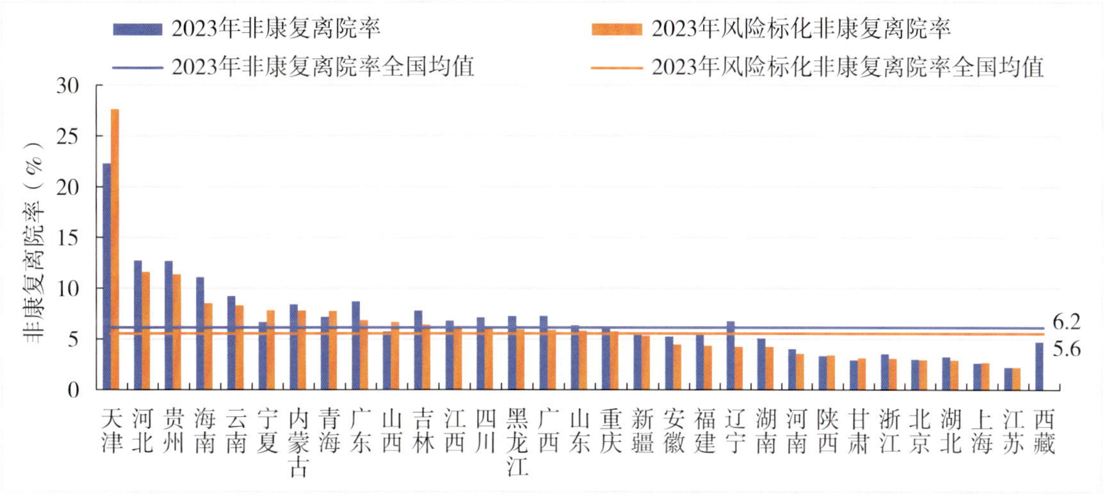

图2-6-10 2023年各省（自治区、直辖市）心肌病患者非康复离院率及风险标化非康复离院率

注：按照2023年风险标化非康复离院率从高到低排序。西藏无法计算风险标化非康复离院率。

以各省（自治区、直辖市）内医院间非康复离院率的四分位数间距（四分位数间距＝上四分位数－下四分位数，数值越小代表地区内医院间的差异越小）作为地区内的医院间变异大小的评价指标。2023年有18个省（自治区、直辖市）的心肌病患者非康复离院率地区内的医院间变异小于整体平均水平（图2-6-11）。

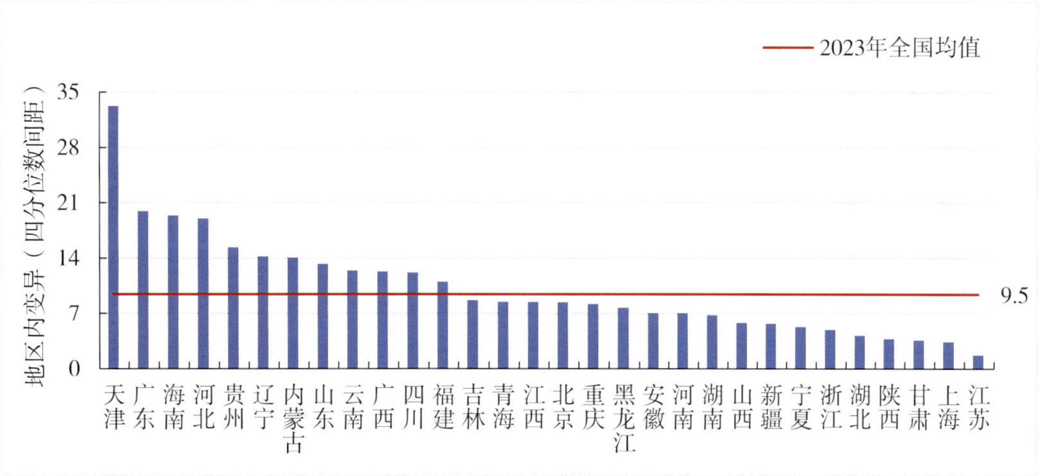

图2-6-11 2023年各省（自治区、直辖市）心肌病住院患者非康复离院率同质性

注：按地区内医院间变异从高到低排序。西藏未纳入。

有13个省（自治区、直辖市）的非康复离院率低于整体平均水平，且地区内医院间的变异小于整体医院间的平均变异水平，11个省（自治区、直辖市）的非康复离院率高于整体水平，且地区内医院间的变异大于整体医院间的变异水平，5个省（自治区、直辖市）非康复离院率高于整体水平，地区内医院间的变异小于整体医院间的变异水平，1个省（自治区、直辖市）非康复离院率低于整体水平，地区内医院间的变异大于整体医院间的变异水平（图2-6-12）。

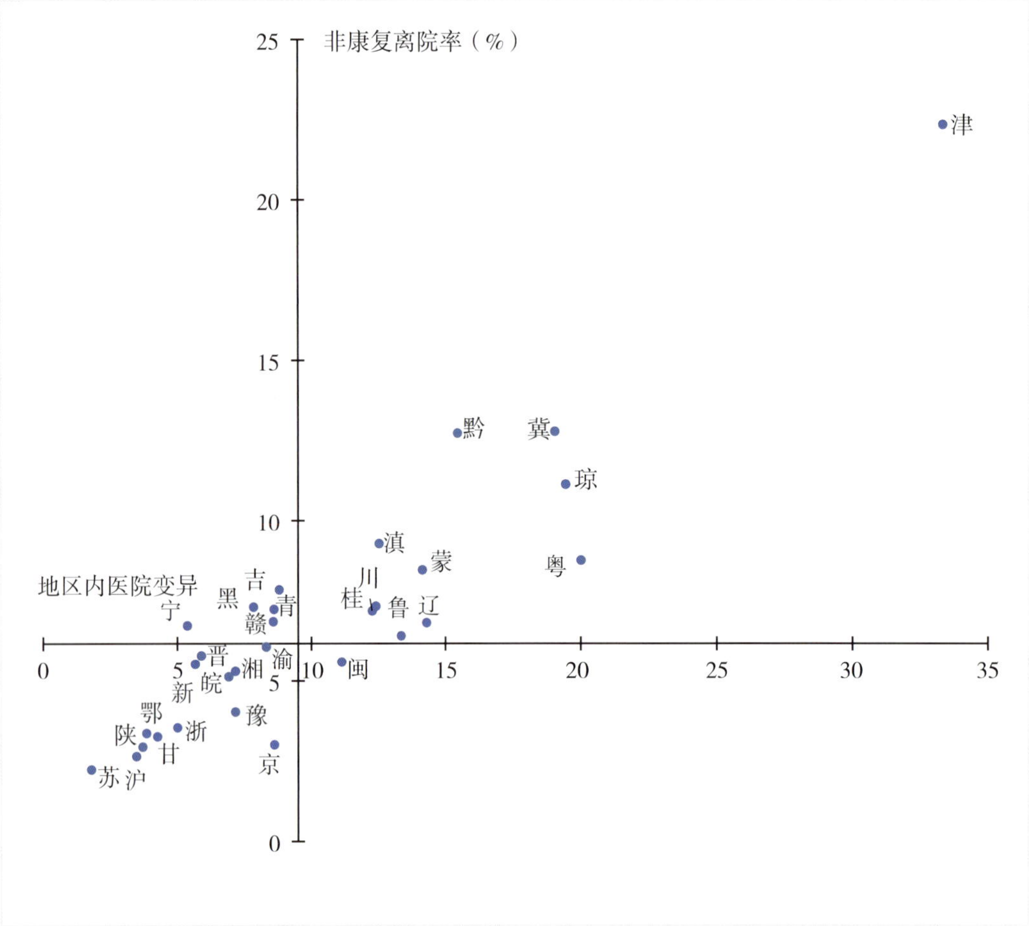

图2-6-12 2023年各省（自治区、直辖市）内心肌病患者非康复离院率与地区内的医院间变异的分布情况

注：纵轴，非康复离院率地区内整体水平（代表医疗质量地区内的平均水平）。横轴，基于地区内医院水平的非康复离院率四分位数间距（采用四分位数间距展示医疗质量地区内的医院间变异）。纵轴与横轴交叉点为非康复离院率平均水平和医院间变异的均值（6.2，9.5），纵轴左侧的省（自治区、直辖市）代表该地区的非康复离院率地区内的医院间变异低于整体平均水平，横轴上方的省（自治区、直辖市）代表该地区的非康复离院率高于整体平均水平。

非康复离院率低于整体水平，且地区内的医院间变异小于整体医院间变异水平的地区有北京、上海、重庆、江苏、浙江、陕西、山西、河南、安徽、甘肃、湖北、湖南、新疆。

非康复离院率高于整体水平，且地区内的医院间变异大于整体医院间变异水平的地区有天津、辽宁、河北、山东、云南、贵州、四川、海南、广西、广东、内蒙古。

非康复离院率高于整体水平，地区内的医院间变异小于整体医院间变异水平的地区有青海、宁夏、黑龙江、吉林、江西。

非康复离院率低于整体水平，地区内的医院间变异大于整体医院间变异水平的地区有福建。

西藏未纳入。

（四）分析小结

总体来说，医疗机构心肌病专科诊疗初具规模，诊疗水平存在提升空间，尤其在关键诊疗技术的普及与治疗的规范化方面有待加强。

1. 心肌病专科诊疗初具规模

HQMS数据显示，2023年全国共有6411家医院收治心肌病住院患者，占收治心血管病患者医院总数的79.0%，其中二级医院4065家，三级医院2346家，表明心肌病诊疗服务已在全国范围内广泛开展。2023年共收治心肌病住院患者达84.9万人次，其中主要诊断为心肌病的患者19.7万人次，涵盖全国31个省（自治区、直辖市），但收治量在各地区间差异明显，反映出心肌病患者的地域分布不均。此外，国家心血管病中心心肌病专科联盟开展的全国性调查也表明心肌病住院人数从2017年到2021年增长了33.0%。综合数据表明，我国在心肌病诊疗规模和服务能力方面已经具备一定的基础，为今后加强心肌病专科建设、提升诊疗质量提供了有力支撑。

2. 心内膜心肌活检的普及率较低

2023年HQMS数据显示，全国仅76家医院开展了608例心肌活检，开展心内膜心肌活检的医院数量占所有诊治心肌病医院的比例仅为1.2%，较2022年有所下降。心肌活检作为关键诊断手段，对于心肌病的早期诊断和病情评估至关重要，其应用不足影响了治疗方案的精准制定。建议建立区域性心内膜心肌活检中心，提供资质培训与技术支持，并定期审查质量来促进活检技术的普及。在二级、三级医院间建立联合诊断网络，通过远程会诊加强疑难病例的支持，提高活检在临床诊断中的应用率。

3. 亟待推进心肌病专科建设，促进诊疗同质化管理

鉴于各地心肌病诊疗资源分布不均的现状，加强心肌病专科建设已成当务之急。我们应积极推动专科建设，优化医疗资源配置，为提升医疗服务水平夯实基础。建立区域联盟，实现资源共享：以心肌病诊疗中心为核心，组建区域联盟，通过资源共享、技术支持和远程会诊，提升资源薄弱地区的诊疗能力。加强区域协作，促进优质资源均衡分布，为更多患者提供公平、优质的医疗服务。制定统一诊疗标准，确保质量一致：推广标准化的诊疗流程，包括患者的风险评估、治疗方案选择、术后管理和随访流程，确保各级医院按照统一质量标准进行诊疗。建立质量控制指标体系，推动持续改进：设立质量控制指标，定期审查各地医院的诊疗质量，保障诊疗标准的执行与优化，逐步实现全国范围内的诊疗质量同质化，提升整体心肌病诊疗水平。

主　　审：宋　雷　张抒扬　李新立
执 笔 人：许连军

七、心脏外科

本部分内容涉及的数据主要来源于HQMS和国家单病种质量管理与控制平台。HQMS数据用于分析2022—2023年心脏外科医疗服务量和结果质控指标，国家单病种质量管理与控制平台数据用于分析2020—2023年心脏外科常见手术的诊疗过程质控指标。

（一）心外科总体情况

1. 医疗服务量

HQMS数据显示，纳入监测的医院中，2023年全国有2699家医院开展了心血管外科手术，与2022年相比增加了425家，其中三级医院1685家，二级医院1014家，分别增加了177家和248家。

与此同时，全国心血管外科手术量也从2022年的28.9万例增长至2023年的38.1万例（主要手术操作为心血管外科手术且患者年龄≥18岁），其中三级医院手术量由28.4万例增长到37.1万例，手术量占比从98.1%下降至97.4%；2023年二级医院手术量1.0万例，占比由1.9%增加至2.6%。各类手术量占比见图2-7-1。

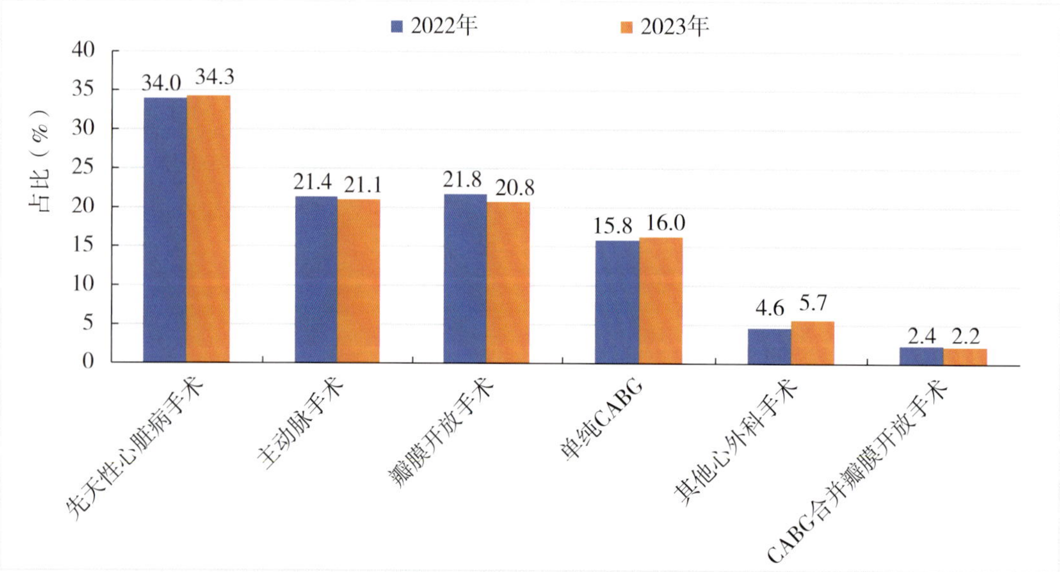

图2-7-1 2022—2023年心血管外科手术分类占比

注：按2023年占比从高到低排序。CABG，冠状动脉旁路移植术。其中，先天性心脏病手术包括先天性心脏病开放手术和介入治疗技术。相当一部分先天性心脏病介入手术由心外科医师完成，因此，本报告将先天性心脏病介入治疗技术纳入手术量统计。主动脉手术包括主动脉开放手术和主动脉腔内治疗技术。

2022—2023年各省（自治区、直辖市）能开展心血管外科手术的医院数量均呈现增长趋势（图2-7-2）。

各省（自治区、直辖市）的心血管外科手术量的变化趋势与医院数量变化趋势相一致，呈现增长趋势。各省份之间手术量差异明显（图2-7-3）。

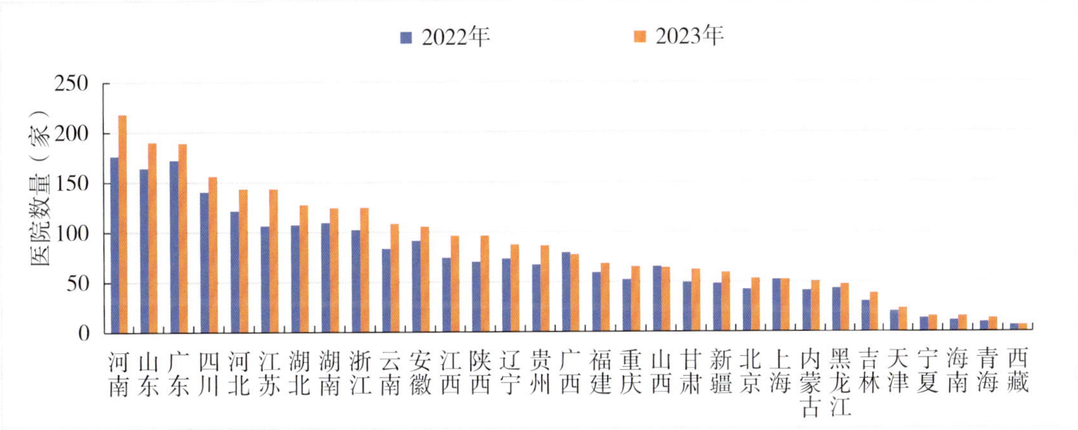

图2-7-2　2022—2023年各省（自治区、直辖市）开展心血管外科手术的医院数量

注：按2023年医院数量从多到少排序。

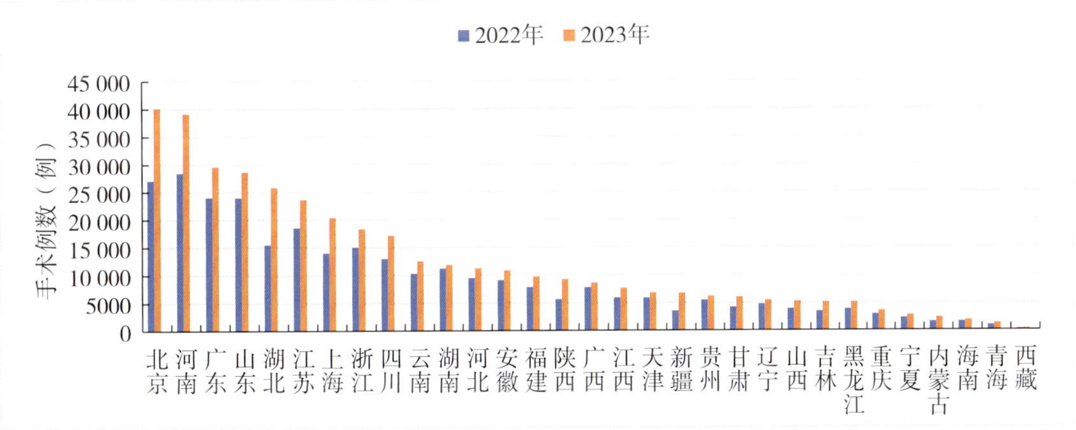

图2-7-3　2022—2023年各省（自治区、直辖市）开展心血管外科手术例数

注：按2023年手术例数从多到少排序。

将开展心血管外科手术的医院按照年手术量进行分组，2022—2023年各手术量区间的医院数目均显著增加，其中年手术量超过1000例的大型医院数量有一定增长，同时手术量低于100例的医院数量增加更多（图2-7-4）。

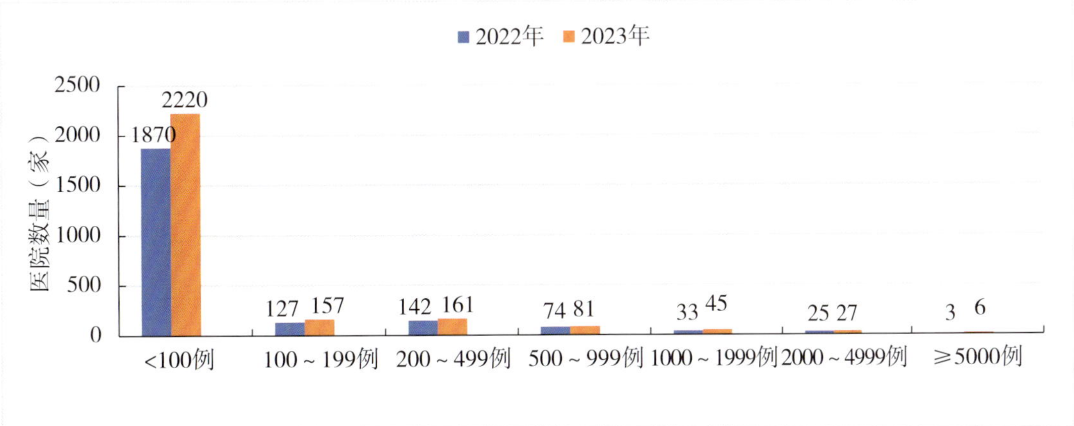

图2-7-4　2022—2023年不同手术规模医院数量分布

2. 结果质控指标

（1）住院死亡率

2023年心血管外科手术患者住院死亡率为1.8%，较2022年（1.9%）略有下降。调整患者年龄、性别等人口学特征，以及合并症等临床特征，计算医院水平风险标化住院死亡率为1.8%，也略低于2022年（1.9%）。

各省（自治区、直辖市）心血管外科手术患者住院死亡率见图2-7-5，风险标化住院死亡率见图2-7-6。2023年地区间风险标化住院死亡率最高为3.7%，最低为0.7%（图2-7-6）。

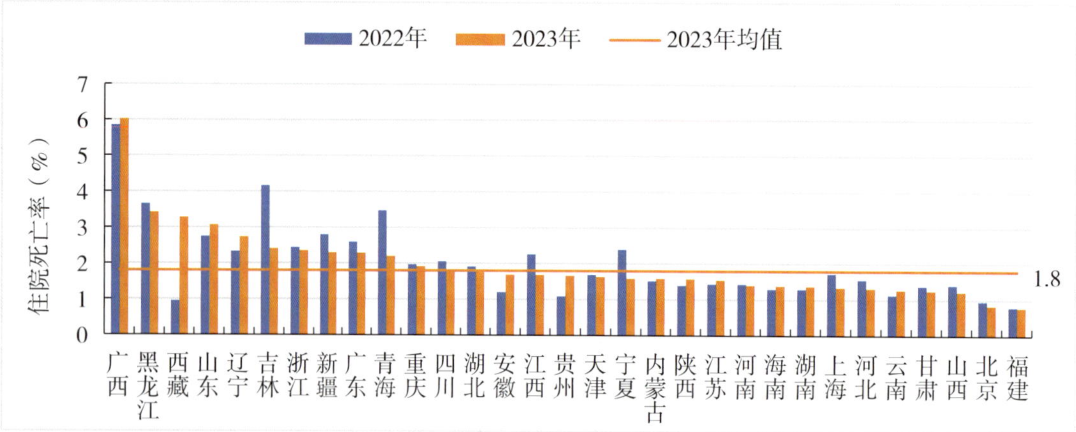

图2-7-5 2022—2023年各省（自治区、直辖市）心血管外科手术患者住院死亡率

注：按2023年住院死亡率从高到低排序。

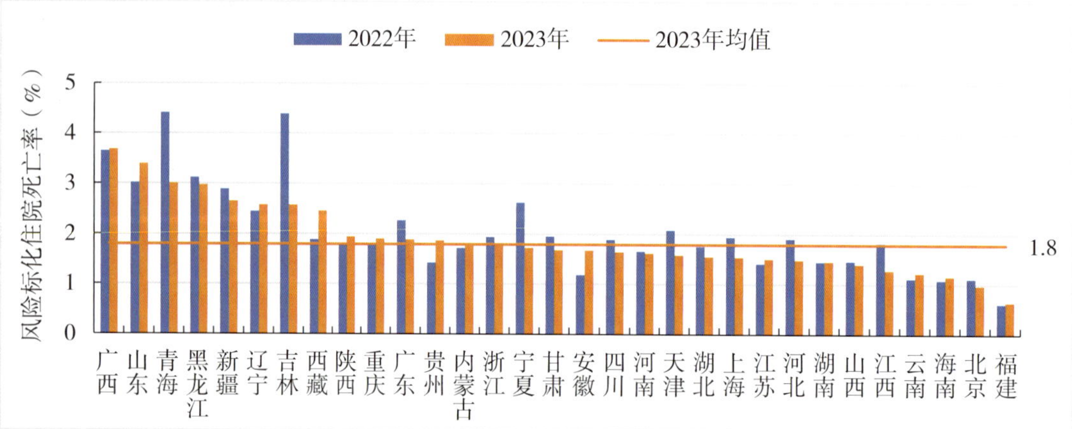

图2-7-6 2022—2023年各省（自治区、直辖市）心血管外科手术患者风险标化住院死亡率

注：按2023年风险标化住院死亡率从高到低排序。

（2）非康复离院率

2023年心血管外科手术患者非康复离院率（离院方式为住院死亡或非医嘱离院）为4.3%，与2022年4.3%的总体非康复离院率持平。调整患者年龄、性别等人口学特征，以及合并症等临床特征，计算医院水平风险标化非康复离院率为4.2%，与2022年（4.4%）相比有所降低。

各省（自治区、直辖市）心血管外科手术患者非康复离院率见图2-7-7，风险标化非康复离院率见图2-7-8。2023年地区间风险标化住院死亡率最高为7.1%，最低为1.8%，较2022年的省份间差异也呈现缩小趋势（图2-7-8）。

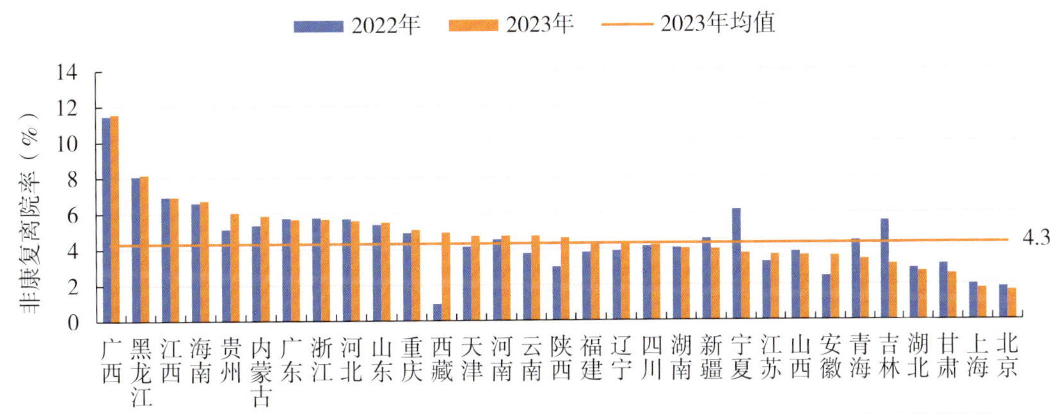

图2-7-7　2022—2023年各省（自治区、直辖市）心血管外科手术患者非康复离院率

注：按2023年非康复离院率从高到低排序。

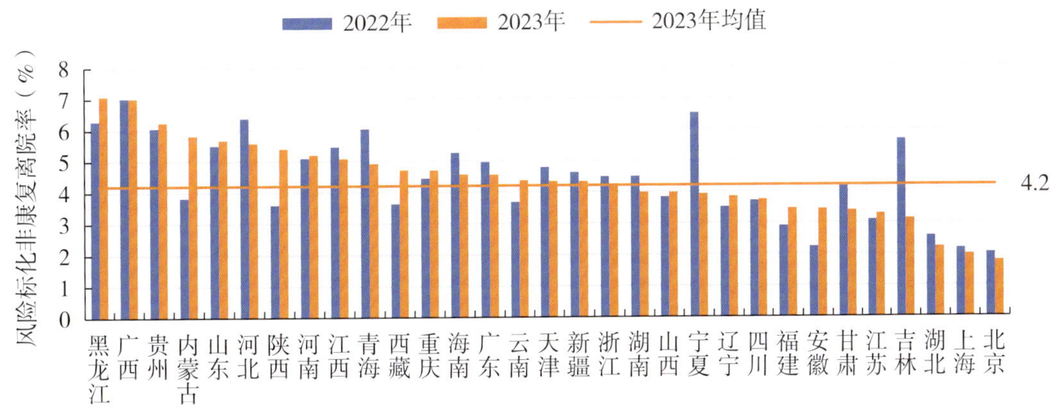

图2-7-8　2022—2023年各省（自治区、直辖市）心血管外科手术患者风险标化非康复离院率

注：按2023年风险标化非康复离院率从高到低排序。

（二）冠状动脉旁路移植术

1. 医疗服务量

HQMS数据显示，纳入监测的医院中，2023年有673家医院开展了冠状动脉旁路移植术（CABG），相比于2022年增加了102家，其中三级医院增加了81家，二级医院增加了21家。

与此同时，全国CABG手术量也从2022年的5.0万例增长至2023年的6.5万例，2023年三级医院手术量占比为98.9%。

2023年各省（自治区、直辖市）开展CABG的医院数目差异明显。2022—2023年24个省（自治区、直辖市）能开展CABG的医院数量在增加（图2-7-9）。

各省（自治区、直辖市）的CABG手术量的变化与医院数目变化趋向一致。各省份之间手术量差异明显，其中手术量较大的省份增长更为显著（图2-7-10）。

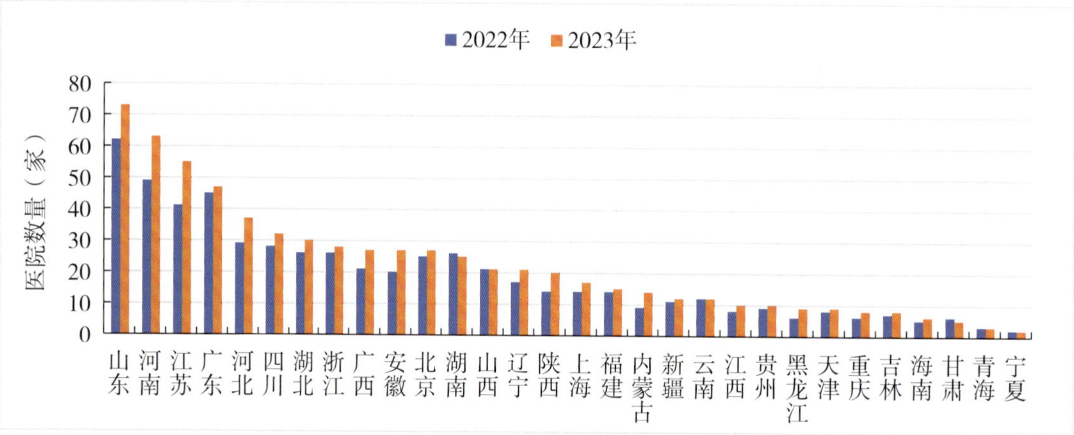

图2-7-9 2022—2023年各省（自治区、直辖市）开展CABG的医院数量

注：按2023年医院数量从多到少排序。西藏未纳入。

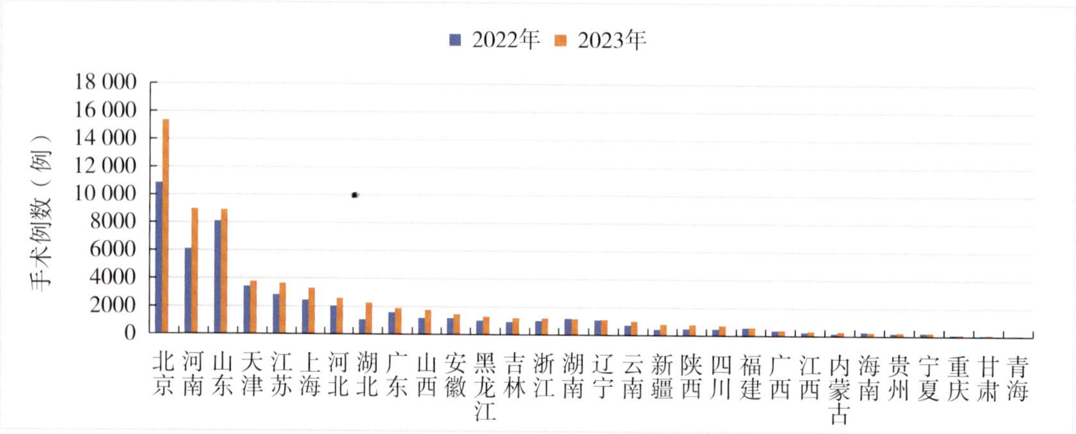

图2-7-10 2022—2023年各省（自治区、直辖市）开展CABG的手术例数

注：按2023年手术例数从多到少排序。重庆、甘肃、青海年手术例数小于100例。西藏未纳入。

依据主要手术操作，按照年手术规模将开展CABG的医院进行分组，相对于2022年，2023年各手术量区间的医院数目均有所增加（图2-7-11）。

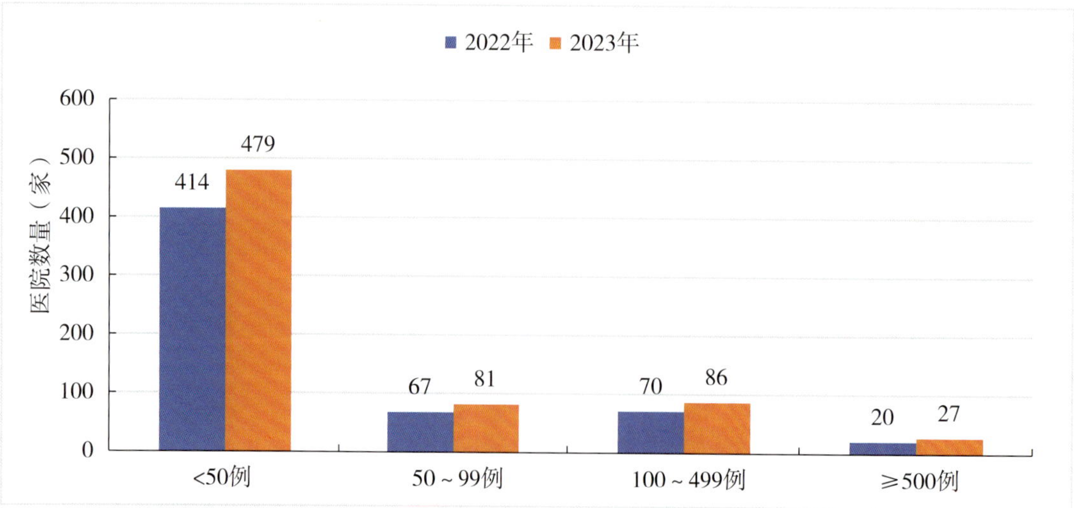

图2-7-11 2022—2023年不同手术规模医院数量分布

2023年接受CABG的住院患者年龄为（63.2±8.9）岁，女性占25.7%，2022年接受CABG的患者年龄为（63.1±8.9）岁，女性占26.2%。2023年的患者合并疾病情况见表2-7-1。与2022年对比，CABG患者特征未见显著变化（图2-7-12）。

表2-7-1　2023年CABG患者特征

特征	总体	三级医院	二级医院
人口学特征			
年龄（岁）*	63.2±8.9	63.2±8.9	63.1±10.1
女性（%）	25.7	25.6	34.6
合并疾病（%）			
高血压	62.2	62.2	62.7
糖尿病	39.7	39.7	37.5
脑卒中	31.0	30.9	38.8
慢性阻塞性肺疾病	8.9	8.9	12.3
肾脏疾病	6.3	6.3	7.3
既往心脏手术史	0.5	0.5	1.1

注：*均数±标准差。

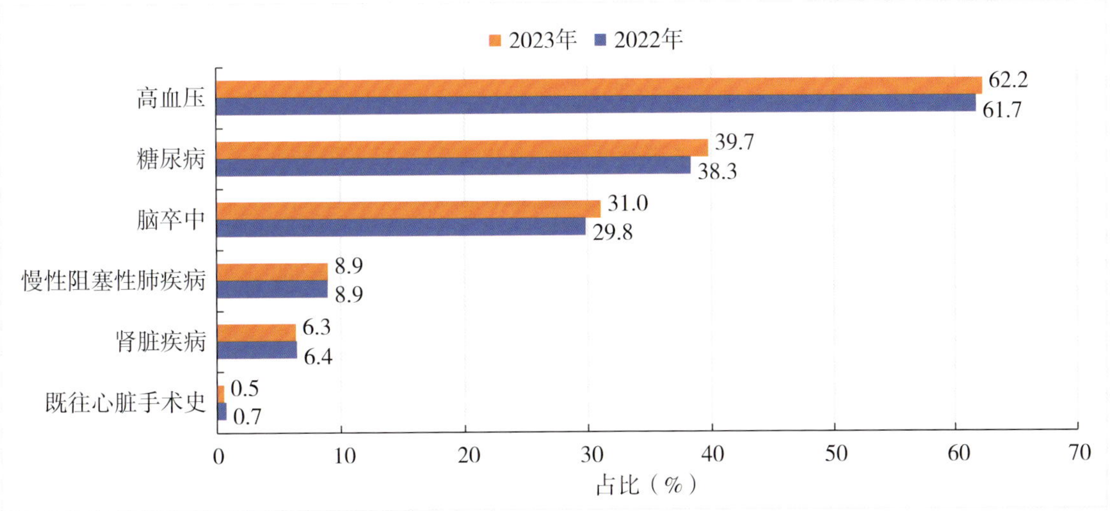

图2-7-12　2022—2023年CABG住院患者不同合并症占比

注：按2023年不同合并症占比从高到低排序。

2. 过程质控指标

本部分内容采用国家单病种质量管理与控制平台上报数据对CABG的治疗过程的质量进行评价。2020—2023年全国分别有508家、533家、538家、565家医院向国家单病种质量管理与控制平台提交CABG手术病例数据。

乳内动脉桥使用率连续分析2020—2023年4年数据，单纯CABG患者乳内动脉桥使用率依次为82.8%、84.2%、85.6%和85.6%，呈现上升趋势。各省（自治区、直辖市）的CABG患者乳内动脉桥使用率情况见图2-7-13。

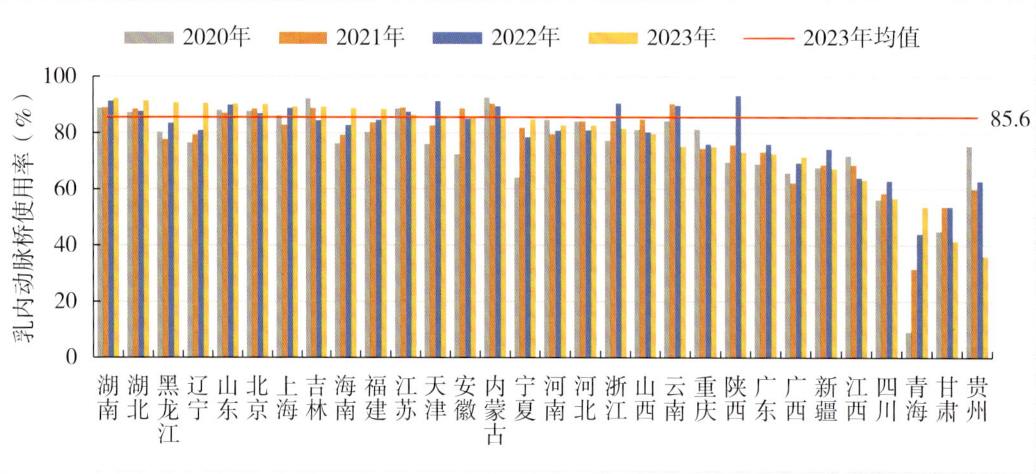

图2-7-13 2020—2023年各省（自治区、直辖市）单纯CABG患者乳内动脉桥使用率

注：按2023年乳内动脉桥使用率从高到低排序。西藏未纳入。

以2023年各省（自治区、直辖市）内医院间乳内动脉桥使用率的四分位数间距（四分位数间距＝上四分位数－下四分位数，数值越小代表地区内医院间的差异越小）作为地区内的医院间变异大小的评价指标。全国整体水平医院间乳内动脉桥使用率变异大，各省之间差异亦较显著（图2-7-14）。

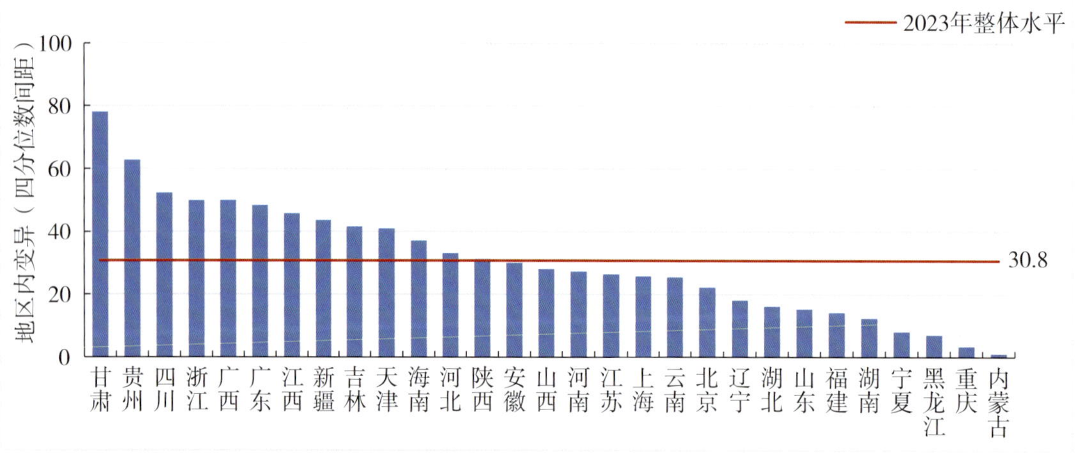

图2-7-14 2023年各省（自治区、直辖市）单纯CABG乳内动脉桥使用率同质性

注：按2023年地区内医院间变异从高到低排序。青海为0，西藏未纳入。

有10个省（自治区、直辖市）单纯CABG乳内动脉桥使用率高于整体水平，地区内的医院间变异小于整体医院间变异水平；有3个省（自治区、直辖市）单纯CABG乳内动脉桥使用率高于整体水平，且地区内的医院间变异大于整体医院间变异水平；有7个省（自治区、直辖市）单纯CABG乳内动脉桥使用率低于整体水平，且地区内的医院间变异小于整体医院间变异水平；有10个省（自治区、直辖市）单纯CABG乳内动脉桥使用率低于整体水平，地区内的医院间变异大于整体医院间变异水平（图2-7-15）。

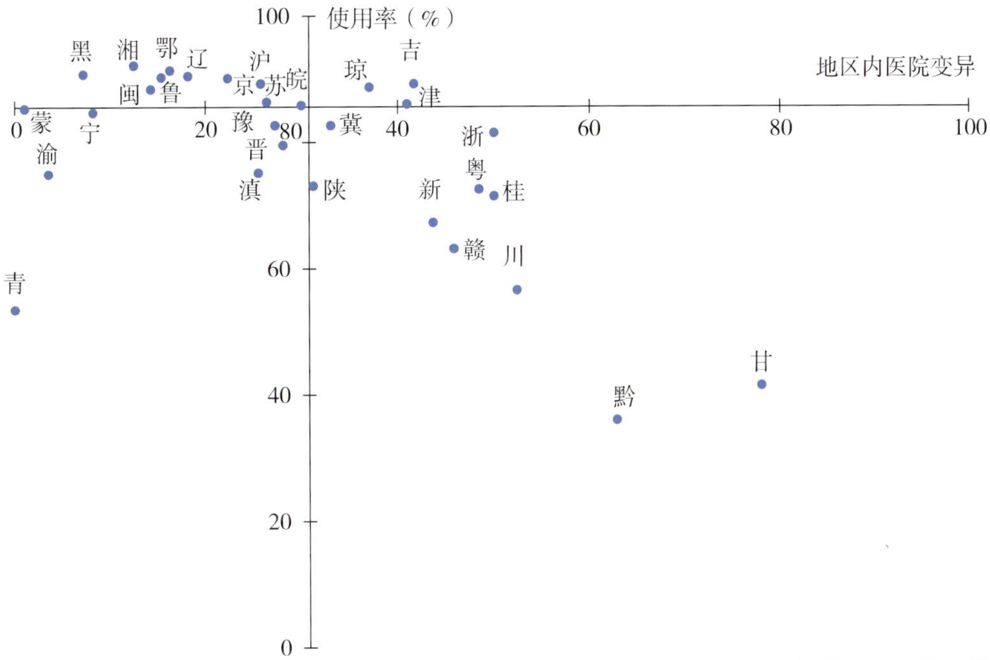

图2-7-15　2023年各省（自治区、直辖市）单纯CABG乳内动脉桥使用率与地区内的医院间变异的分布

注：纵轴，单纯CABG乳内动脉桥使用率地区内整体水平（代表医疗质量地区内的平均水平）。横轴，基于医院水平的单纯CABG乳内动脉桥使用率四分位数间距（采用四分位数间距展示医疗质量地区内的医院间变异）。纵轴与横轴交叉点为使用率平均水平和医院间变异的均值（85.6，30.8），纵轴左侧的省（自治区、直辖市）代表该地区的使用率地区内的医院间变异低于整体平均水平，横轴上方的省（自治区、直辖市）代表该地区的使用率高于整体平均水平。

单纯CABG乳内动脉桥使用率低于整体水平，且地区内的医院间变异小于整体医院间变异水平的地区：山西、云南、重庆、内蒙古、青海、宁夏、河南。

单纯CABG乳内动脉桥使用率高于整体水平，且地区内的医院间变异大于整体医院间变异水平的地区：吉林、天津、海南。

单纯CABG乳内动脉桥使用率高于整体水平，地区内的医院间变异小于整体医院间变异水平的地区：北京、上海、江苏、安徽、湖南、湖北、山东、福建、辽宁、黑龙江。

单纯CABG乳内动脉桥使用率低于整体水平，地区内的医院间变异大于整体医院间变异水平的地区：河北、陕西、浙江、广东、广西、贵州、四川、新疆、江西、甘肃。

西藏未纳入。

（1）非体外循环手术占比

2020—2023年单纯CABG患者非体外循环手术占比依次为66.5%、65.9%、64.5%和64.7%，略呈下降趋势。各省（自治区、直辖市）的CABG患者非体外循环手术占比见图2-7-16。

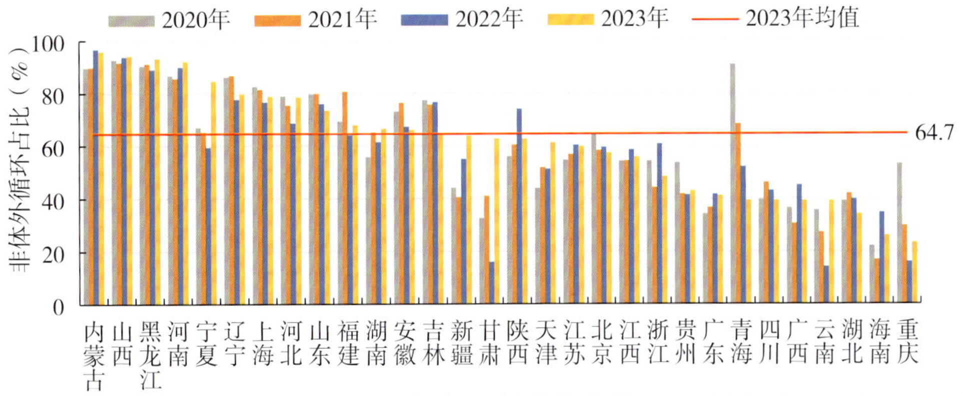

图2-7-16　2020—2023年各省（自治区、直辖市）单纯CABG患者非体外循环占比

注：按2023年非体外循环占比从高到低排序。西藏未纳入。

（2）血制品使用率

2020—2023血制品使用率分别为39.9%、43.1%、42.6%和36.4%。各省（自治区、直辖市）CABG患者的血制品使用率见图2-7-17。

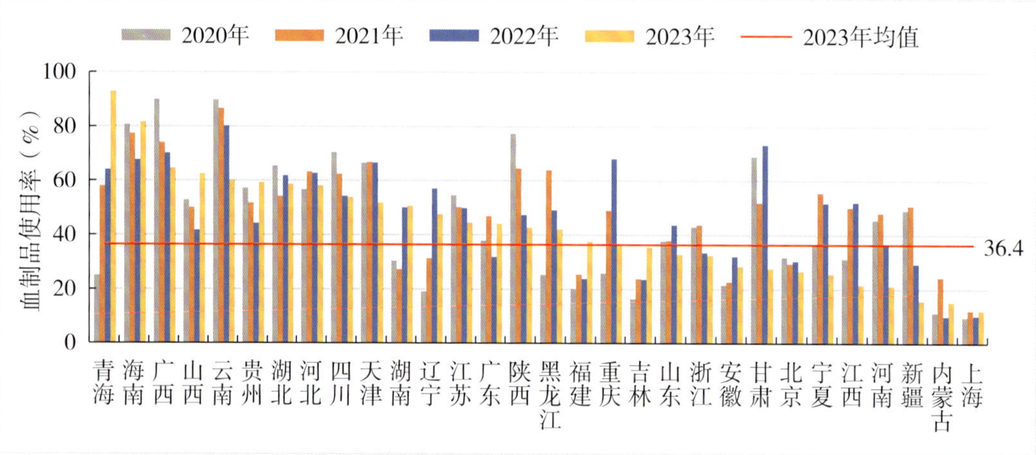

图2-7-17　2020—2023年各省（自治区、直辖市）单纯CABG患者血制品使用率

注：按2023年血制品使用率从高到低排序。西藏未纳入。

（3）二级预防药物的使用率

对于没有禁忌证的患者，2023年单纯CABG患者出院时阿司匹林使用率为86.0%，与之对比，2020年为85.9%，未见明显差异；出院时β受体阻滞剂和他汀类药物的使用率呈上升趋势。2020—2023年出院时β受体阻滞剂的使用率分别为81.2%、79.9%、81.6%和82.6%，出院时他汀类药物使用率分别为73.5%、76.8%、79.1%和78.6%。各省（自治区、直辖市）单纯CABG患者出院时阿司匹林使用率见图2-7-18，β受体阻滞剂使用率见图2-7-19，他汀类药物使用率见图2-7-20。

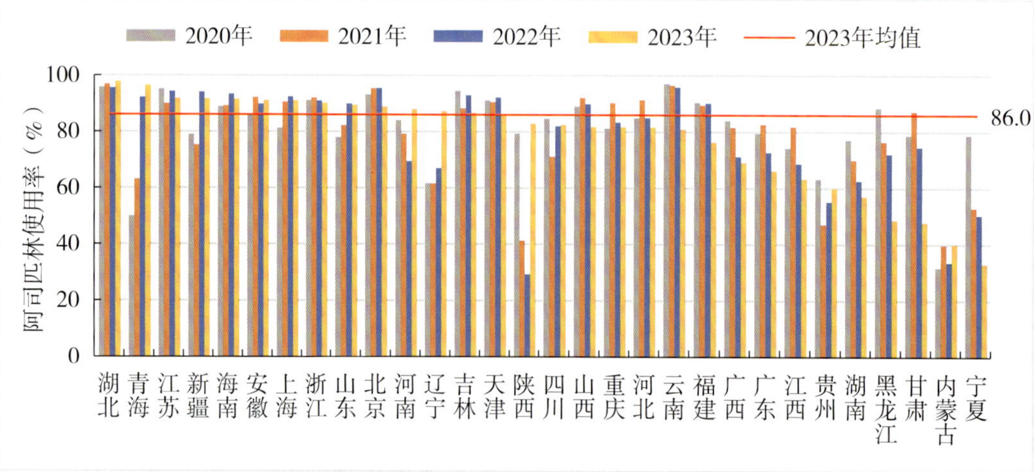

图2-7-18　2020—2023年各省（自治区、直辖市）单纯CABG患者出院时阿司匹林使用率

注：按2023年率从高到低排序。西藏未纳入。

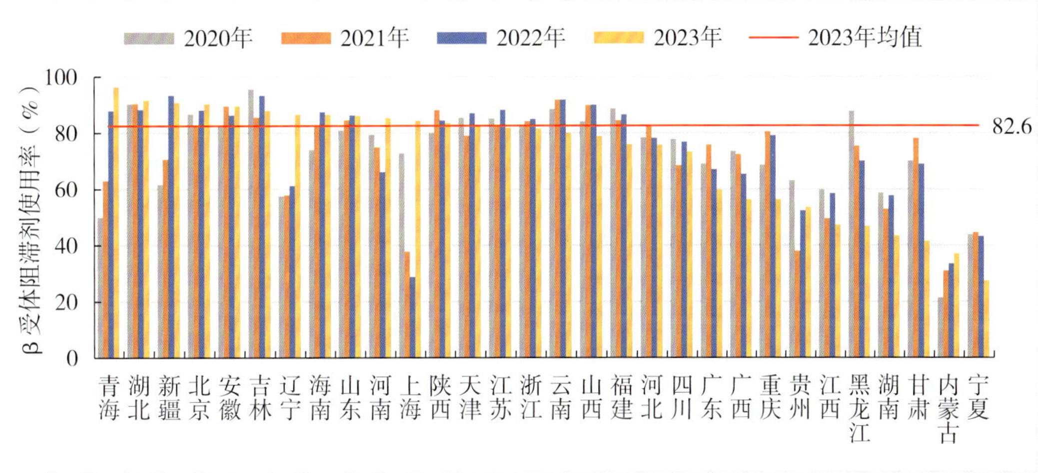

图2-7-19　2020—2023年各省（自治区、直辖市）单纯CABG患者出院时β受体阻滞剂使用率

注：按2023年出院时β受体阻滞剂使用率从高到低排序。西藏未纳入。

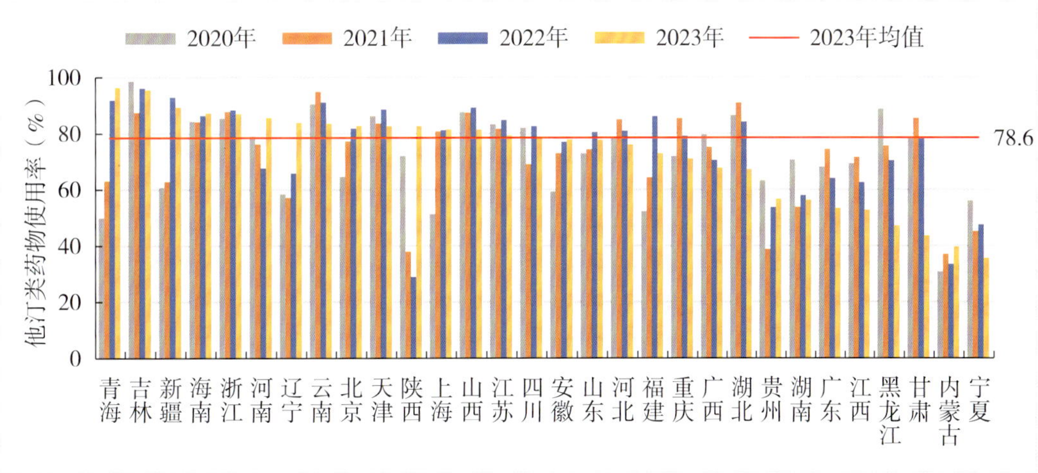

图2-7-20　2020—2023年各省（自治区、直辖市）单纯CABG患者出院时他汀类药物使用率

注：按2023年出院时他汀类药物使用率从高到低排序。西藏未纳入。

3. 结果质控指标

（1）住院时长

HQMS数据显示，2023年单纯CABG患者中位住院时长为19（14，25）天，2022年的中位住院时长为19（14，26）天。2023各省（自治区、直辖市）中位住院时长存在差异，最长为29天，最短为13天。与2022年（最长为28.5天，最短为14天）相比，差异略有所增加（图2-7-21）。

（2）住院死亡率

2023年单纯CABG患者住院死亡率为1.1%，较2022年（1.5%）的总体住院死亡率有下降。调整患者年龄、性别等人口学特征，以及合并症等临床特征，计算医院水平风险标化住院死亡率为0.9%，也较2022年（1.2%）有降低。

各省（自治区、直辖市）单纯CABG手术患者住院死亡率见图2-7-22，风险标化住院死亡率见图2-7-23。2023年地区间风险标化住院死亡率最高为2.6%，最低为0.4%；与之相比，2022年最高为3.7%，最低为0.6%（图2-7-23）。

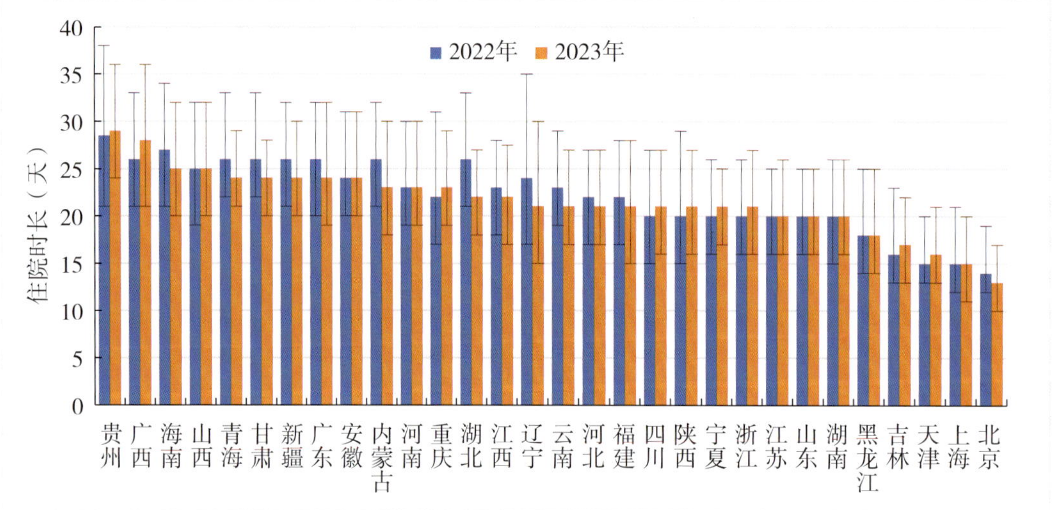

图2-7-21　2022—2023年各省（自治区、直辖市）单纯CABG患者住院时长

注：按2023年中位住院时长从长到短排序。西藏未纳入。

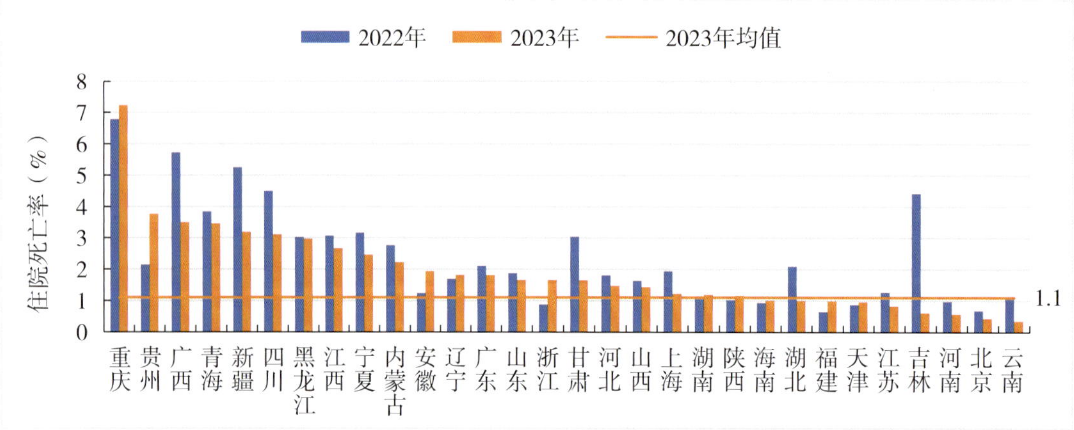

图2-7-22　2022—2023年各省（自治区、直辖市）单纯CABG患者住院死亡率

注：按2023年住院死亡率从高到低排序。西藏未纳入。

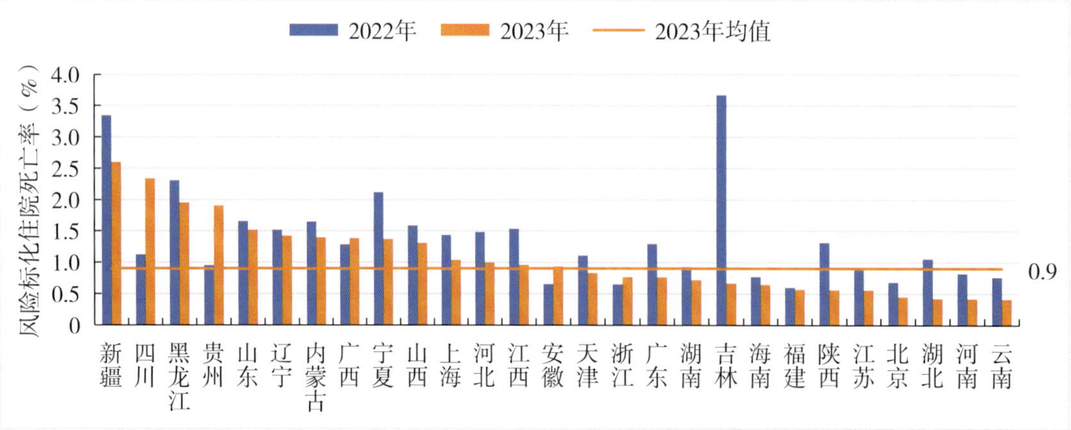

图2-7-23　2022—2023年各省（自治区、直辖市）单纯CABG患者风险标化住院死亡率

注：按2023年风险标化住院死亡率从高到低排序。重庆、甘肃、青海无法计算风险标化住院死亡率。西藏未纳入。

以当年各省（自治区、直辖市）内医院间住院死亡率的四分位数间距（四分位数间距=上四分位数-下四分位数，数值越小代表地区内医院间的差异越小）作为地区内的医院间变异大小的评价指标。2023年有14个省（自治区、直辖市）的CABG患者住院死亡率的地区内的医院间变异大于整体平均水平（图2-7-24）。

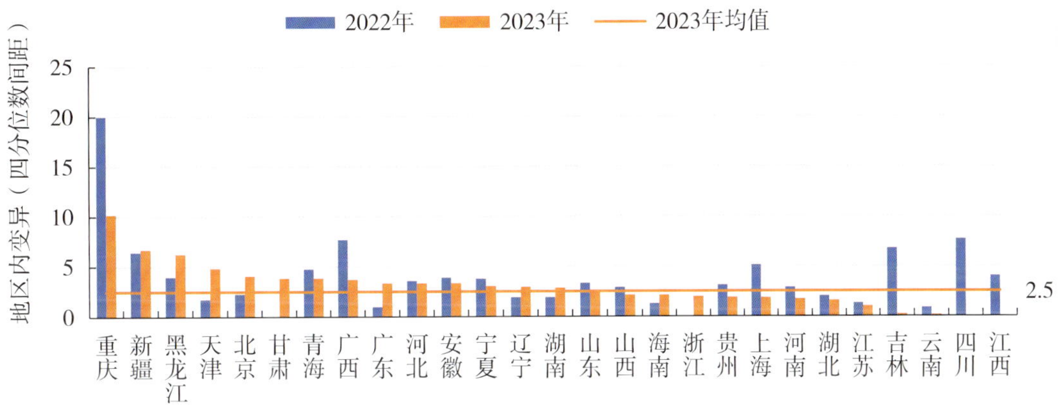

图2-7-24　2022—2023年各省（自治区、直辖市）单纯CABG患者住院死亡率同质性

注：按2023年地区内医院间变异从高到低排序。2022年甘肃、浙江四分位数间距为0。2023年四川、江西四分位数间距为0。2022—2023年陕西、福建、内蒙古四分位数间距为0。西藏未纳入。

有7个省（自治区、直辖市）的住院死亡率低于整体平均水平，且地区内医院间的变异小于整体医院间的平均变异水平，12个省（自治区、直辖市）的住院死亡率高于整体水平，且地区内的医院间变异大于整体医院间的变异水平，9个省（自治区、直辖市）的住院死亡率大于整体水平，地区内的医院间变异低于整体医院间的变异水平，2个省（自治区、直辖市）住院死亡率低于整体水平且地区内的医院间变异大于整体医院间的变异水平（图2-7-25）。

（3）非康复离院率

2023年CABG患者非康复离院率（离院方式为住院死亡或非医嘱离院）为2.7%，与2022年（3.0%）相比，有一定程度下降。调整患者年龄、性别等人口学特征，以及合并症等临床特征，计算医院水平风险标化非康复离院率为2.3%，低于2022年（2.6%）。

各省（自治区、直辖市）CABG患者非康复离院率见图2-7-26，风险标化非康复离院率见图2-7-27。2023年地区间风险标化住院死亡率最高为4.2%，最低为0.6%，较2022年差异有所增加（图2-7-27）。

以各省（自治区、直辖市）内医院间非康复离院率的四分位数间距作为地区内的医院间变异大小的评价指标。2023年有15个省（自治区、直辖市）的CABG患者非康复离院率的地区内的医院间变异大于整体平均水平（图2-7-28）。

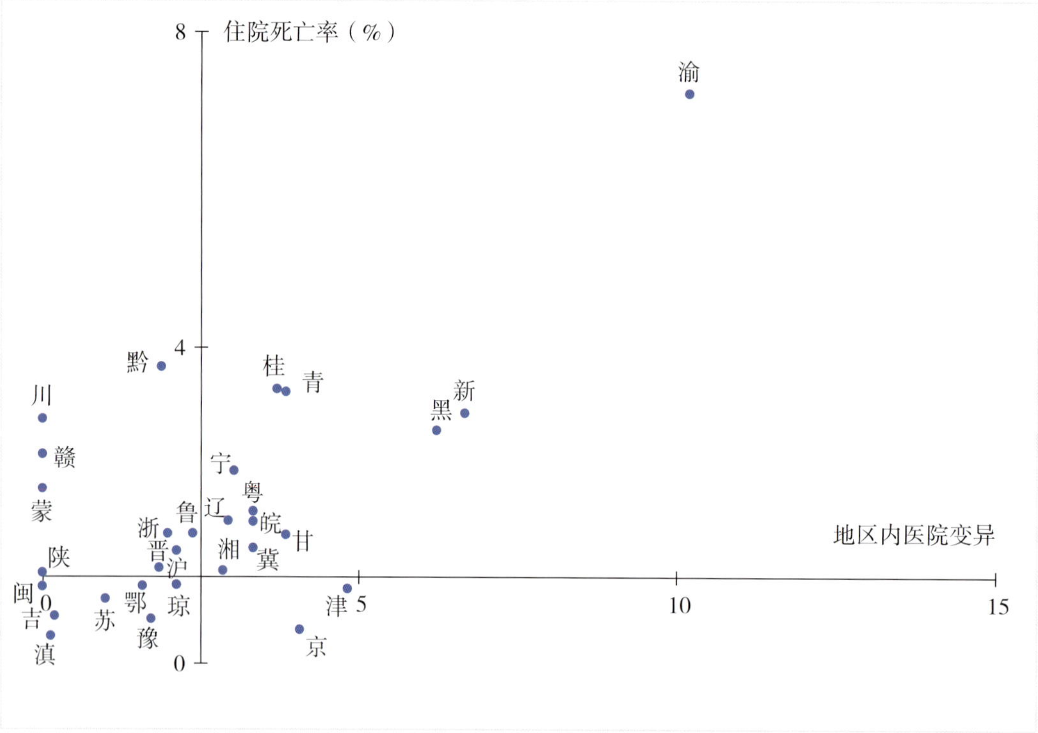

图2-7-25　2023年各省（自治区、直辖市）内单纯CABG患者住院死亡率与地区内的医院间变异的分布

注：纵轴，住院死亡率地区内整体水平（代表医疗质量地区内的平均水平）。横轴，基于医院水平的住院死亡率四分位数间距（采用四分位数间距展示医疗质量地区内的医院间变异）。纵轴与横轴交叉点为住院死亡率平均水平和医院间变异的均值（1.1，2.5），纵轴左侧的省（自治区、直辖市）代表该地区的住院死亡率地区内的医院间变异低于整体平均水平，横轴上方的省（自治区、直辖市）代表该地区的住院死亡率高于整体平均水平。

住院死亡率低于整体水平，且地区内的医院间变异小于整体医院间变异水平的地区：海南、湖北、河南、江苏、云南、福建、吉林。

住院死亡率高于整体水平，且地区内的医院间变异大于整体医院间变异水平的地区：湖南、辽宁、河北、安徽、甘肃、广东、宁夏、青海、广西、黑龙江、新疆、重庆。

住院死亡率高于整体水平，地区内的医院间变异小于整体医院间变异水平的地区：贵州、四川、江西、内蒙古、陕西、上海、浙江、山西、山东。

住院死亡率低于整体水平，地区内的医院间变异大于整体医院间变异水平的地区：北京、天津。

西藏未纳入。

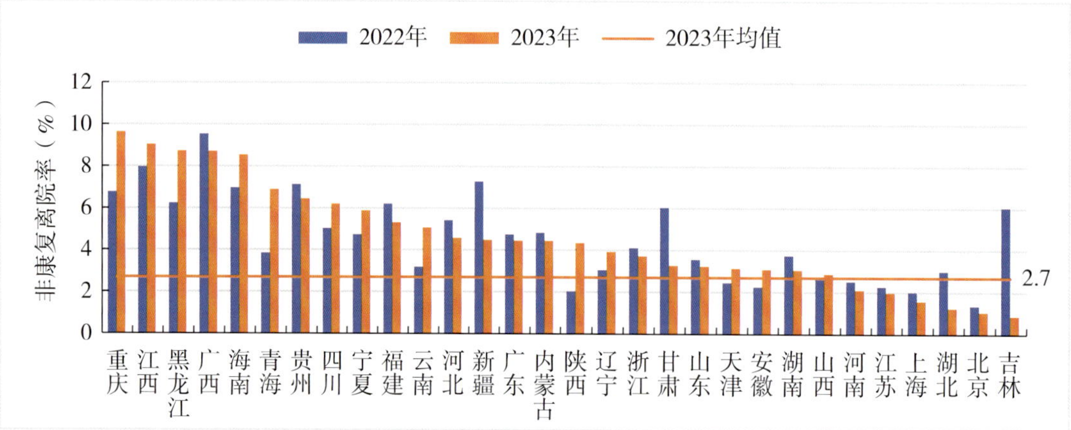

图2-7-26　2022—2023年各省（自治区、直辖市）单纯CABG患者非康复离院率

注：按2023年非康复离院率从高到低排序。西藏未纳入。

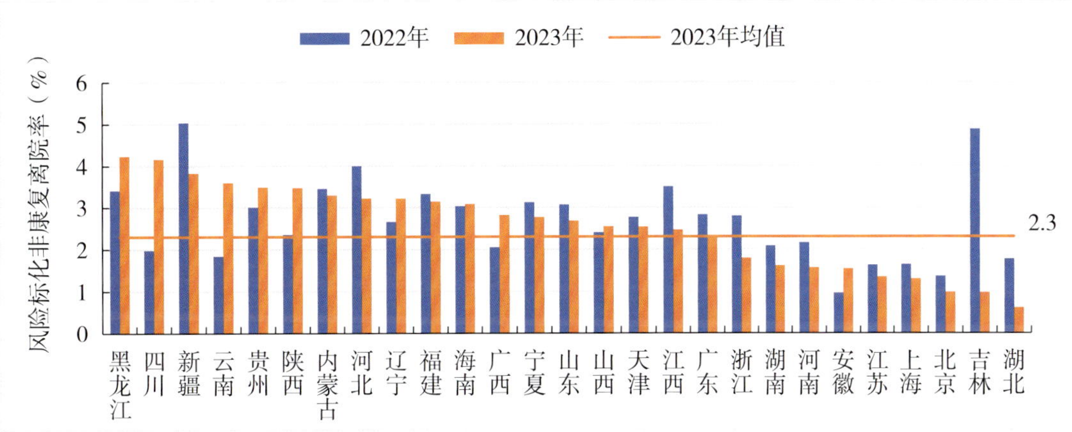

图2-7-27　2022—2023年各省（自治区、直辖市）单纯CABG患者风险标化非康复离院率

注：按2023年率从高到低排序。重庆、甘肃、青海无法计算风险标化非康复离院率。西藏未纳入。

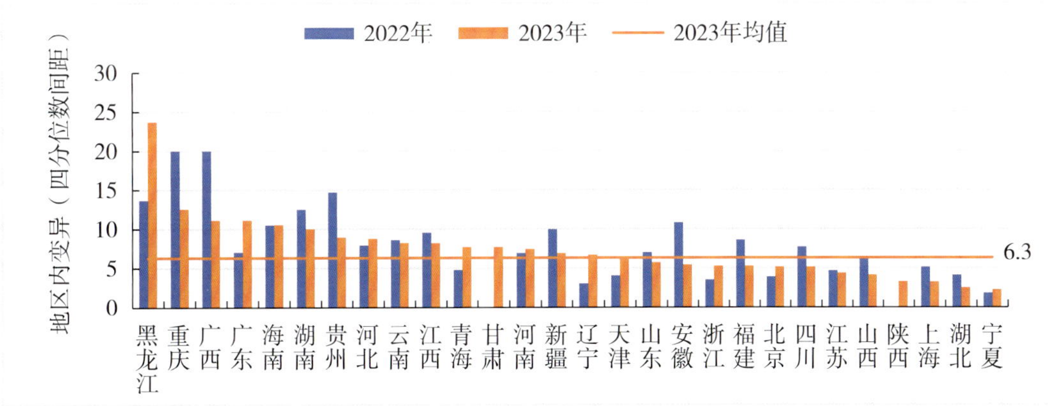

图2-7-28　2022—2023年各省（自治区、直辖市）单纯CABG患者非康复离院率同质性

注：按2023年地区内医院间变异从高到低排序。陕西、甘肃仅展示2023年数据。内蒙古、吉林、西藏未纳入。

2023年有4个省（自治区、直辖市）的非康复离院率低于整体平均水平，且地区内医院间的变异小于整体医院间的平均变异水平（图2-7-29），14个省（自治区、直辖市）的非康复离院率高于整体水平，且地区内医院间的变异大于整体医院间的变异水平，9个省（自治区、直辖市）非康复离院率高于整体水平，地区内医院间的变异小于整体医院间的变异水平，1个省（自治区、直辖市）非康复离院率低于整体水平，地区内医院间的变异水平大于整体医院间的变异水平（图2-7-29）。

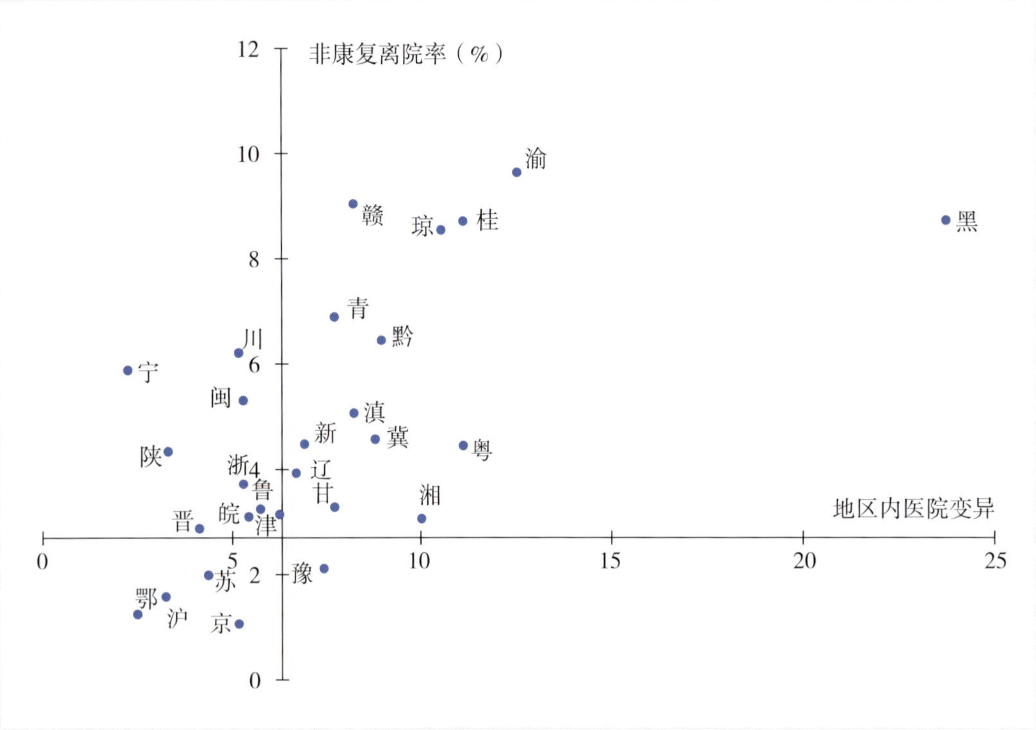

图2-7-29　2023年各省（自治区、直辖市）内CABG患者非康复离院率与地区内的医院间变异的分布

注：纵轴，非康复离院率地区内整体水平（代表医疗质量地区内的平均水平）。横轴，基于医院水平的非康复离院率四分位数间距（采用四分位数间距展示医疗质量地区内的医院间变异）。纵轴与横轴交叉点为非康复离院率平均水平和医院间变异的均值（2.7，6.3），纵轴左侧的省（自治区、直辖市）代表该地区的非康复离院率地区内的医院间变异低于整体平均水平，横轴上方的省（自治区、直辖市）代表该地区的非康复离院率高于整体平均水平。

非康复离院率低于整体水平，且地区内的医院间变异小于整体医院间变异水平的地区：北京、江苏、上海、湖北。

非康复离院率高于整体水平，且地区内的医院间变异大于整体医院间变异水平的地区：辽宁、甘肃、新疆、河北、湖南、云南、广东、贵州、青海、海南、广西、江西、重庆、黑龙江。

非康复离院率高于整体水平，地区内的医院间变异小于整体医院间变异水平的地区：四川、宁夏、福建、浙江、山东、安徽、天津、山西、陕西。

非康复离院率低于整体水平，地区内的医院间变异大于整体医院间变异水平的地区：河南。

吉林、内蒙古、西藏未纳入。

（三）瓣膜开放手术

1. 医疗服务量

HQMS数据显示，纳入监测的医院中，2023年全国有727家医院开展了瓣膜开放手术，其中三级医院681家，二级医院46家，相比于2022年三级医院数量增加了80家，二级医院数量增加了15家。

与此同时，瓣膜开放手术量也从2022年的5.6万例增长至2023年的7.0万例，2023年三级医院手术量占比为99.4%，二级医院手术量占0.5%。其中，单纯二尖瓣手术量2.9万例，单纯主动脉瓣手术量2.9万例，均较2022年（单纯二尖瓣手术2.3万例，单纯主动脉瓣手术1.1万例）有所增加。

2022—2023年部分省（自治区、直辖市）能开展瓣膜手术的医院数量有所增长。各省（自治区、直辖市）之间医院数目差异明显（图2-7-30）。各省（自治区、直辖市）手术量差异明显，其中手术量较大的省份手术量增长更显著（图2-7-31）。各省（自治区、直辖市）单纯二尖瓣手术量和单纯主动脉瓣手术量分别见图2-7-32和图2-7-33。

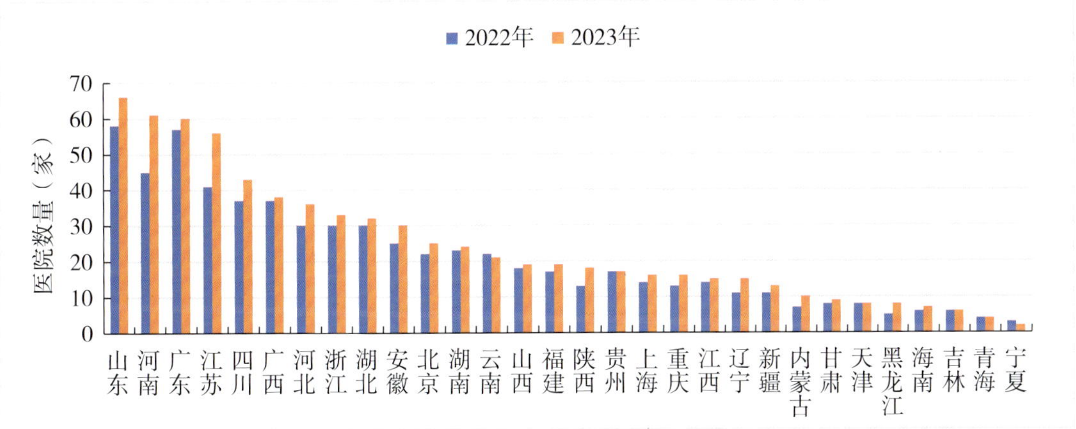

图2-7-30　2022—2023年各省（自治区、直辖市）开展瓣膜开放手术的医院数量

注：按2023年医院数量从多到少排序。西藏未纳入。

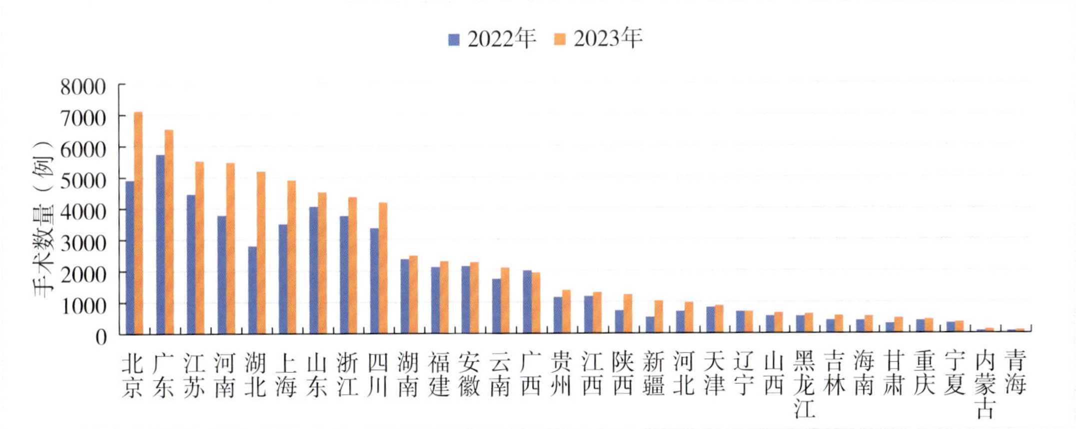

图2-7-31　2022—2023年各省（自治区、直辖市）开展瓣膜开放手术例数

注：按2023年手术例数从多到少排序。西藏未纳入。

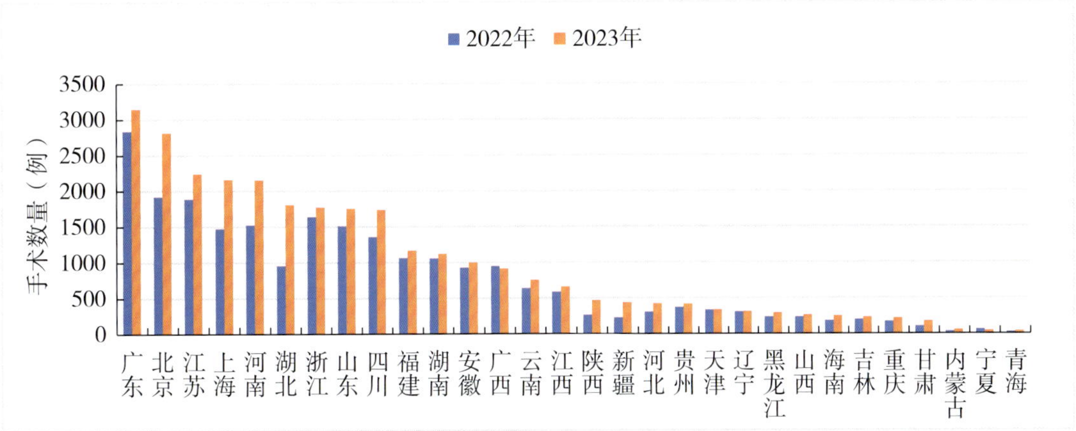

图2-7-32　2022—2023年各省（自治区、直辖市）开展单纯二尖瓣手术例数

注：按2023年手术例数从多到少排序。西藏未纳入。

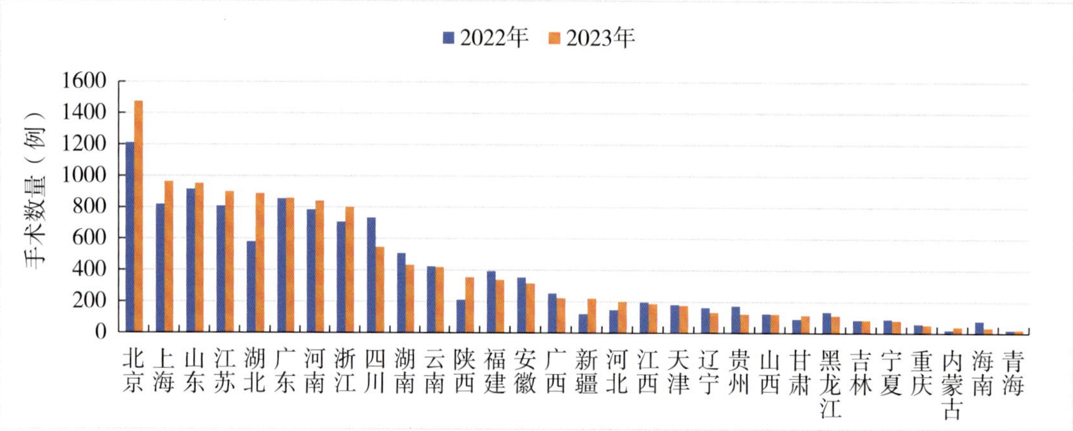

图2-7-33　2022—2023年各省（自治区、直辖市）开展单纯主动脉瓣手术例数

注：按2023年手术例数从多到少排序。西藏未纳入。

依据主要手术操作，按照年手术量将开展瓣膜手术的医院进行分组，可见2022—2023年各手术量区间的医院数目均有增加（图2-7-34）。

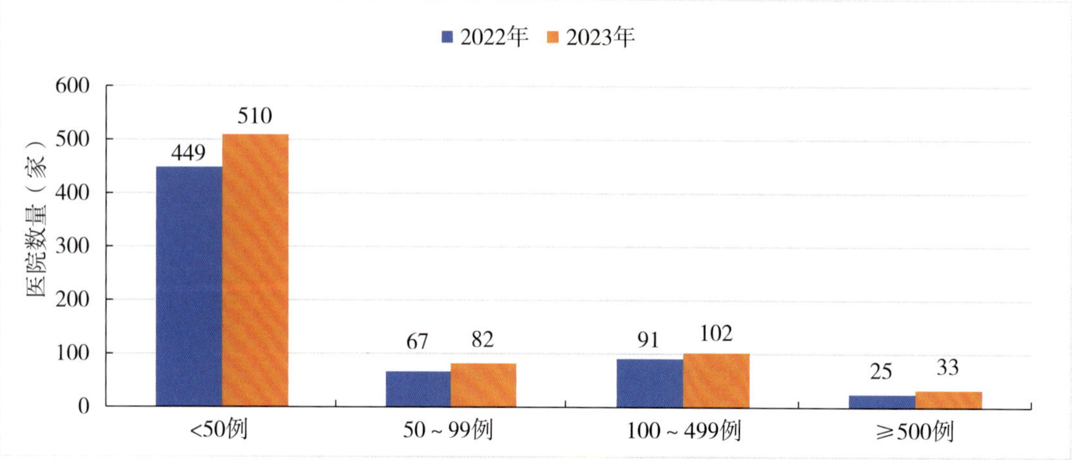

图2-7-34　2022—2023年不同手术规模医院数量分布

2. 患者特征

2023年接受瓣膜开放手术的住院患者年龄为（57.1±11.7）岁，女性占47.0%。2022年接受瓣膜开放手术的住院患者平均年龄为（56.8±11.8）岁，女性占47.4%。2023年患者合并疾病情况见表2-7-2。与2022年相比，患者特征未见显著变化（图2-7-35）。

表2-7-2　2023年瓣膜开放手术患者特征

	总体	三级医院	二级医院
人口学特征			
年龄（岁）*	57.1±11.7	57.1±11.7	57.9±11.7
女性（%）	47.0	46.9	57.9
合并疾病（%）			
风湿性心脏病	49.4	49.3	59.5

续　表

	总体	三级医院	二级医院
高血压	27.3	27.3	30.3
脑卒中	15.6	15.5	22.6
糖尿病	8.7	8.7	11.0
慢性阻塞性肺疾病	8.3	8.3	8.7
肾脏疾病	7.8	7.8	7.2
既往心脏手术史	4.0	4.0	4.9

注：* 均数 ± 标准差。

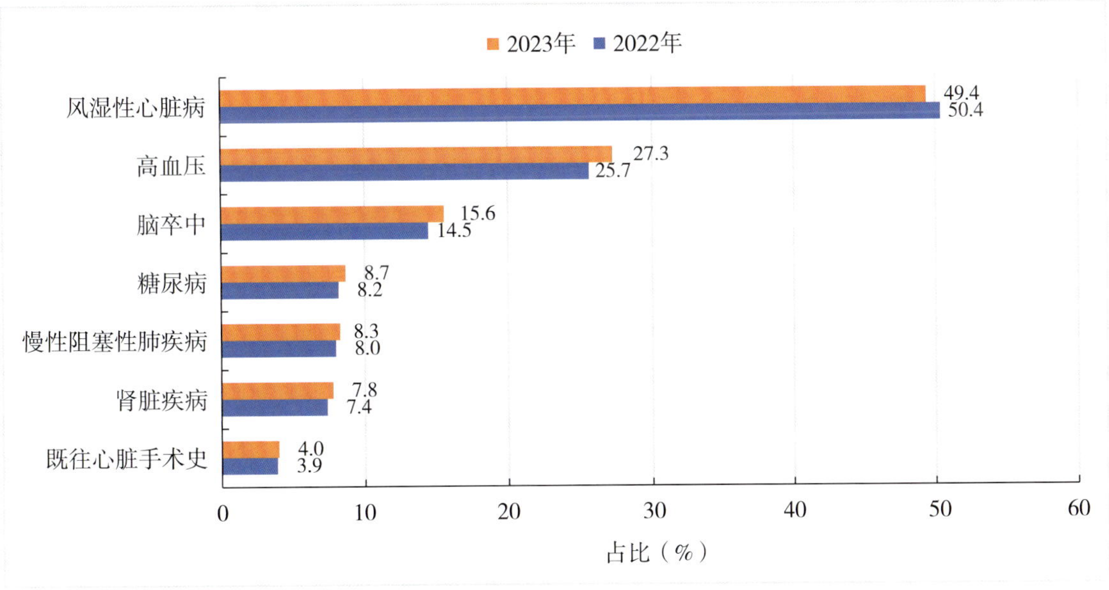

图2-7-35　2022—2023年瓣膜开放手术住院患者各类合并症占比

注：按2023年占比从高到低排序。

3. 单纯二尖瓣手术质量指标

报告主要采用国家单病种质量管理与控制平台数据对单纯二尖瓣手术的过程质量指标进行评价。2020—2023年，全国分别有452家、512家、500家、523家医院向国家单病种质量管理与控制平台提交二尖瓣手术病例数据。

（1）瓣膜修复占比

2020—2023年单纯二尖瓣手术患者瓣膜修复占比依次为32.4%、29.4%、33.5%和34.4%。各省（自治区、直辖市）的单纯二尖瓣手术患者瓣膜修复占比情况见图2-7-36。

（2）经食管超声使用率

2020—2023年单纯二尖瓣手术患者经食管超声使用率依次为42.6%、47.7%、52.1%和51.8%。各省（自治区、直辖市）的单纯二尖瓣手术经食管超声使用率情况见图2-7-37。

（3）血制品使用率

2020—2023年单纯二尖瓣手术患者血制品使用率依次为44.6%、46.2%、48.2%和42.1%。各省（自治区、直辖市）的单纯二尖瓣手术患者血制品使用率情况见图2-7-38。

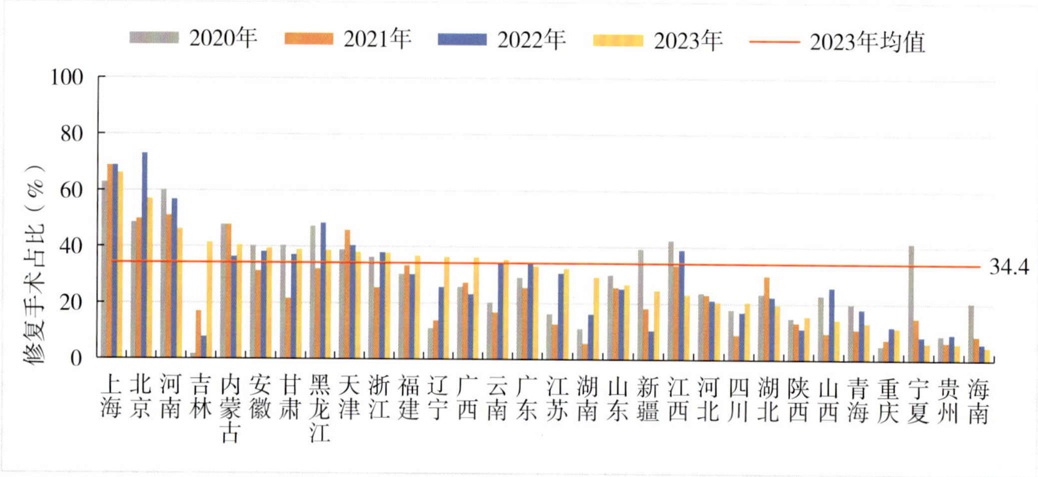

图2-7-36　2020—2023年各省（自治区、直辖市）单纯二尖瓣手术中修复手术占比

注：按2023年修复手术占比从高到低排序。西藏未纳入。

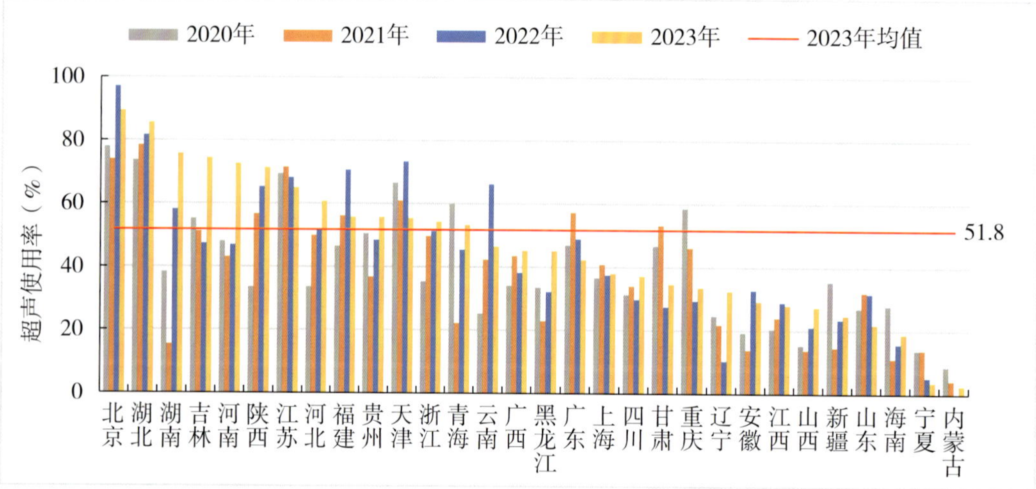

图2-7-37　2020—2023年各省（自治区、直辖市）单纯二尖瓣手术经食管超声使用率

注：按2023年超声使用率从高到低排序。2022年内蒙古未纳入。西藏未纳入。

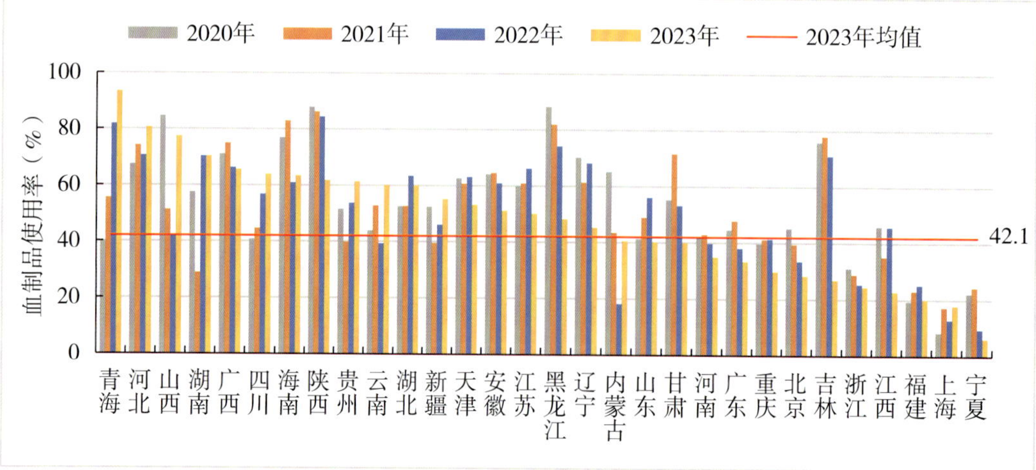

图2-7-38　2020—2023年各省（自治区、直辖市）单纯二尖瓣手术血制品使用率

注：按2023年血制品使用率从高到低排序。西藏未纳入。

（4）二级预防药物的使用率

2020—2023年单纯二尖瓣手术患者出院时华法林用药率依次为82.0%、82.3%、81.8%和78.3%。各省（自治区、直辖市）的出院时华法林使用率见图2-7-39。

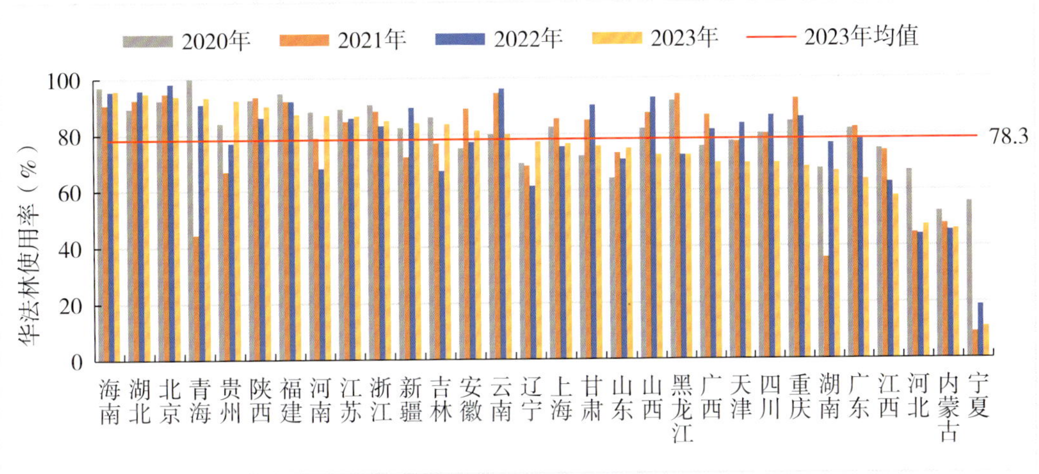

图2-7-39　2020—2023年各省（自治区、直辖市）单纯二尖瓣手术后出院华法林使用率

注：按2023年华法林使用率从高到低排序。西藏未纳入。

（5）住院时长

HQMS数据显示，2023年单纯二尖瓣手术患者中位住院时长为19（14，25）天，2022年为19（14，26）天。2023年各省（自治区、直辖市）中位住院时长存在差异，最长为31.5天，最短为12天。与2022年（最长为27天，最短为13天）相比，差异有所增加（图2-7-40）。

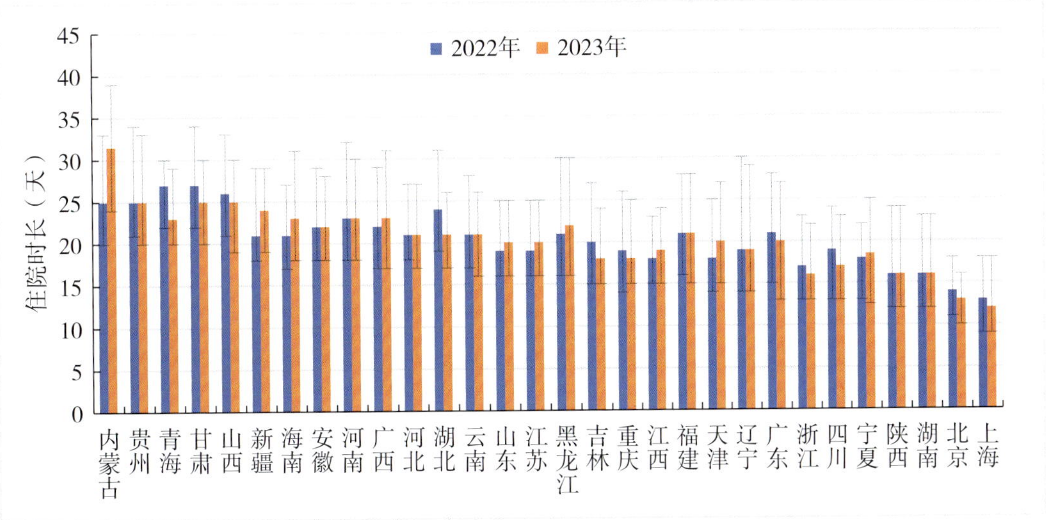

图2-7-40　2022—2023年单纯二尖瓣手术患者住院时长

注：按2023年中位住院时长从长到短排序。西藏未纳入。

（6）住院死亡率

2023年单纯二尖瓣手术患者住院死亡率为1.0%，较2022年（1.2%）有所下降。调整患者年龄、性别等人口学特征，以及合并症等临床特征，计算医院水平风险标化住院死亡率为0.8%，也略低于2022年（0.9%）。

各省（自治区、直辖市）单纯二尖瓣手术患者住院死亡率见图2-7-41，风险标化住院死亡率见图2-7-42。2023年地区间风险标化住院死亡率最高为2.0%，最低为0.4%；2022年最高为3.9%，最低为0.5%（图2-7-42）。

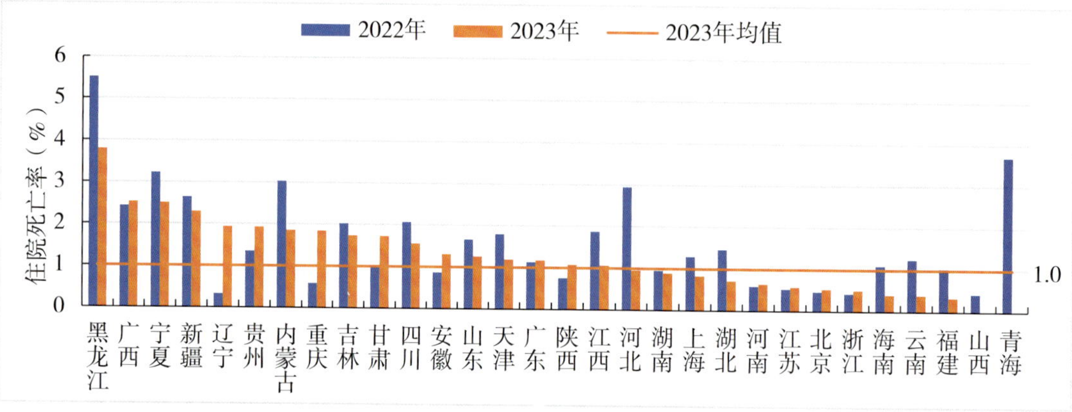

图2-7-41　2022—2023年各省（自治区、直辖市）单纯二尖瓣手术患者住院死亡率

注：按2023年住院死亡率从高到低排序。2023年山西、青海未出现住院死亡。西藏未纳入。

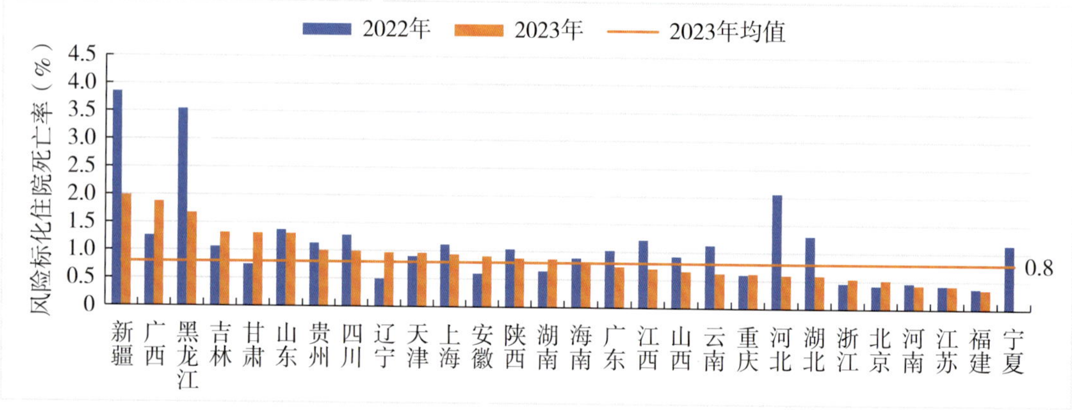

图2-7-42　2022—2023年各省（自治区、直辖市）单纯二尖瓣手术患者风险标化住院死亡率

注：按2023年风险标化住院死亡率从高到低排序。2023年宁夏未纳入。青海、内蒙古、西藏未纳入。

（7）非康复离院率

2023年单纯二尖瓣手术患者非康复离院率（离院方式为住院死亡或非医嘱离院）为2.7%，低于2022年（2.9%）。调整患者年龄、性别等人口学特征，以及合并症等临床特征，计算医院水平风险标化非康复离院率为2.3%，也低于2022年（2.5%）。

各省（自治区、直辖市）单纯二尖瓣手术患者非康复离院率见图2-7-43，风险标化非康复离院率见图2-7-44。2023年地区间风险标化住院死亡率最高为4.7%，最低为1.0%，差异较2022年有所缩小（图2-7-44）。

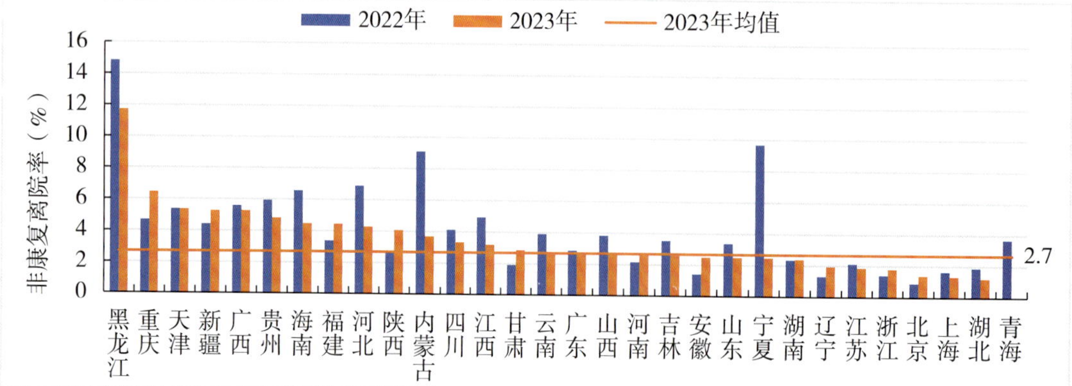

图2-7-43　2022—2023年各省（自治区、直辖市）单纯二尖瓣手术患者非康复离院率

注：按2023年率从高到低排序。2023年青海未出现非康复离院。西藏未纳入。

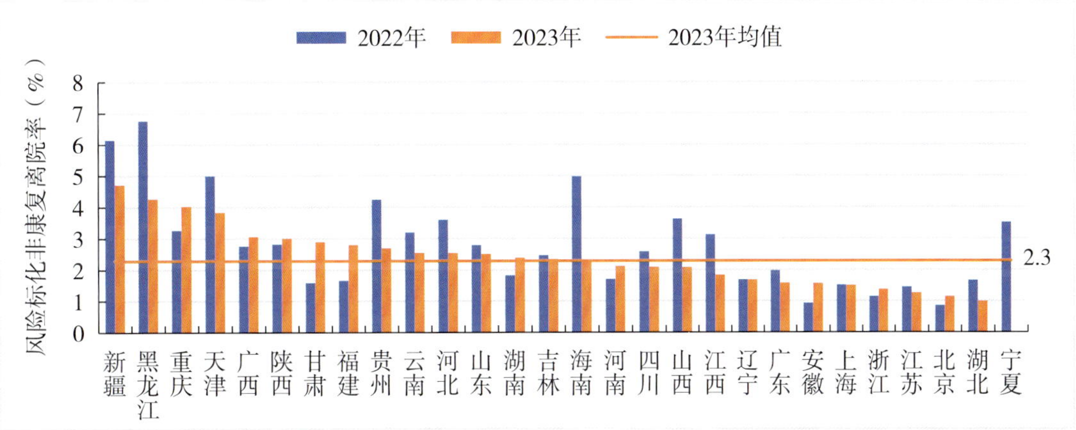

图2-7-44　2022—2023年各省（自治区、直辖市）单纯二尖瓣手术患者风险标化非康复离院率

注：按2023年风险标化非康复离院率从高到低排序。2022—2023年青海、内蒙古、西藏无法计算风险标化非康复离院率，2023年宁夏无法计算风险标化非康复离院率，未纳入。

4. 单纯主动脉瓣手术质量指标

本报告采用国家单病种质量管理与控制平台数据对单纯主动脉瓣手术的过程质量指标进行评价。2020—2023年全国分别有296家、480家、492家、507家医院向国家单病种质量管理与控制平台提交主动脉瓣手术病例数据。

（1）术前冠状动脉造影占比

2020—2023年单纯主动脉瓣手术患者术前冠状动脉造影占比依次为77.%、70.1%、71.9%和66.3%。各省（自治区、直辖市）的单纯主动脉瓣手术术前冠状动脉造影占比情况见图2-7-45。

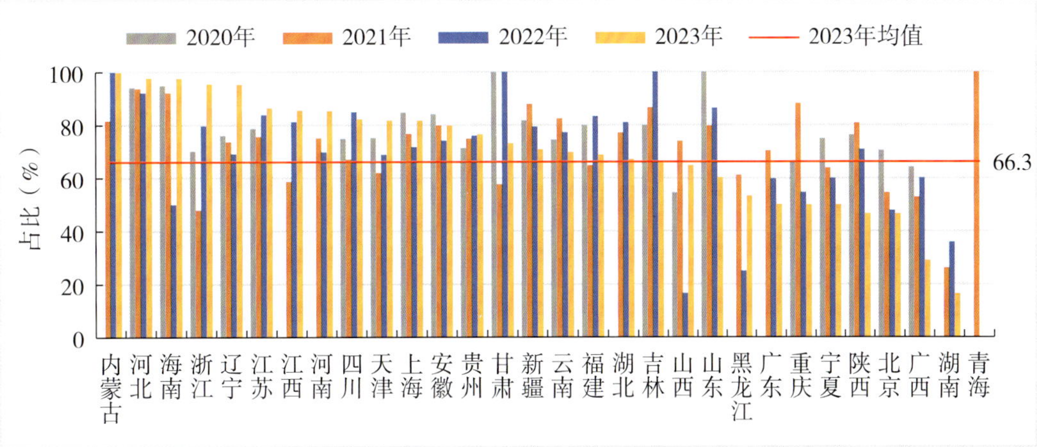

图2-7-45　2020—2023年单纯主动脉瓣手术实施术前冠状动脉造影评估的患者占比

注：按照2023年患者占比从高到低排序。2020年青海、内蒙古、江西、河南、湖北、黑龙江、广东、湖南未纳入，2022年和2023年青海未纳入，西藏未纳入。

（2）人工瓣不匹配占比

2020—2023年单纯主动脉瓣手术患者人工瓣不匹配占比依次为16.0%、13.7%、14.8%和15.0%。各省（自治区、直辖市）的单纯主动脉瓣手术人工瓣不匹配占比情况见图2-7-46。

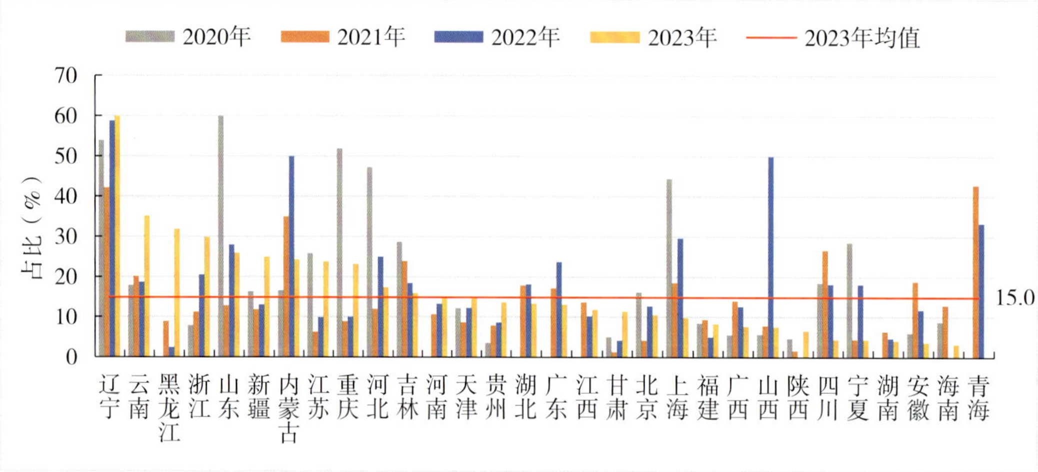

图2-7-46 2023年各省（自治区、直辖市）单纯主动脉瓣手术人工瓣有效瓣口面积指数小于0.85的占比

注：按2023年占比从高到低排序。2020年黑龙江、河南、湖北、广东、江西、湖南、青海未纳入。2023年青海未纳入。西藏未纳入。

（3）血制品使用率

2020—2023年单纯主动脉瓣手术患者血制品使用率依次为45.4%、46.7%、51.5%和45.3%。各省（自治区、直辖市）的单纯主动脉瓣手术患者血制品使用率情况见图2-7-47。

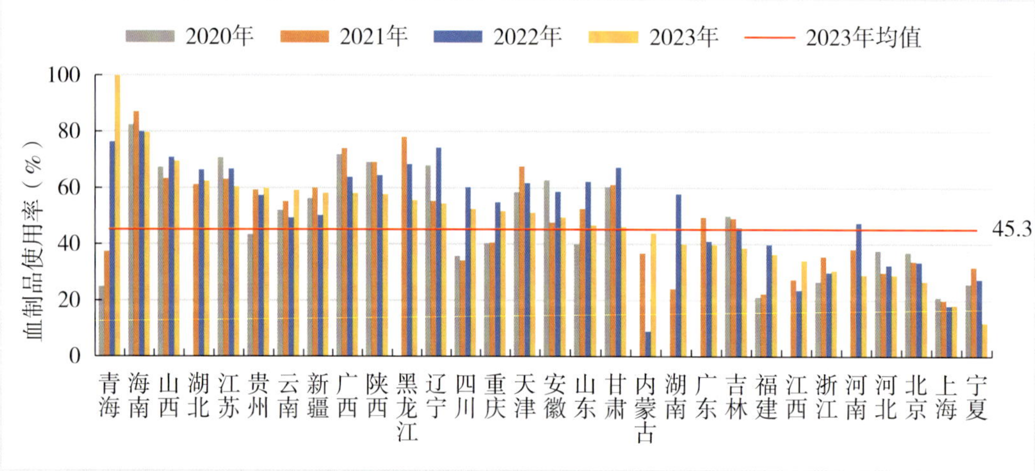

图2-7-47 2020—2023年各省（自治区、直辖市）单纯主动脉瓣手术血制品使用率

注：按2023年血制品使用率从高到低排序。西藏未纳入。

（4）术中经食管超声使用率

2020—2023年单纯主动脉瓣手术患者术中经食管超声使用率依次为26.4%、33.6%、37.1%和38.7%。各省（自治区、直辖市）的单纯主动脉瓣手术术中经食管超声使用率情况见图2-7-48。

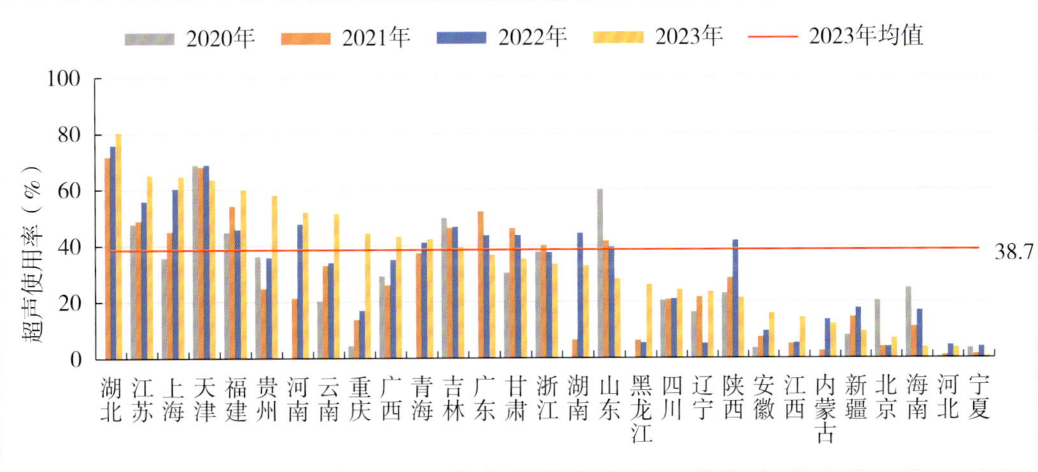

图2-7-48　2020—2023年各省（自治区、直辖市）单纯主动脉瓣手术经食管超声使用率

注：按2023年超声使用率从高到低排序。2020年湖北、河南、青海、广东、湖南、黑龙江、江西、内蒙古未纳入。山西、西藏未纳入。

（5）二级预防药物使用率

2020—2023年单纯主动脉瓣手术患者出院时华法林使用率依次为83.2%、81.9%、83.5%和81.4%。各省（自治区、直辖市）的单纯主动脉瓣手术患者出院时华法林使用率情况见图2-7-49。

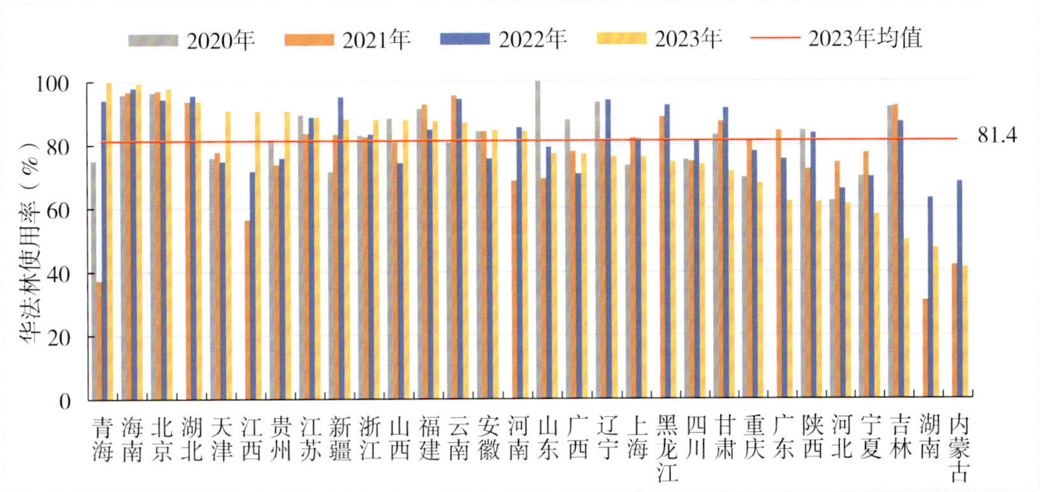

图2-7-49　2020—2023年各省（自治区、直辖市）单纯主动脉瓣手术后出院华法林使用率

注：按2023年华法林使用率从高到低排序。2020年湖北、河南、广东、湖南、黑龙江、江西、内蒙古未纳入，2020—2023年西藏未纳入。

（6）住院时长

HQMS数据显示，2023年单纯主动脉瓣手术患者中位住院时长为17（13，28）天，2022年为18（14，25）天。2023各省（自治区、直辖市）中位住院时长存在差异，最长为26.5天，最短为12天。与2022年（最长为27.5天，最短为12天）相比，差异略有缩小（图2-7-50）。

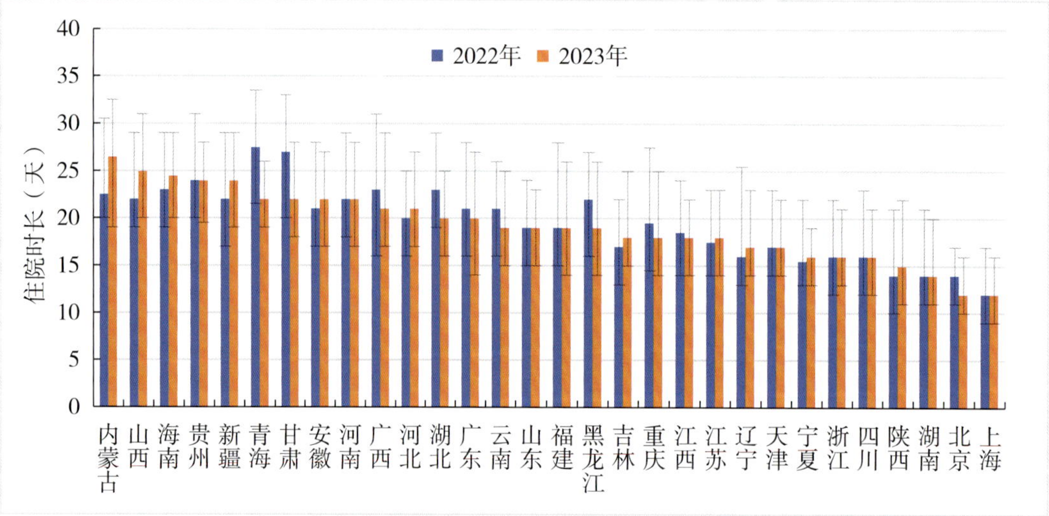

图2-7-50 2022—2023年各省（自治区、直辖市）单纯主动脉瓣手术患者住院时长

注：按2023年中位住院时长从长到短排序。西藏未纳入。

（7）住院死亡率

2023年单纯主动脉瓣手术患者住院死亡率为0.8%，较2022年（1.0%）有所下降。调整患者年龄、性别等人口学特征，以及合并症等临床特征，计算医院水平风险标化住院死亡率为0.5%，也低于2022年（0.6%）。

各省（自治区、直辖市）单纯主动脉瓣手术患者住院死亡率见图2-7-51，风险标化住院死亡率见图2-7-52。2023年地区间风险标化住院死亡率最高为1.2%，最低为0.2%（图2-7-52）。

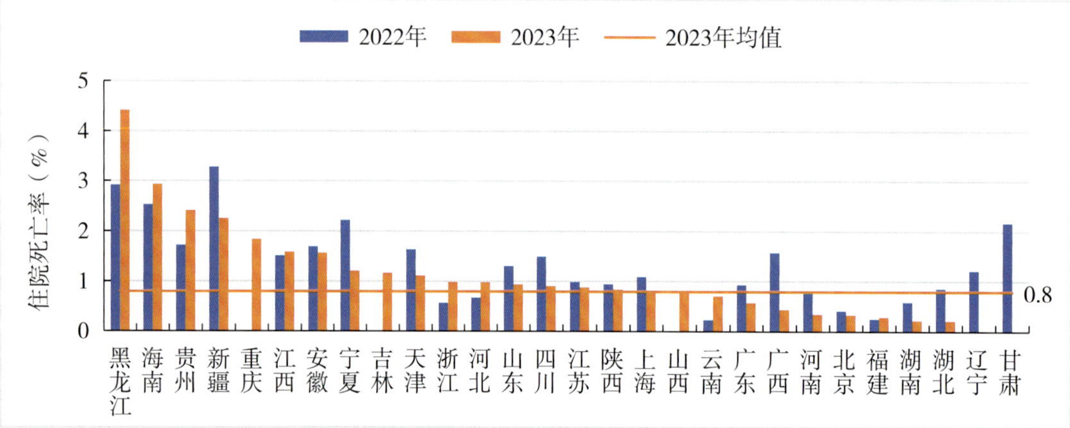

图2-7-51 2022—2023年各省（自治区、直辖市）单纯主动脉瓣手术患者住院死亡率

注：按2023年住院死亡率从高到低排序。2022年重庆、吉林、山西未上报住院死亡。2023年辽宁、甘肃未上报住院死亡。青海、内蒙古、西藏未纳入。

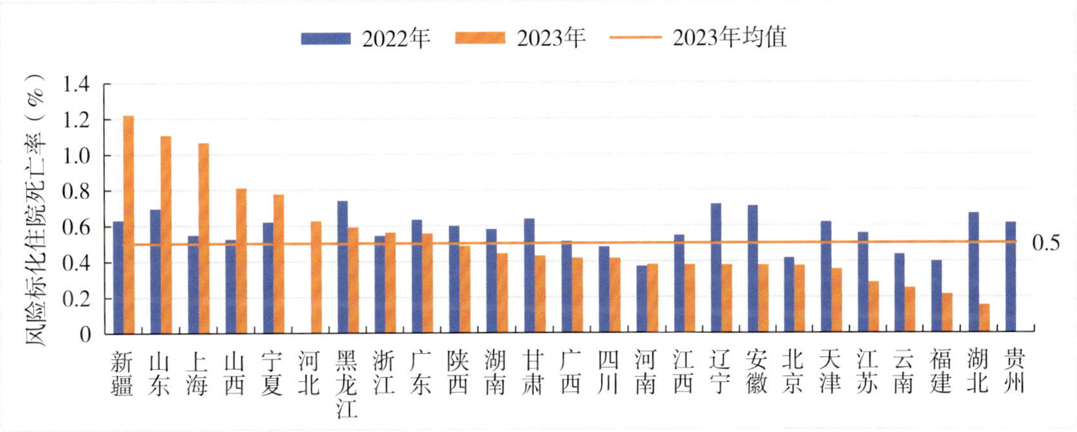

图2-7-52　2022—2023年各省（自治区、直辖市）单纯主动脉瓣手术患者风险标化住院死亡率

注：按2023年风险标化住院死亡率从高到低排序。2022年河北和2023年贵州未纳入。海南、吉林、内蒙古、重庆、青海、西藏未纳入。

（8）非康复离院率

2023年单纯主动脉瓣手术患者非康复离院率（离院方式为住院死亡或非医嘱离院）为2.0%，比2022年（2.2%）略低。调整患者年龄、性别等人口学特征，以及合并症等临床特征，计算医院水平风险标化非康复离院率为1.3%，也略低于2022年（1.4%）。

各省（自治区、直辖市）单纯主动脉瓣手术患者非康复离院率见图2-7-53，风险标化非康复离院率见图2-7-54。2023年地区间风险标化非康复离院率最高为4.0%，最低为0.3%，差异较2022年无明显变化（图2-7-54）。

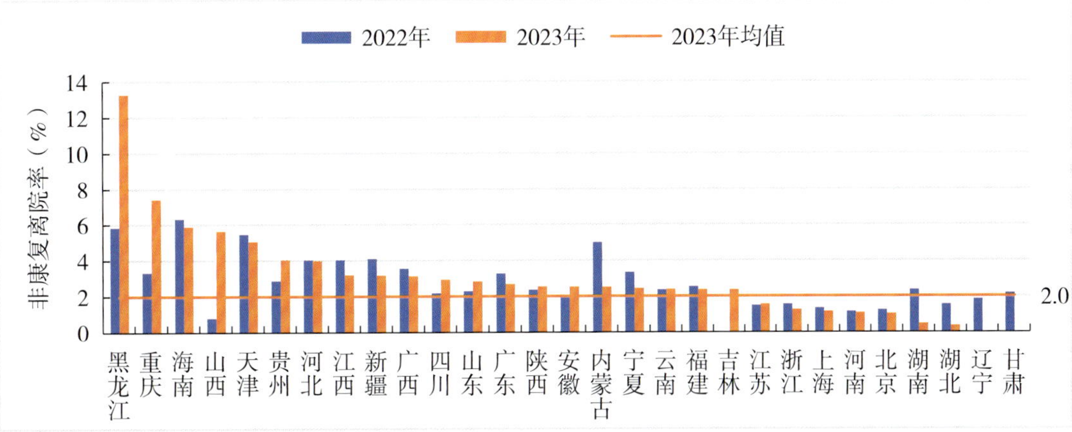

图2-7-53　2022—2023年各省（自治区、直辖市）单纯主动脉瓣手术患者非康复离院率

注：按2023年非康复离院率从高到低排序。2023年吉林未纳入。2022年辽宁、甘肃未纳入。西藏未纳入。

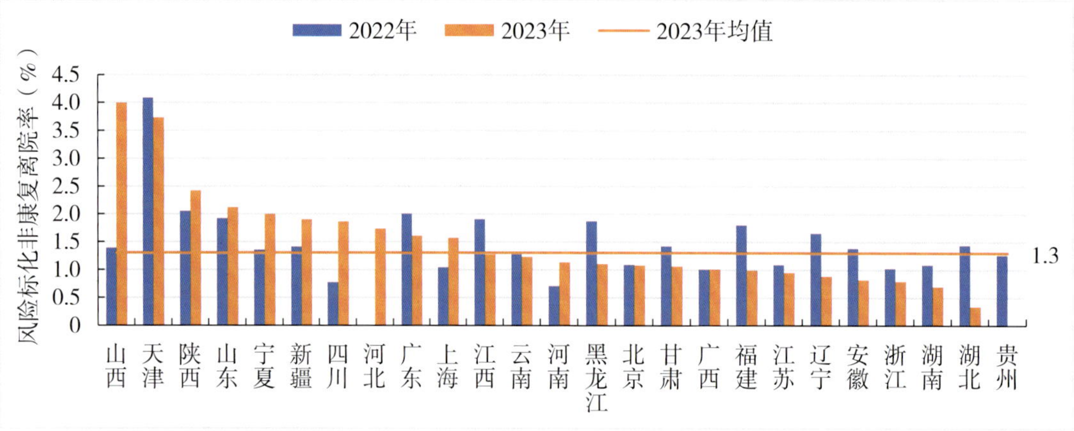

图2-7-54 2022—2023年各省（自治区、直辖市）单纯主动脉瓣手术患者风险标化非康复离院率

注：按2023年风险标化非康复离院率从高到低排序。2022年河北和2023年贵州未纳入。海南、内蒙古、重庆、吉林、青海、西藏未纳入。

（四）先天性心脏病开放手术

1. 医疗服务量

HQMS数据显示，纳入监测的医院中，2023年有697医院开展了常见先天性心脏病（以下简称“先心病”）手术，其中三级医院625家，二级医院72家，与2022年相比，医院数量增加了80家。

2023年共纳入13万例先心病手术病例数据，包括先心病开放手术和介入治疗技术。由于相当一部分先心病介入手术由心外科医师完成，本报告将先心病介入治疗技术纳入手术量统计。2022—2023年各省（自治区、直辖市）能开展先心病外科手术的医院数量见图2-7-55，各省（自治区、直辖市）之间医院数目存在差异。

各省（自治区、直辖市）开展的先心病外科手术量差异明显，2年间手术量较多的省份增长更显著（图2-7-56）。

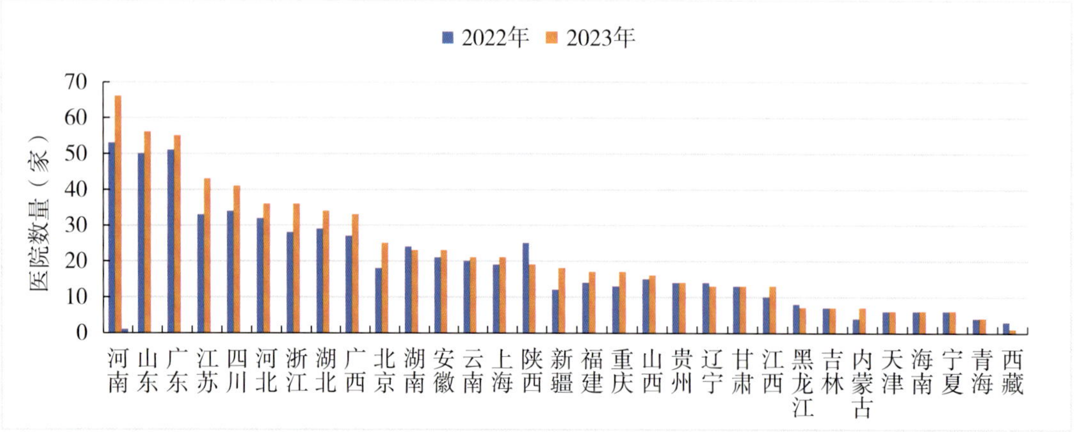

图2-7-55 2022—2023年各省（自治区、直辖市）开展先心病开放手术的医院数量

注：按2023年医院数量从多到少排序。

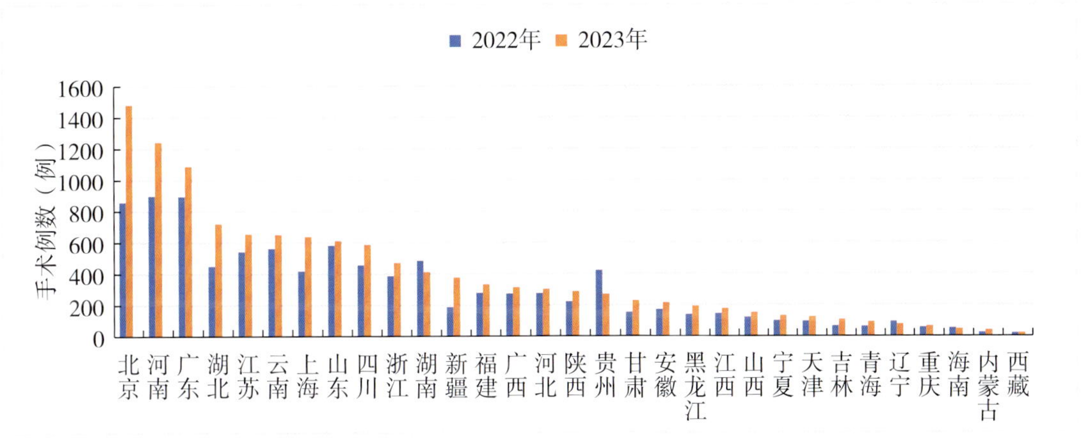

图2-7-56 2022—2023年各省（自治区、直辖市）开展先心病开放手术的手术例数

注：按2023年手术例数从多到少排序。

依据主要手术操作，按照年手术量将开展先心病外科手术的医院进行分组，可见2022—2023年各手术量区间的医院数目均在增加（图2-7-57）。

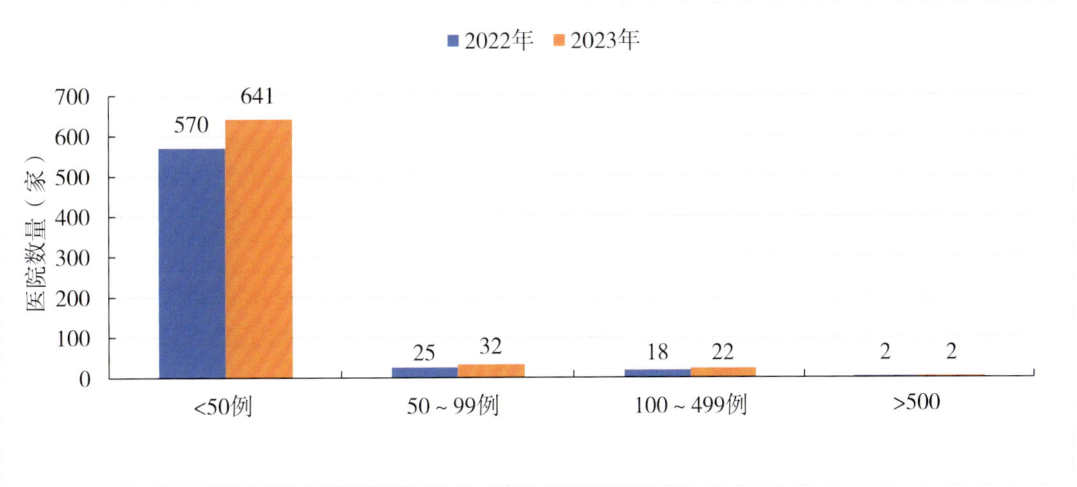

图2-7-57 2022—2023年开展先心病开放手术的医院规模分布

2. 结果质控指标

2023年HQMS数据库纳入的先心病手术病例数据中包含3.8万例先心病开放手术病例。由于先心病分类复杂，本次报告中筛选部分先心病开放手术进行分析，主要包括：先天性心脏瓣膜病的外科治疗，房间隔缺损修补术、室间隔缺损修补术、心内膜垫缺损修补术、法洛四联症修补术、肺静脉异位连接修补术、大血管移位矫正术、心脏瓣膜和间隔的其他手术、先天性心脏病损切除或矫治术、胸或腹内大血管先天性疾病矫治术、体动脉至肺动脉分流术、腹内静脉分流术及其他先天性大血管疾病的修复术和分流术。

（1）住院时长

HQMS数据显示，2023年常见先心病外科手术患者住院时长为19（14，25）天，2022年为15（11，20）天。2023年各省（自治区、直辖市）中位住院时长最长为20天，最短为7天。2022年最长为20天，最短为11天（图2-7-58）。

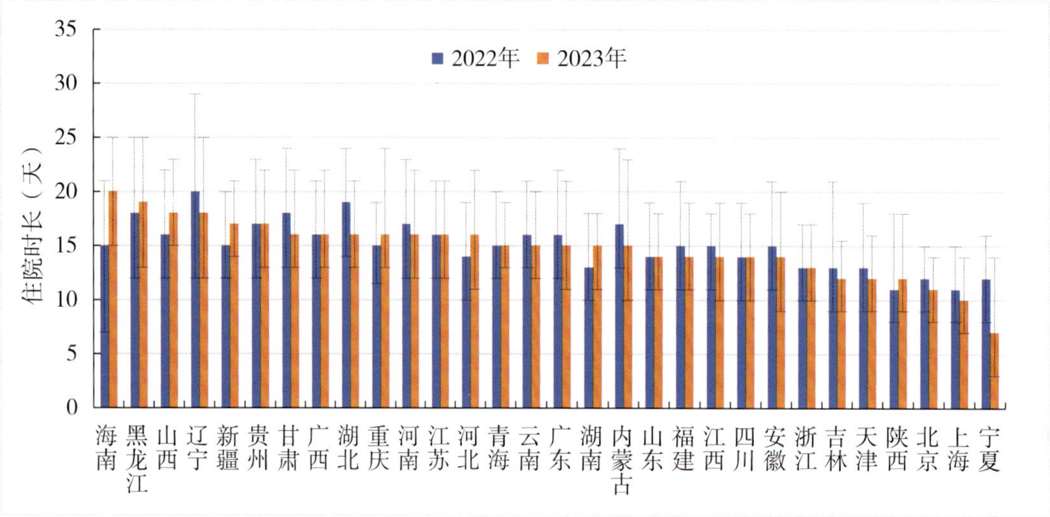

图2-7-58 2022—2023年各省（自治区、直辖市）先心病开放手术患者住院时长

注：按2023年中位住院时长从长到短排序。西藏未纳入。

（2）住院死亡率

2023年常见先心病开放手术患者住院死亡率为0.5%，与2022年持平。有8个省（自治区、直辖市）至少有1年的上报数据中无住院死亡病例。调整患者年龄、性别等人口学特征，以及合并症等临床特征，计算医院水平风险标化住院死亡率为0.3%。各省（自治区、直辖市）先心病开放手术患者住院死亡率见图2-7-59。

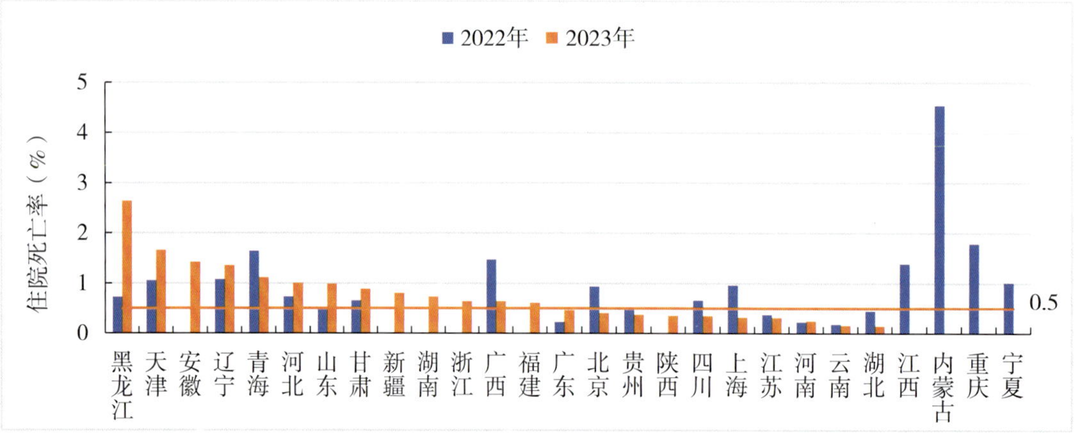

图2-7-59 2022—2023年各省（自治区、直辖市）先心病开放手术患者住院死亡率

注：按2023年住院死亡率从高到低排序。部分省份部分年份上报数据中无住院死亡。海南、吉林、山西、西藏未纳入。

（3）非康复离院率

2023年常见先心病开放手术患者非康复离院率（离院方式为住院死亡或非医嘱离院）为1.6%，略高于2022年（1.4%）。调整患者年龄、性别等人口学特征，以及合并症等临床特征，计算医院水平风险标化非康复离院率为1.1%，高于2022年（0.8%）。各省（自治区、直辖市）常见先心病开放手术患者非康复离院率见图2-7-60，风险标化非康复离院率见图2-7-61。

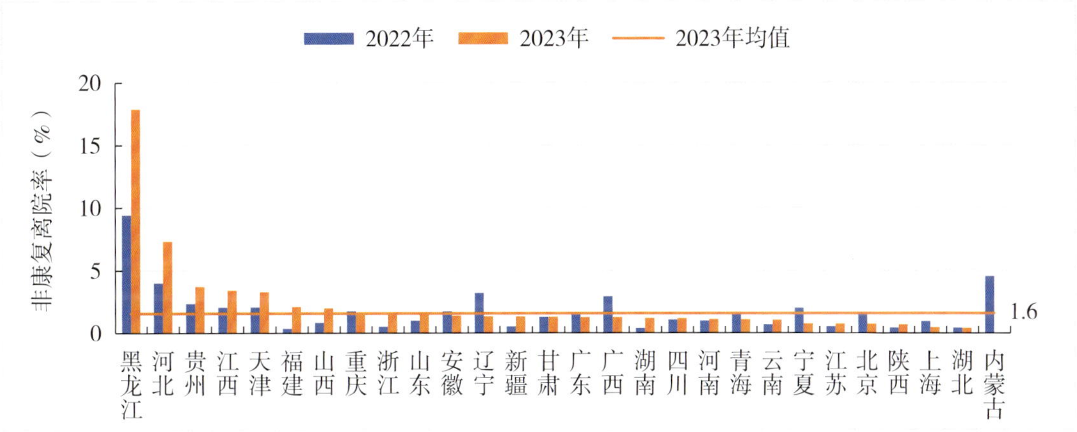

图2-7-60　2022—2023年各省（自治区、直辖市）先心病开放手术患者非康复离院率

注：按2023年非康复离院率从高到低排序。2023年内蒙古未纳入。吉林、海南、西藏未纳入。

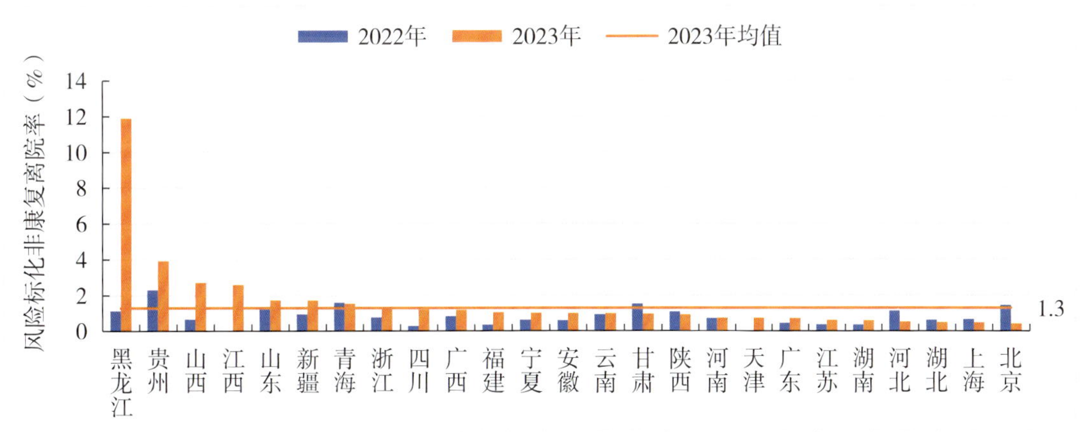

图2-7-61　2022—2023年各省（自治区、直辖市）先心病开放手术患者风险标化非康复离院率

注：按2023年风险标化非康复离院率从高到低排序。2022年江西、天津未纳入。吉林、海南、内蒙古、辽宁、重庆、西藏未纳入。

（五）分析小结

HQMS数据显示，与2022年相比，2023年纳入监测的各类手术量在上升，诊疗规模扩大，医疗质量呈现改善趋势，但同时也存在部分质量问题。

1. 心脏外科医疗院内结局良好，但医院间差异仍然显著，需要进一步改善

随着心血管外科技术的不断发展，我国心血管外科患者整体住院结局维持较低水平。与2022年相比，2023年多个术种的结局指标呈现下降趋势，体现了近年来医疗质量控制的卓越成果。与此同时，地区和医院间差异显著，说明部分地区和医院的手术结局仍有待进一步提升，医疗质量改善工作任重而道远。

为降低不同地区和医院间的住院结局差异，改善患者的最终结局，进一步提升医疗质量，国家心血管系统疾病医疗质量控制中心计划开展住院死亡率的针对性质量改善项目，包括规范死亡病例讨论，“向死亡病例学习”；开展常态化质量监测，定期进行数据反馈与同行对比；采取针对性质量干预措施等，以期进一步改善诊疗结局。

2. 过程指标呈现改善趋势，但质量问题仍然显著

与2022年相比，2023年我国心血管外科诊疗的部分过程指标呈现改善趋势，然而大部分质量指标的表现情况仍整体落后于欧美国家同期数据，如CABG乳内动脉桥使用率、二级预防药物使用率、血

制品使用率等。国际经验显示，过程指标是影响患者的近、远期预后的重要因素，同时也与患者远期医疗资源花费密切相关。因此，有必要集中精力开展医疗过程指标的监察和改进，推进医疗服务有效性的持续改善，以实现整体医疗质量的稳步提高。

针对我国CABG乳内动脉桥使用不足的问题，计划开展乳内动脉桥血管的针对性系统化干预工作和干预的有效性验证工作。通过病例抽查、现场调研和访谈等系列工作，发现我国乳内动脉桥使用不足的问题，设计针对性干预策略，在医院水平推动我国CABG乳内动脉桥血管使用率提升。

3. 加速国人临床研究证据产出，推动我国心血管外科质控工作发展

目前我国心血管外科患者群体的临床研究证据不足，临床诊疗和质控的循证医学依据有限，质量评价指标的维度相对单一。近年来国家心血管病中心、国家心血管系统疾病医疗质量控制中心针对术前患者颈动脉斑块评估和脑卒中风险预测、术中体外循环使用、冠脉搭桥手术桥血管获取技术、围手术期他汀用药、新型血液保护策略和二级预防用药等内容开展了系列高质量临床研究，为心血管外科诊疗的各个流程提供循证依据，为高质量临床诊疗和有效的质量改善工作奠定了基础。积极开展基于国人的心血管外科临床研究，促进专科学术发展是目前质量改善的主要工作之一。

主　　审：郑　哲　董念国
执 笔 人：顾大川　王椿淇　武　依

八、大血管外科

本部分内容涉及的数据来源于医院质量监测系统（HQMS）和国家单病种质量管理与控制平台，用于分析2023年血管外科医疗服务量和结果质控指标。

（一）主动脉腔内手术

1. 医疗服务量

HQMS数据显示，2023年纳入监测的开展主动脉腔内手术的医院有1663家，占纳入监测的收治心血管病住院患者医院数量的20.5%。其中三级医院1301家，二级医院362家。相对于2022年，纳入监测的医院总数量增加了27.5%，其中三级医院数量增加了19.5%，二级医院数量增加了68.4%。相对于2022年，各省（自治区、直辖市）开展主动脉腔内手术并纳入监测的医院数量均有增加，其中数量最多的地区达到了142家。

上述医院在2023年开展主动脉腔内修复手术6.1万例，其中三级医院6.0万例，二级医院0.1万例。相对于2022年，开展主动脉腔内修复手术总例数增加了35.6%，其中三级医院手术例数增加了34.8%，二级医院手术例数增加了61.9%。相对于2022年，各省（自治区、直辖市）开展主动脉腔内修复手术例数均有增加，其中数量最多的地区达到了0.6万例。

2022—2023年各省（自治区、直辖市）开展主动脉腔内手术的医院数量及手术例数见图2-8-1和图2-8-2。

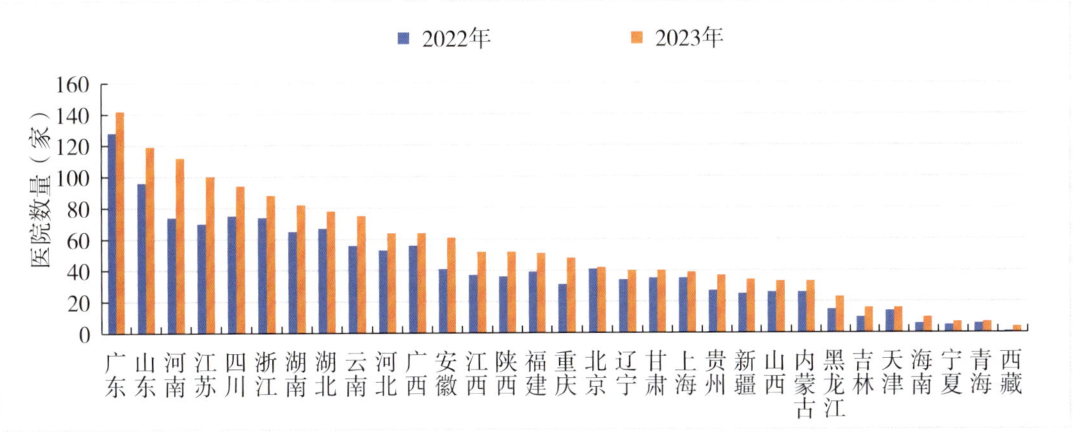

图2-8-1　2022—2023年各省（自治区、直辖市）开展主动脉腔内手术的医院数量

注：按2023年医院数量从多到少排序。

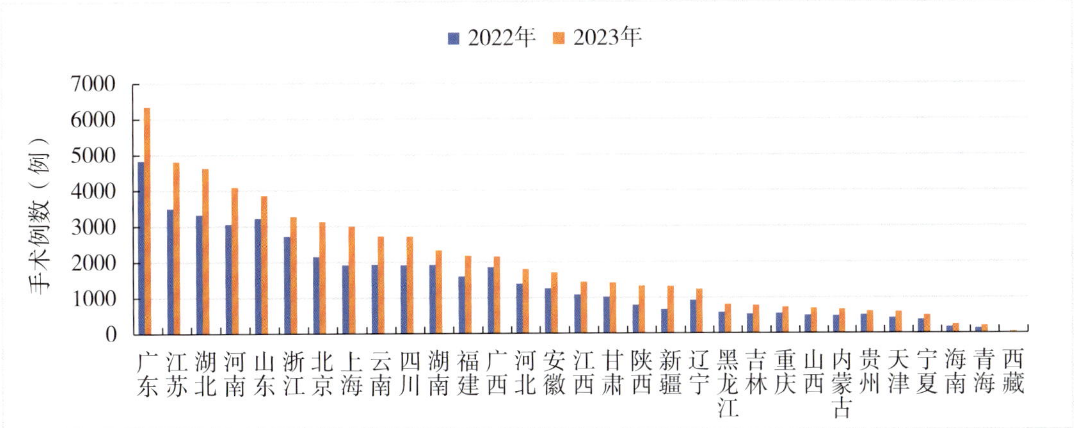

图2-8-2　2022—2023年各省（自治区、直辖市）开展主动脉腔内手术例数

注：按2023年手术例数从多到少排序。

2023年接受主动脉腔内手术的患者平均年龄为（63.4±12.7）岁，女性占17.2%。合并疾病居前三的是高血压、冠心病和脑卒中，占比分别为74.7%、21.8%和16.4%（图2-8-3）。与2022年相比，平均年龄升高0.9岁，女性患者占比减少了0.3%。

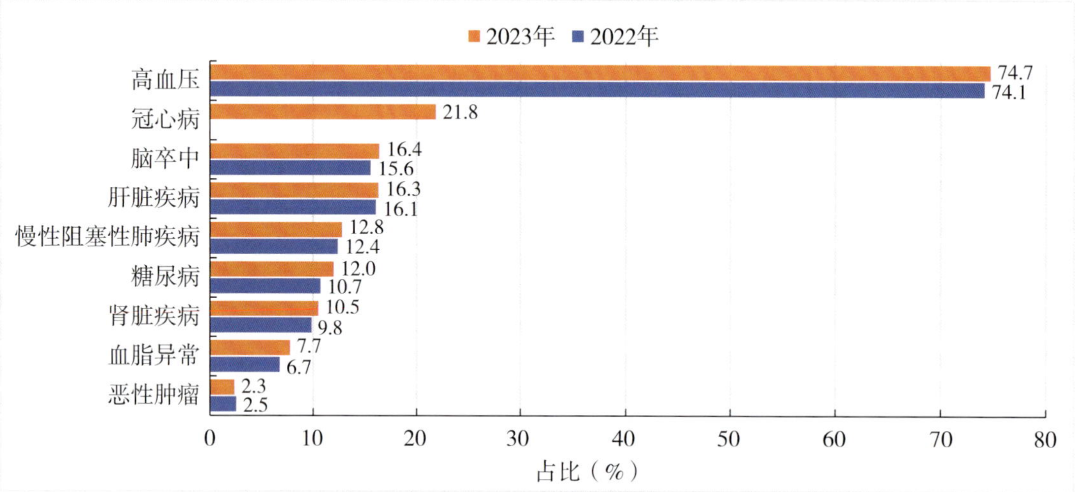

图2-8-3 2022—2023年主动脉腔内手术患者合并疾病情况

注：按2023年占比从高到低排序。冠心病仅展示2023年数据。

2. 结果质控指标

（1）住院时长

2023年主动脉腔内手术患者中位住院时长为11（8，17）天，三级医院为11（8，17）天，二级医院为12（8，17）天。各省（自治区、直辖市）中位住院时长存在差异，最长为15天，最短为8天（图2-8-4）。与2022年相比，主动脉腔内手术患者中位住院时长整体减少1天。

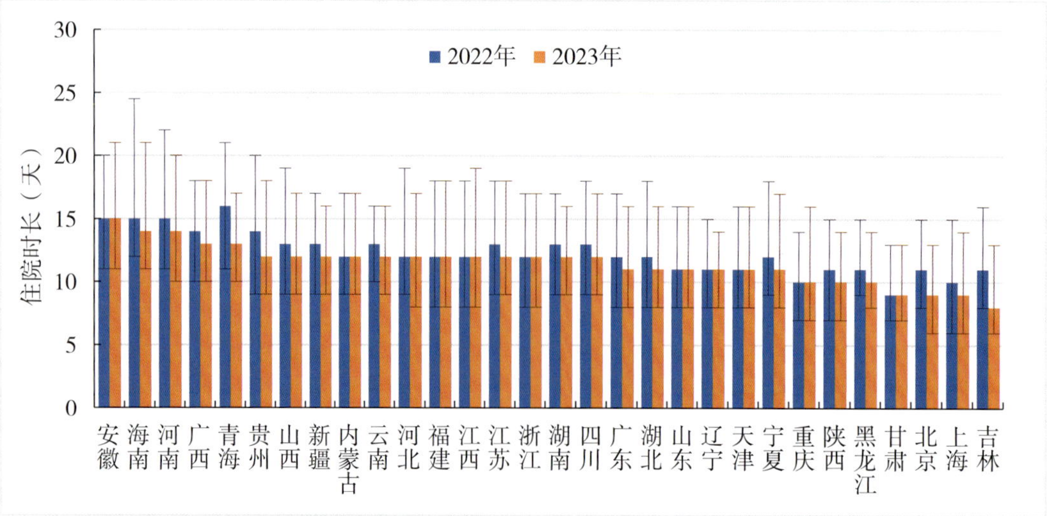

图2-8-4 2022—2023年各省（自治区、直辖市）主动脉腔内手术患者住院时长

注：按2023年住院时长从长到短排序。西藏未纳入。

（2）住院死亡率

主动脉腔内手术患者住院死亡率为1.3%，三级医院和二级医院均为1.3%。调整患者年龄、性别等人口学特征，以及合并症等临床特征，计算医院水平风险标化住院死亡率为1.2%。相对于2022年，主动脉腔内手术患者住院死亡率环比降低了7.1%，风险标化住院死亡率环比降低了7.7%。

2022—2023年各省（自治区、直辖市）主动脉腔内手术患者住院死亡率及风险标化住院死亡率见图2-8-5和图2-8-6。不同地区风险标化住院死亡率最高为2.0%，最低为0.6%。

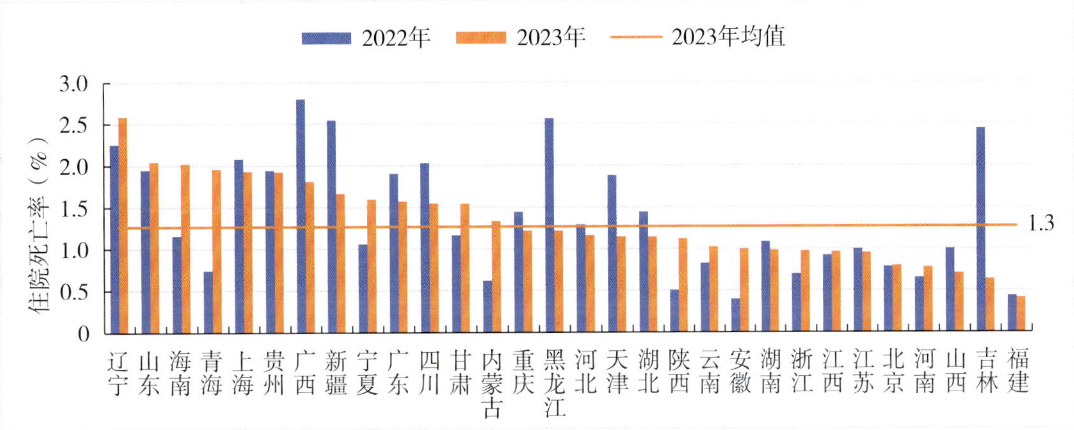

图2-8-5　2022—2023年各省（自治区、直辖市）主动脉腔内手术患者住院死亡率

注：按2023年住院死亡率从高到低排序。西藏未纳入。

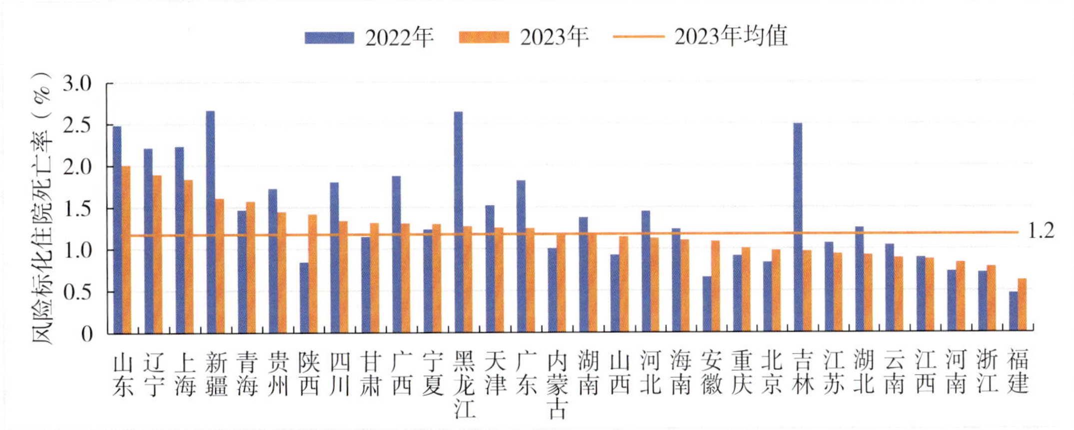

图2-8-6　2022—2023年各省（自治区、直辖市）主动脉腔内手术患者风险标化住院死亡率

注：按2023年风险标化住院死亡率从高到低排序。西藏未纳入。

（3）非康复离院率

主动脉腔内手术患者非康复离院率为4.0%，三级和二级医院分别为3.9%，5.9%。调整患者年龄、性别等人口学特征，以及合并症等临床特征，计算医院水平风险标化非康复离院率为3.5%。相对于2022年，主动脉腔内手术患者非康复离院率环比降低了4.8%，风险标化非康复离院率环比降低了5.4%

2022—2023年各省（自治区、直辖市）主动脉腔内手术患者非康复离院率及风险标化非康复离院率见图2-8-7和图2-8-8。不同地区风险标化非康复离院率最高为8.0%，最低为1.5%。

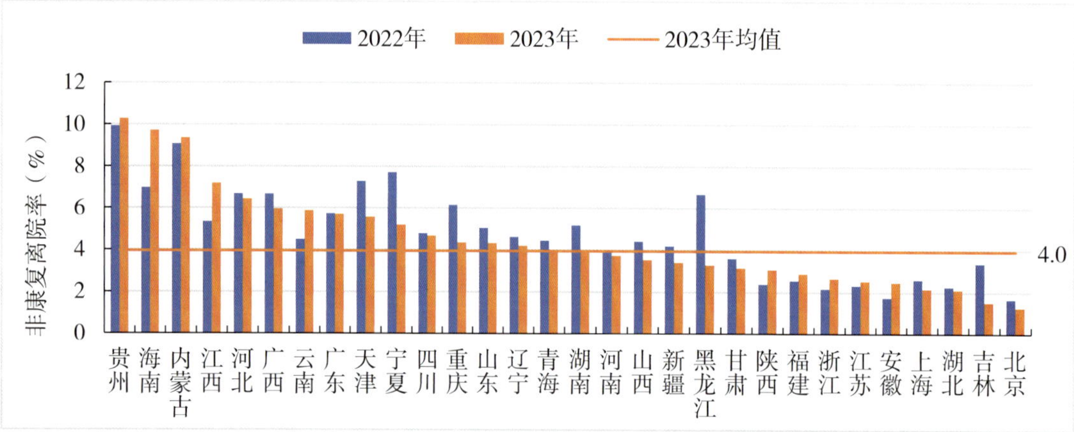

图2-8-7 2022—2023年各省（自治区、直辖市）主动脉腔内手术患者非康复离院率

注：按2023年非康复离院率从高到低排序。西藏未纳入。

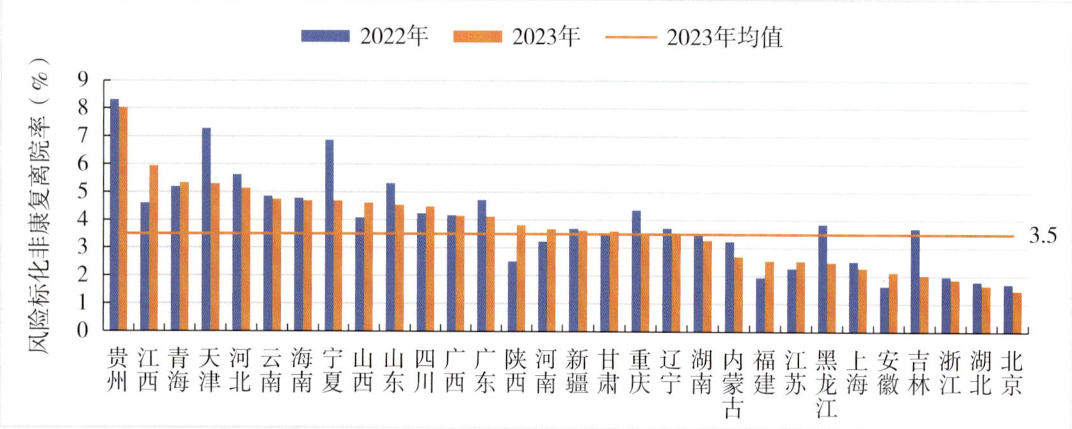

图2-8-8 2022—2023年各省（自治区、直辖市）主动脉腔内手术患者风险标化非康复离院率

注：按2023年风险标化非康复离院率从高到低排序。西藏未纳入。

以各省（自治区、直辖市）内医院间非康复离院率的四分位数间距（四分位数间距＝上四分位数-下四分位数，数值越小代表地区内医院间的差异越小）作为地区内的医院间变异大小的评价指标。2023年，有14个省（自治区、直辖市）的主动脉腔内手术患者非康复离院率地区内的医院间变异大于整体平均水平（图2-8-9）。与2022年相比，主动脉腔内手术患者非康复离院率地区内的医院间变异平

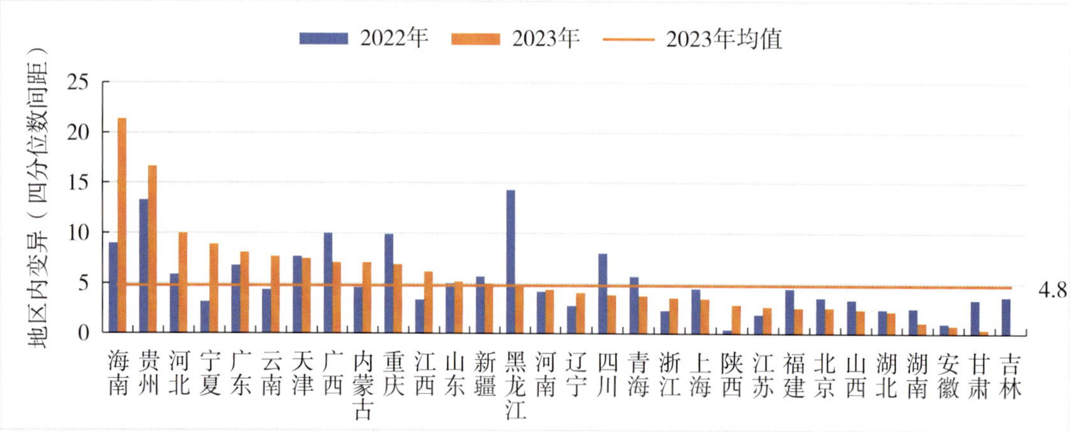

图2-8-9 2023年各省（自治区、直辖市）主动脉腔内手术患者非康复离院率同质性

注：按2023年地区内医院间变异从高到低排序。吉林2023年数据为0。西藏未纳入。

均水平无明显变化（2022年为4.8）。2022—2023年各省（自治区、直辖市）主动脉腔内手术患者非康复离院率地区内的医院间变异见图2-8-9。

有14个省（自治区、直辖市）的非康复离院率低于整体水平，且地区内医院间的变异小于整体医院间的变异水平，12个省（自治区、直辖市）的非康复离院率高于整体水平，且地区内的医院间变异大于整体医院间的变异水平，2个省（自治区、直辖市）非康复离院率高于整体水平，地区内的医院间变异小于整体医院间的变异水平，2个省（自治区、直辖市）非康复离院率低于整体水平，地区内的医院间变异大于整体医院间的变异水平（图2-8-10）。

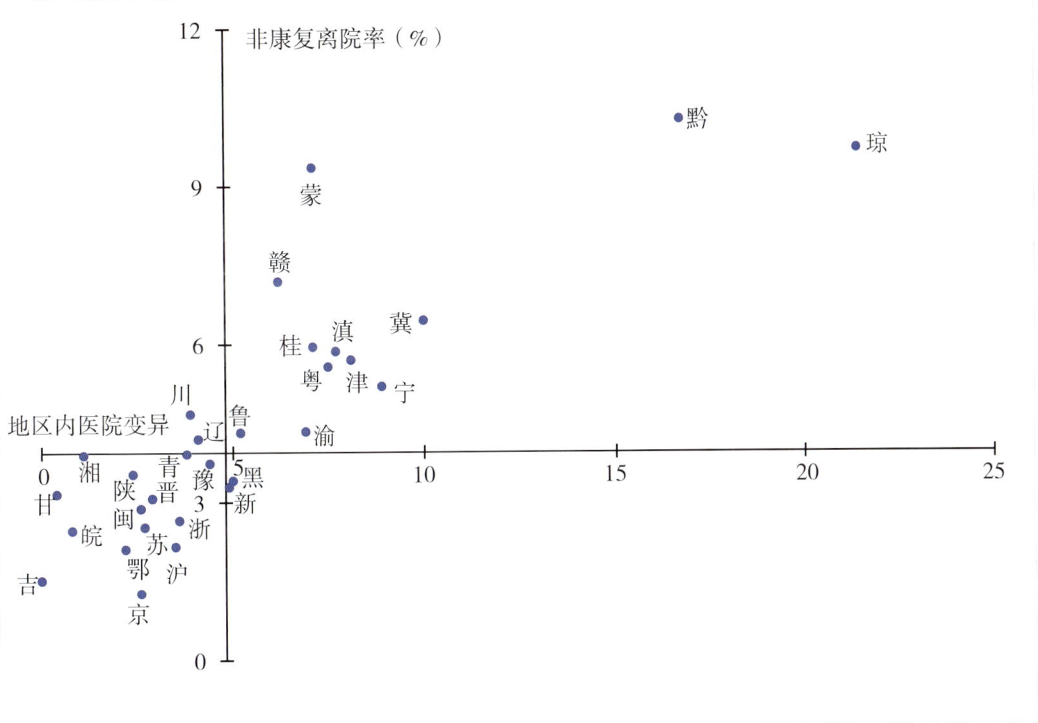

图2-8-10　2023年各省（自治区、直辖市）内主动脉腔内手术患者非康复离院率与地区内的医院间变异的分布情况

注：纵轴，非康复离院率地区内整体水平（代表医疗质量地区内的平均水平）。横轴，基于地区内医院水平的非康复离院率四分位数间距（采用四分位数间距展示医疗质量地区内的医院间变异）。纵轴与横轴交叉点为非康复离院率平均水平和医院间变异的均值（4.0, 4.8），纵轴左侧的省（自治区、直辖市）代表该地区的非康复离院率地区内的医院间变异低于整体平均水平，横轴上方的省（自治区、直辖市）代表该地区的非康复离院率高于整体平均水平。

非康复离院率低于整体水平，且地区内的医院间变异小于整体医院间变异水平的地区有河南、青海、浙江、上海、陕西、江苏、福建、北京、山西、湖北、湖南、安徽、甘肃、吉林。

非康复离院率高于整体水平，且地区内的医院间变异大于整体医院间变异水平的地区有海南、贵州、河北、宁夏、广东、云南、天津、内蒙古、广西、重庆、江西、山东。

非康复离院率高于整体水平，地区内的医院间变异小于整体医院间变异水平的地区有辽宁、四川。

非康复离院率低于整体水平，地区内的医院间变异大于整体医院间变异水平的地区有新疆、黑龙江。

西藏未纳入。

（4）30天再入院率

主动脉腔内手术患者30天再入院率为5.9%。各省（自治区、直辖市）30天再入院率见图2-8-11，最高为10.1%，最低为3.0%。相对于2022年，主动脉腔内手术患者30天再入院率平均水平环比下降21.3%（2022年为7.5%），25个省（自治区、直辖市）的主动脉腔内手术患者30天再入院率有所下降。

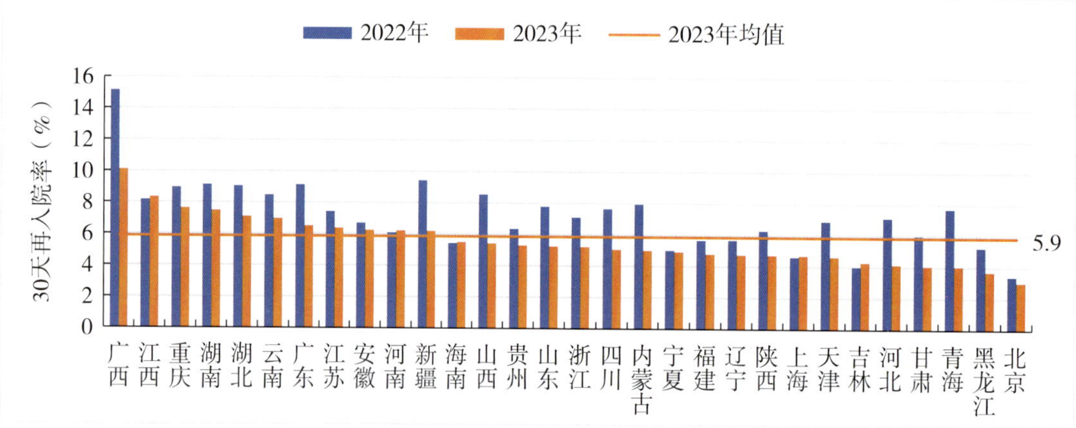

图2-8-11　2022年各省（自治区、直辖市）主动脉腔内手术患者30天再入院率

注：按2023年30天再入院率从高到低排序。西藏未纳入。

（二）主动脉开放手术

1. 医疗服务量

HQMS数据显示，2023年纳入监测的开展主动脉开放手术的医院有590家，占纳入监测的收治心血管病住院患者医院数量的7.3%。其中三级医院563家，二级医院27家。上述医院开展主动脉开放手术2.8万例。相对于2022年纳入检测的医院总数量增加了13.9%，其中三级医院数量增加了13.1%，二级医院数量增加了35.0%，与2022年相比，各省（自治区、直辖市）纳入监测的医院数量均有增加，其中数量最多的地区达到了57家。

上述医院开展主动脉开放手术2.8万例，其中三级医院2.8万例，二级医院0.02万例。相对于2022年，开展主动脉开放手术总例数增加了27.3%，其中三级医院手术例数增加了26.0%。与2022年相比，30个省（自治区、直辖市）开展主动脉开放手术例数均有所增加。其中数量最多的地区达到了0.3万例。

2022—2023年各省（自治区、直辖市）开展主动脉开放手术的医院数量及手术例数见图2-8-12和图2-8-13。

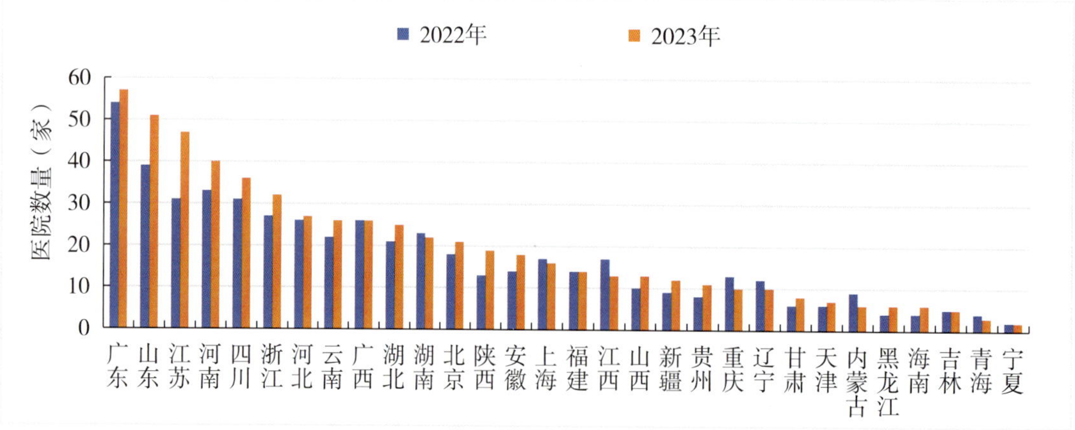

图2-8-12　2022—2023年各省（自治区、直辖市）开展主动脉开放手术的医院数量

注：按2023年医院数量从多到少排序。西藏未纳入。

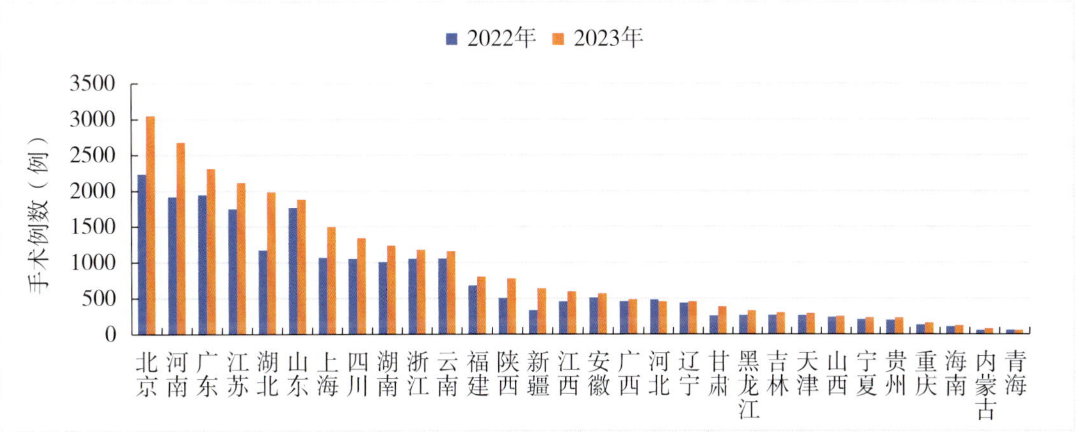

图2-8-13 2022—2023年各省（自治区、直辖市）开展主动脉开放手术例数

注：按2023年手术例数从多到少排序。西藏未纳入。

2023年接受主动脉开放手术的患者平均年龄为（54.8±12.4）岁，女性占25.0%。合并疾病居前三的是高血压、冠心病和肝脏疾病，占比分别为61.5%、21.9%和20.1%（图2-8-14）。

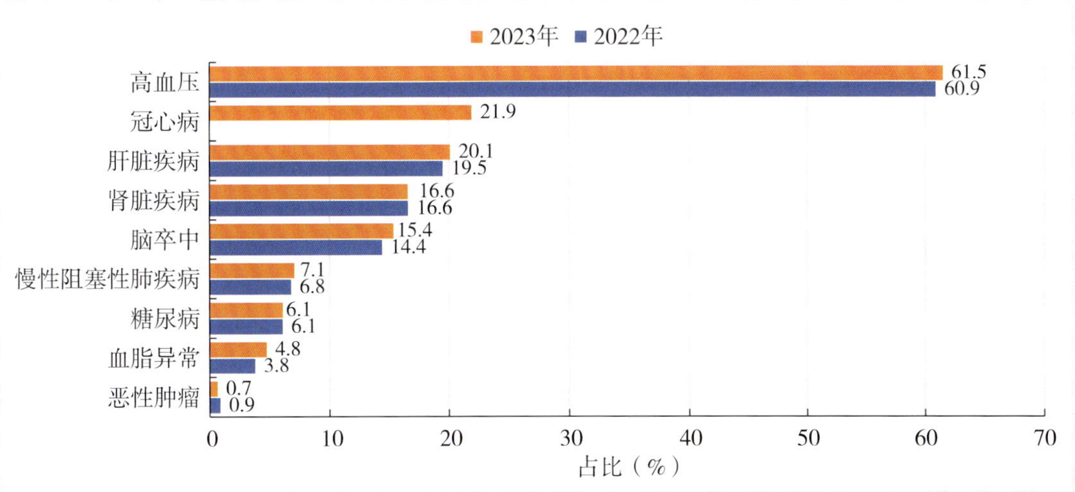

图2-8-14 2022—2023年主动脉开放手术患者合并疾病情况

注：按2023年占比从高到低排序。冠心病仅展示2023年数据。

2. 结果质控指标

（1）住院时长

2023年主动脉开放手术患者中位住院时长为18（13，25）天，三级医院为18（13，25）天，二级医院为20（16，27）天。各省（自治区、直辖市）中位住院时长存在差异，最长为23天，最短为13天（图2-8-15）。与2022年相比，主动脉开放手术患者中位住院时长整体减少1天。

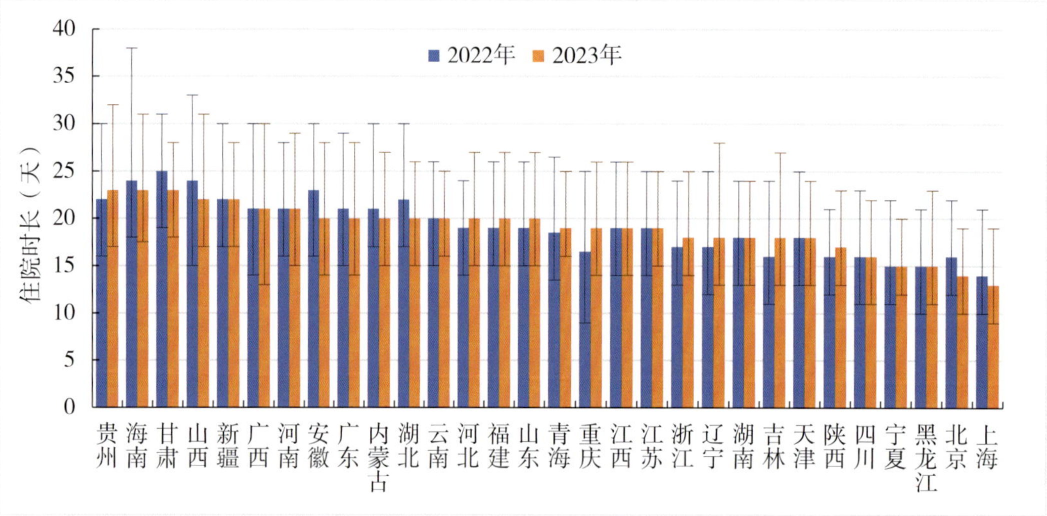

图2-8-15　2022—2023年各省（自治区、直辖市）主动脉开放手术患者住院时长

注：按2023年住院时长从长到短排序。西藏未纳入。

（2）住院死亡率

主动脉开放手术患者住院死亡率为3.9%，三级和二级医院分别为3.9%，4.0%。调整患者年龄、性别等人口学特征，以及合并症等临床特征，计算医院水平风险标化住院死亡率为3.0%，三级和二级医院均为3.0%。相对于2022年，主动脉开放手术患者住院死亡率环比降低了18.8%，风险标化住院死亡率环比降低了16.7%。

2022—2023年各省（自治区、直辖市）主动脉开放手术患者住院死亡率及风险标化住院死亡率见图2-8-16和图2-8-17。风险标化住院死亡率最高为7.3%，最低为1.0%。

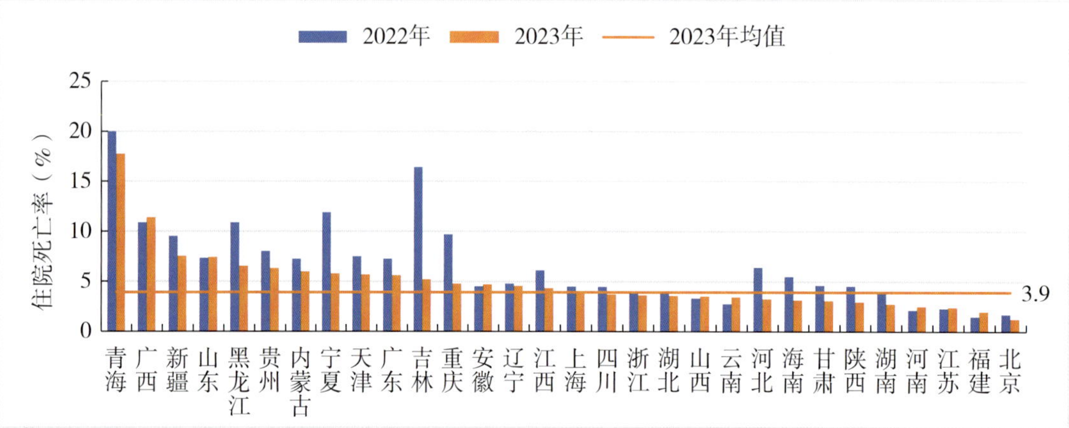

图2-8-16　2022—2023年各省（自治区、直辖市）主动脉开放手术患者住院死亡率

注：按2023年住院死亡率从高到低排序。西藏未纳入。

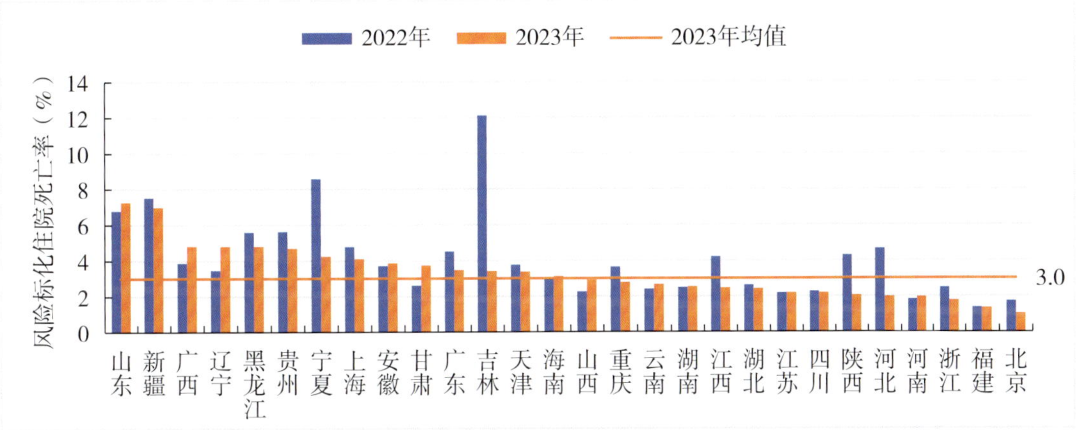

图2-8-17　2022—2023年各省（自治区、直辖市）主动脉开放手术患者风险标化住院死亡率

注：按2023年风险标化住院死亡率从高到低排序。青海、西藏、内蒙古未纳入。

以各省（自治区、直辖市）内医院间住院死亡率的四分位数间距作为地区内的医院间变异大小的评价指标。2023年，有12个省（自治区、直辖市）的主动脉开放手术患者住院死亡率地区内的医院间变异大于整体平均水平（图2-8-18）。相对于2022年，主动脉开放手术患者住院死亡率地区内的医院间变异平均水平环比降低22.9%。2022—2023年各省（自治区、直辖市）主动脉腔内手术患者非康复离院率地区内的医院间变异见图2-8-18。

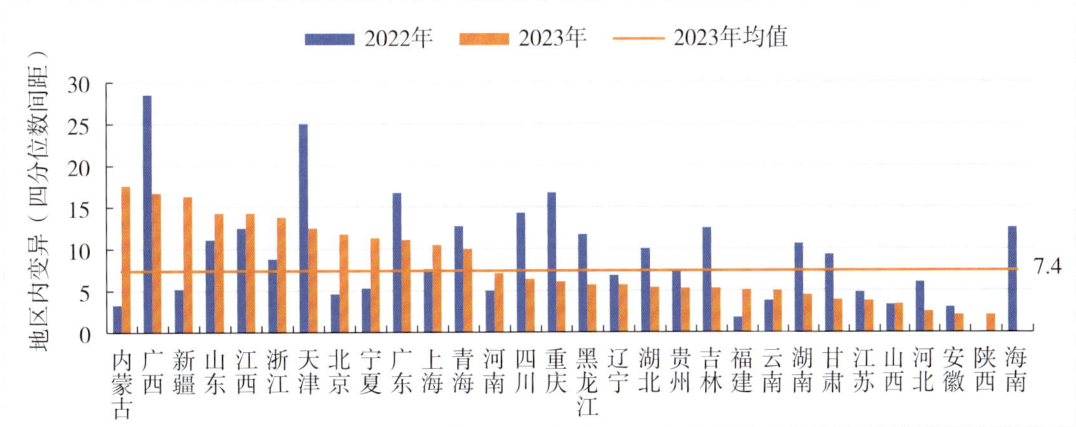

图2-8-18　2022—2023年各省（自治区、直辖市）主动脉开放手术患者住院死亡率同质性

注：按2023年地区内医院间变异从高到低排序。2023年海南、2022年陕西四分位数间距为0。西藏未纳入。

有12个省（自治区、直辖市）的住院死亡率低于整体水平，且地区内医院间的变异小于整体医院间的变异水平，9个省（自治区、直辖市）的住院死亡率高于整体水平，且地区内的医院间变异大于整体医院间的变异水平，6个省（自治区、直辖市）住院死亡率高于整体水平，地区内的医院间变异小于整体医院间的变异水平，3个省（自治区、直辖市）的住院死亡率低于整体水平，地区内的医院间变异大于整体医院间的变异水平（图2-8-19）。

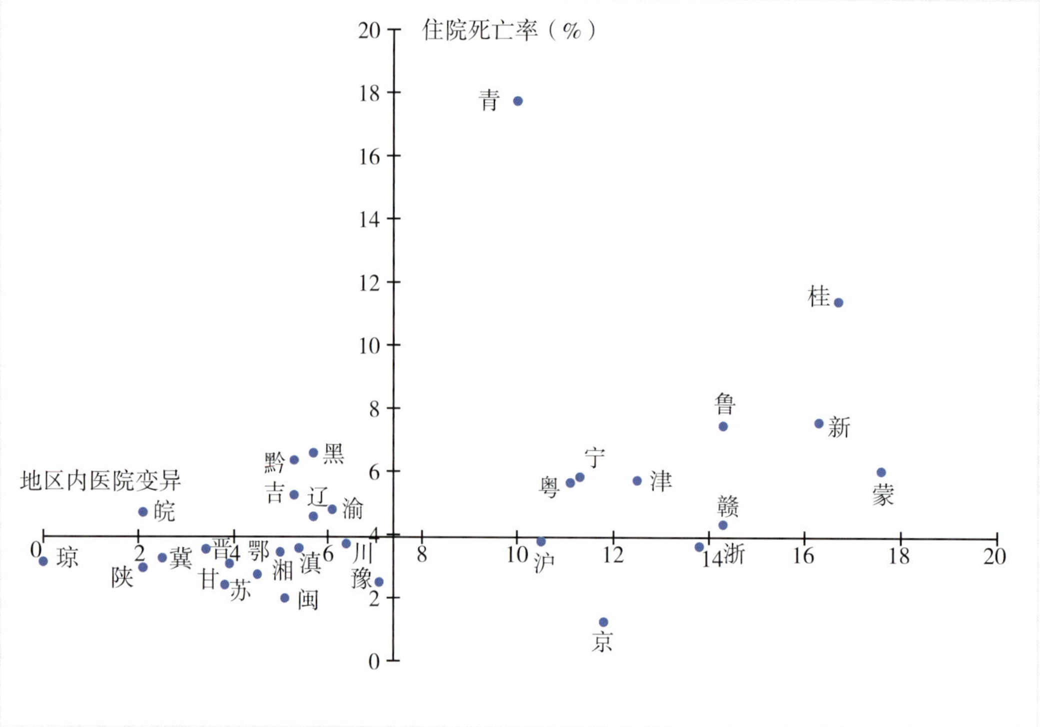

图2-8-19 2023年各省（自治区、直辖市）内主动脉开放手术患者住院死亡率与地区内的医院间变异的分布情况

注：纵轴，住院死亡率地区内整体水平（代表医疗质量地区内的平均水平）。横轴，基于地区内医院水平的住院死亡率四分位数间距（采用四分位数间距展示医疗质量地区内的医院间变异）。纵轴与横轴交叉点为住院死亡率平均水平和医院间变异的均值（3.9，7.4），纵轴左侧的省（自治区、直辖市）代表该地区的住院死亡率地区内的医院间变异低于整体平均水平，横轴上方的省（自治区、直辖市）代表该地区的住院死亡率高于整体平均水平。

住院死亡率低于整体水平，且地区内的医院间变异小于整体医院间变异水平的地区有河南、四川、湖北、福建、云南、湖南、甘肃、江苏、山西、河北、陕西、海南。

住院死亡率高于整体水平，且地区内的医院间变异大于整体医院间变异水平的地区有青海、内蒙古、广西、新疆、宁夏、山东、江西、天津、广东。

住院死亡率高于整体水平，地区内的医院间变异小于整体医院间变异水平的地区有重庆、黑龙江、辽宁、贵州、吉林、安徽。

住院死亡率低于整体水平，地区内的医院间变异大于整体医院间变异水平的地区有浙江、北京、上海。

西藏未纳入。

（3）非康复离院率

主动脉开放手术患者非康复离院率为9.9%，三级医院和二级医院分别为9.9%，8.6%。调整患者年龄、性别等人口学特征，以及合并症等临床特征，计算医院水平风险标化非康复离院率为8.5%，三级医院和二级医院均为8.5%。相对于2022年，主动脉开放手术患者非康复离院率环比降低了2.0%，风险标化非康复离院率环比降低了2.4%。

2022—2023年各省（自治区、直辖市）主动脉开放手术患者非康复离院率及风险标化非康复离院率见图2-8-20和图2-8-21。风险标化非康复离院率最高为14.9%，最低为2.8%。

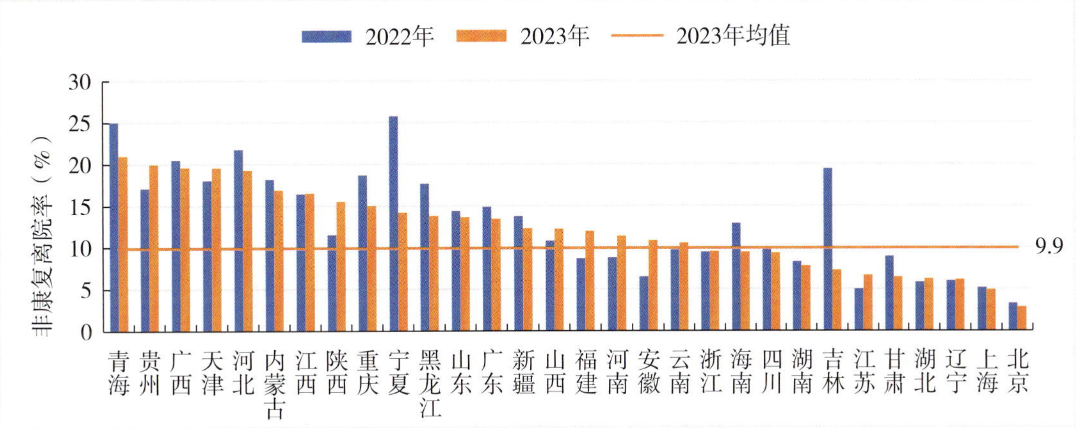

图2-8-20　2022—2023年各省（自治区、直辖市）主动脉开放手术患者非康复离院率

注：按2023年非康复离院率从高到低排序。西藏未纳入。

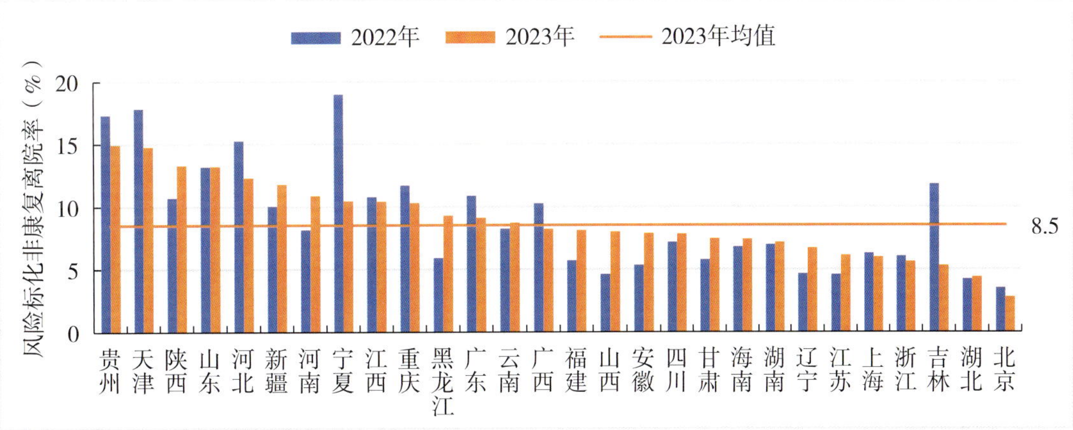

图2-8-21　2022—2023年各省（自治区、直辖市）主动脉开放手术患者风险标化非康复离院率

注：按2023年风险标化非康复离院率从高到低排序。青海、西藏、内蒙古未纳入。

以各省（自治区、直辖市）内医院间非康复离院率的四分位数间距作为地区内的医院间变异大小的评价指标。2023年，有11个省（自治区、直辖市）的主动脉开放手术患者非康复离院率地区内的医院间变异大于整体平均水平（图2-8-22）。相比于2022年，主动脉开放手术患者非康复离院率地区内的医院间变异平均水平降低3.6%（2022年为22.2）。2022—2023年各省（自治区、直辖市）主动脉腔内手术患者非康复离院率地区内的医院间变异见图2-8-22。

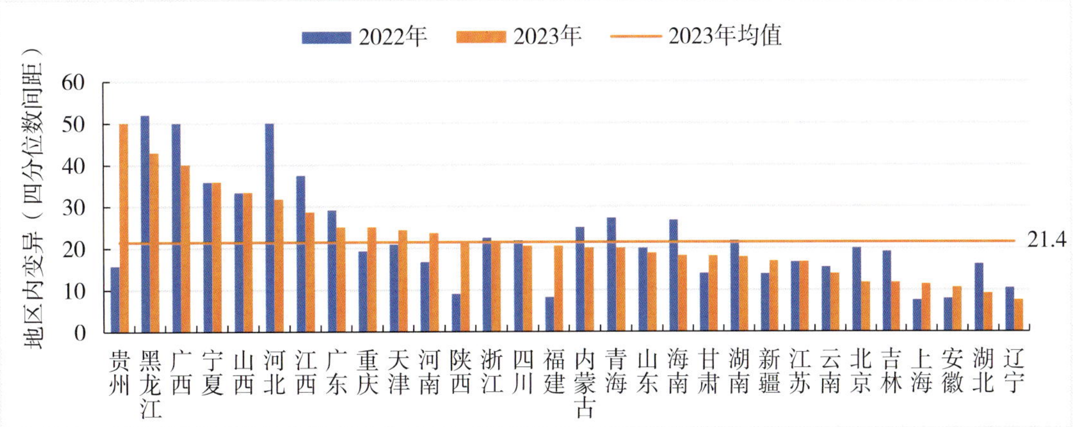

图2-8-22　2022—2023年各省（自治区、直辖市）主动脉开放手术患者非康复离院率同质性

注：按2023年地区内医院间变异从高到低排序。西藏未纳入。

有11个省（自治区、直辖市）的非康复离院率低于整体水平，且地区内医院间的变异小于整体医院间的变异水平，11个省（自治区、直辖市）的非康复离院率高于整体水平，且地区内的医院间变异大于整体医院间的变异水平，8个省（自治区、直辖市）非康复离院率高于整体水平，地区内的医院间变异小于整体医院间的变异水平（图2-8-23）。

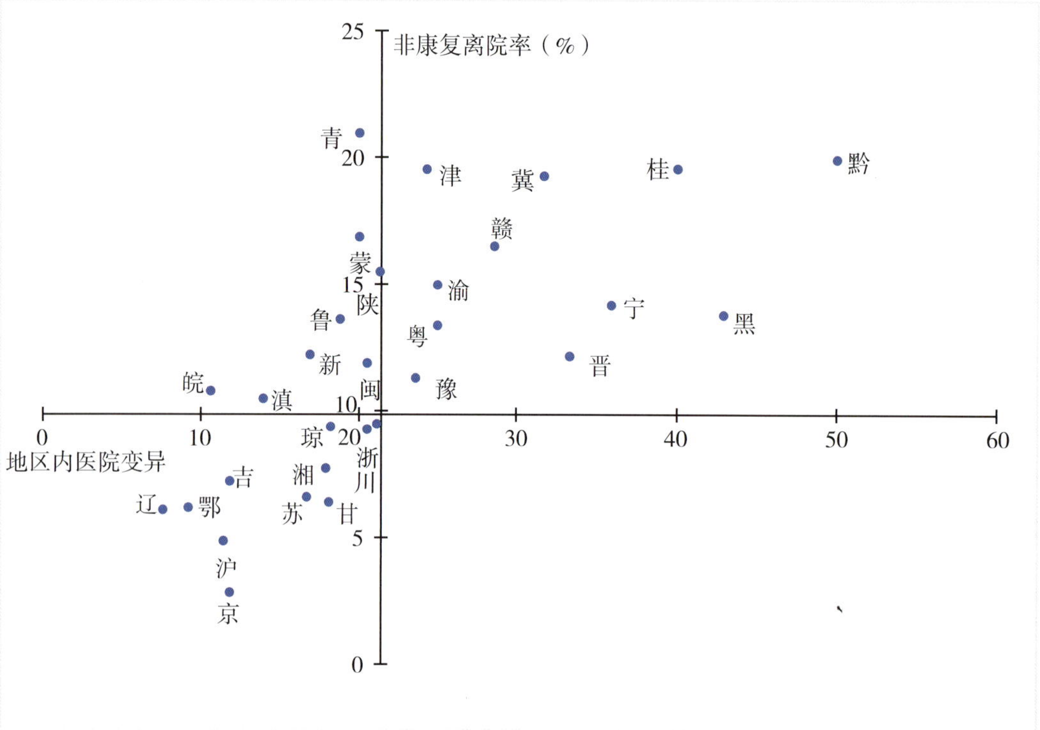

图2-8-23 2023年各省（自治区、直辖市）内主动脉开放手术患者非康复离院率与地区内的医院间变异的分布情况

注：纵轴，非康复离院率地区内整体水平（代表医疗质量地区内的平均水平）。横轴，基于地区内医院水平的非康复离院率四分位数间距（采用四分位数间距展示医疗质量地区内的医院间变异）。纵轴与横轴交叉点为非康复离院率平均水平和医院间变异的均值（9.9，21.4），纵轴左侧的省（自治区、直辖市）代表该地区的非康复离院率地区内的医院间变异低于整体平均水平，横轴上方的省（自治区、直辖市）代表该地区的非康复离院率高于整体平均水平。

非康复离院率低于整体水平，且地区内的医院间变异小于整体医院间变异水平的地区有浙江、四川、海南、甘肃、湖南、江苏、吉林、北京、上海、湖北、辽宁。

非康复离院率高于整体水平，且地区内的医院间变异大于整体医院间变异水平的地区有贵州、黑龙江、广西、宁夏、山西、河北、江西、重庆、广东、天津、河南。

非康复离院率高于整体水平，地区内的医院间变异小于整体医院间变异水平的地区有陕西、福建、青海、内蒙古、山东、新疆、云南、安徽。

非康复离院率低于整体水平，且地区内的医院间变异大于整体医院间变异水平的地区无。

西藏未纳入。

（4）30天再入院率

主动脉开放手术患者30天再入院率为5.0%。各省（自治区、直辖市）30天再入院率见图2-8-24，最高为26.2%，最低为1.7%。相对于2022年，主动脉开放手术患者30天再入院率平均水平环比下降43.2%（2022年为8.8%），28个省（自治区、直辖市）的主动脉开放手术患者30天再入院率有所下降。

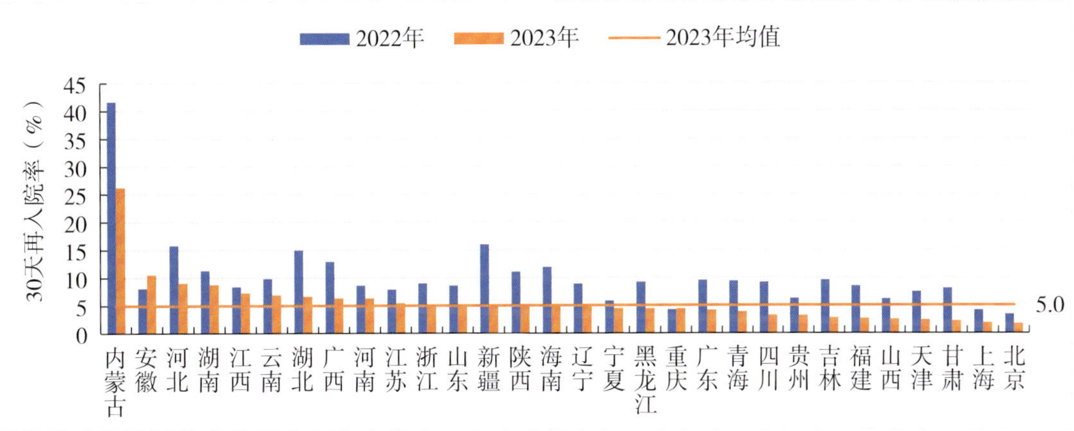

图2-8-24　2022—2023年各省（自治区、直辖市）主动脉开放手术患者30天再入院率

注：按2023年30天再入院率从高到低排序。西藏未纳入。

（三）基础医疗质量

主动脉手术的病因诊断应注明具体解剖部位或具体分型。2023年主动脉手术不规范诊断率为12.4%，三级医院和二级医院分别为12.4%、12.6%（不规范诊断率：接受主动脉手术的住院患者中，出院主要诊断或其他出院诊断中只包含“主动脉夹层”“动脉瘤”“主动脉粥样硬化”和“主动脉钙化”，未指出具体部位或分型的患者占比）。

各省（自治区、直辖市）主动脉手术不规范诊断率见图2-8-25。不规范诊断率最高为34.6%，最低为4.5%（图2-8-25）。

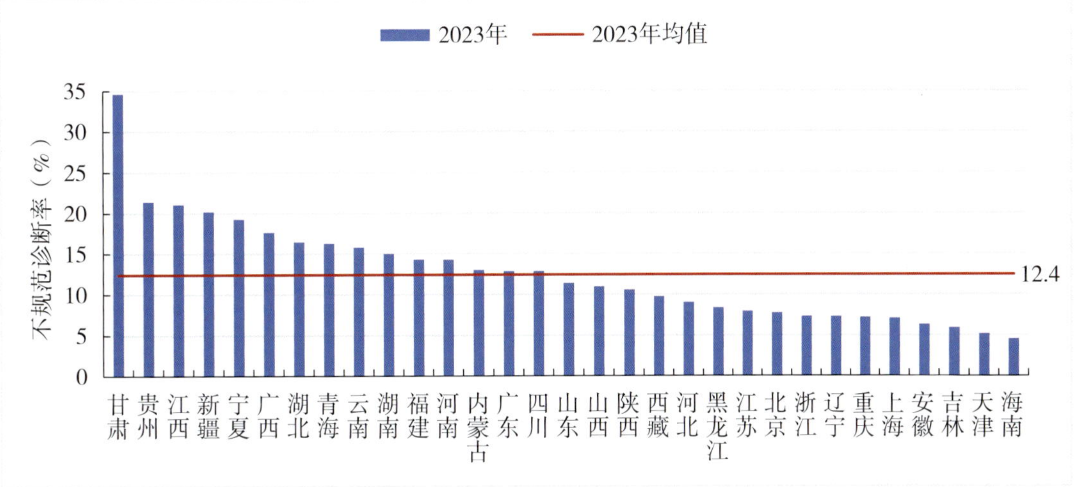

图2-8-25　2023年各省（自治区、直辖市）主动脉手术不规范诊断率

注：按2023年不规范诊断率从高到低排序。

（四）重点术式现状及差异分析

国家单病种质量管理与控制平台数据显示，2023年上报主动脉腔内手术病例的医院共845家，其中三级医院768家，二级医院74家。上述医院共开展主动脉腔内手术3.4万例，其中胸主动脉腔内修复手术（thoracic endovascular aortic repair，TEVAR）手术1.7万例，术中主动脉重要分支重建比例为18.0%，在进行了分支重建的患者中，锁骨下动脉重建比例为93.1%。TEVAR术中牺牲分支动脉的比例为1.76%。

1.4万例腹主动脉腔内修复手术（abdominal endovascular aortic repair，EVAR）手术患者中牺牲髂内动脉的比例为5.7%。

HQMS数据显示，2023年TEVAR、EVAR、Bentall、全弓置换手术患者的住院结局存在显著差异。住院死亡率、非医嘱离院率均随年手术量规模增长而呈下降趋势。TEVAR和EVAR年手术例数小于50例医院的住院死亡率、非医嘱离院率明显高于年手术例数大于100例的医院，Bentall手术年手术例数小于10例医院的住院死亡率、非医嘱离院率较高，全弓置换术的住院死亡率、非医嘱离院率在年手术例数超过50例的医院显著降低（图2-8-26）。上述变化趋势与2022年一致。

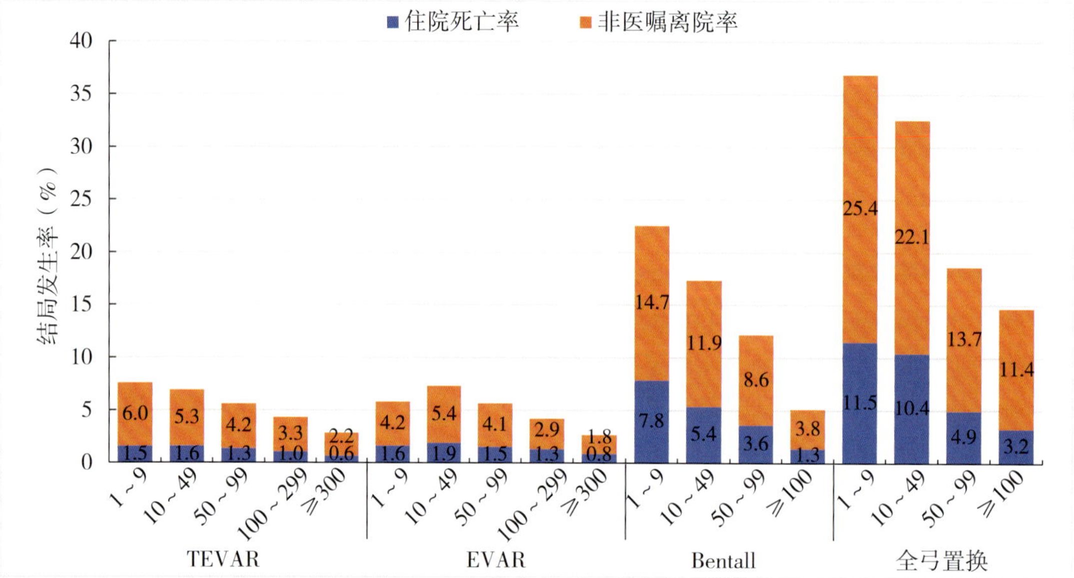

图2-8-26　2023年不同年手术例数医院的4种主动脉手术住院结局发生率

（五）重点疾病诊断现状及差异分析

血管外科重点疾病质控指标分析主要针对主动脉夹层和主动脉瘤。均以出院诊断含“主动脉夹层”或“主动脉瘤”相关ICD编码为原则进行检索，因此不接受有关手术但接受住院治疗的患者也包含在内。

1. 主动脉夹层

（1）医院数量

2023年纳入监测的收治主动脉夹层患者的医院有3926家，占HQMS中收治心血管病住院患者医院数量的48.4%。

（2）患者数量

收治出院诊断包含主动脉夹层的住院患者7.4万例。其中58.6%的住院患者通过急诊收治入院。上述住院患者中，A型夹层患者为2.5万例，B型夹层患者为3.6万例，诊断不规范不能明确判定类型的夹层患者为1.2万例。

（3）患者特征

主动脉夹层住院患者平均年龄为（58.5±13.8）岁，女性占24.2%。主动脉夹层住院患者的年龄分布情况见图2-8-27。

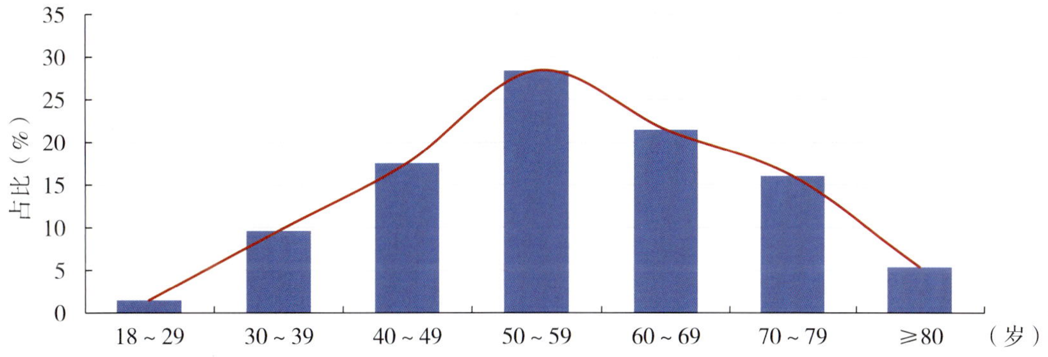

图2-8-27　2023年不同年龄主动脉夹层住院患者的分布

主动脉夹层住院患者合并高血压的比例为77.3%，合并其他疾病情况见图2-8-28。

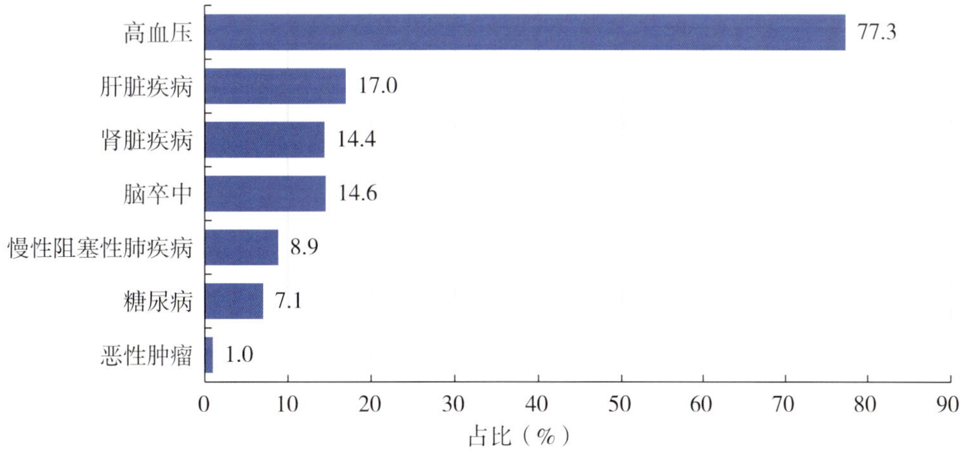

图2-8-28　2023年主动脉夹层患者合并疾病情况

34.5%的主动脉夹层住院患者接受了腔内手术，18.5%的患者接受了开放手术，47.0%的患者未接受手术治疗。

（4）住院结局

主动脉夹层患者的住院死亡率为4.5%，非康复离院率为17.4%。其中，A型夹层的住院死亡率为8.5%，非康复离院率为25.3%。B型夹层的住院死亡率为1.7%，非康复离院率为11.5%。未手术的患者中，57.1%的患者离院方式为医嘱离院，11.4%为医嘱转院，22.1%为非医嘱离院，6.7%的患者死亡。接受手术患者住院死亡率为2.5%，非康复离院率为7.7%，其中，接受腔内手术患者的住院死亡率为1.0%，非康复离院率为3.9%。接受开放手术住院死亡率为5.6%，非康复离院率为14.6%。

2. 主动脉瘤

（1）医院数量

2023年纳入监测的收治出院诊断包含主动脉瘤的住院患者的医院有2606家，占HQMS中收治心血管病住院患者医院数量的32.1%。

（2）患者数量

收治出院诊断包含主动脉瘤住院患者4.1万例。其中22.3%的住院患者通过急诊收治入院。

（3）患者特征

主动脉瘤住院患者平均年龄为（67.5±11.8）岁，女性占20.3%。主动脉瘤住院患者的年龄分布情况见图2-8-29。

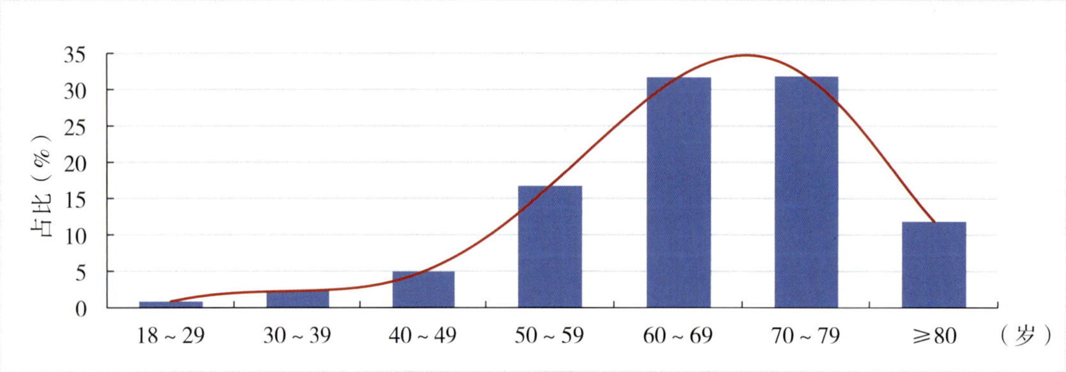

图2-8-29　2023年不同年龄主动脉瘤住院患者分布情况

62.0%的主动脉瘤住院患者合并高血压，合并其他疾病情况见图2-8-30。

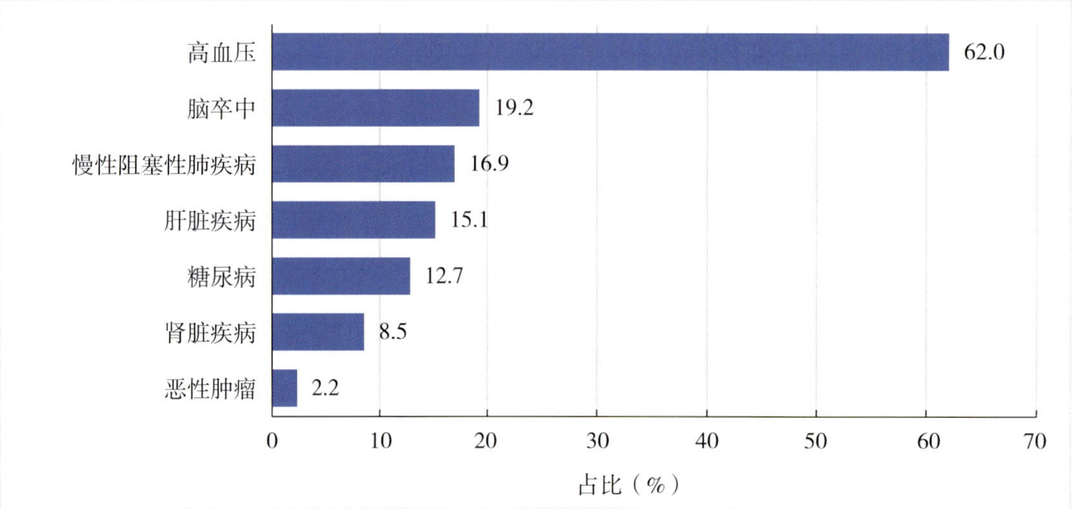

图2-8-30　2023年主动脉瘤住院患者合并疾病情况

48.9%的主动脉瘤住院患者接受腔内手术，13.8%的患者接受开放手术，37.3%的患者未接受手术治疗。

（4）住院结局

主动脉瘤患者的住院死亡率为0.5%，非康复离院率为6.9%。接受手术患者住院死亡率为0.6%，非康复离院率为2.0%，其中，接受腔内手术患者的住院死亡率为0.5%，非康复离院率为1.9%；接受开放手术住院死亡率为1.1%，非康复离院率为3.1%。

（六）分析小结

近年来，随着医疗技术的持续进步和医疗资源的日益普及，主动脉疾病的诊疗规模不断扩大，其中主动脉腔内手术的发展尤为迅速。多数省（自治区、直辖市）内能够开展主动脉手术的医院数量及手术例数均有所增加。同时，经过一系列医疗质量评估与改进措施的落实，主动脉疾病的整体诊疗质量已有所提升，主动脉开放手术及腔内手术的30天再入院率与2022年相比均有所下降。然而，地区间及医院间的诊疗质量仍存在一定差异。因此，下一步的工作重点将是在进一步推进主动脉疾病诊疗技术普及的基础上，更加注重提升诊疗的优质化与同质化水平。

分析近年数据，主动脉疾病的诊疗现状有以下特点值得关注。

1. 主动脉手术规模存在明显的院间差异

2023年开展主动脉开放手术的医院中，开展Bentall手术50例以上的37家（占8.9%）医院，实施了4803例手术（占59.7%）；开展全弓置换手术100例以上的33家（占8.5%）医院，实施了6240例手术（占48.7%）。2023年开展主动脉腔内手术的医院中，开展TEVAR手术50例以上的162家（占12.6%）医院，实施了2.1万例手术（占67.9%），300例以上的13家医院（1.0%）实施了16.9%的手术；开展EVAR手术100例以上的58家（占4.1%）医院，实施了1.1万例手术（占41.7%），300例以上的6家医院（0.4%）实施了8.9%的手术。以上数据反映主动脉手术规模医院间差异明显，少数的医院开展了大多数的手术。

2. 主动脉手术医疗质量存在明显的地区差异和院间差异

2023年主动脉手术医疗质量同质性情况研究显示，我国主动脉手术医疗质量存在明显的地区差异和院间差异。有12个省（自治区、直辖市）的主动脉腔内手术和11个省（自治区、直辖市）的主动脉开放手术非康复离院率高于整体平均水平，且地区内医院间差异较大。反映不同地区存在差异化的医疗质量问题，需要因地制宜地开展专项质控工作。此外，由于HQMS尚未覆盖全国，仍有部分医院的数据未能纳入系统，联合各省级质控中心进行更为深入的专项调查则显得尤为重要。

3. 部分接受主动脉手术治疗的患者存在诊断不规范的情况

2023年主动脉手术基础医疗质量分析显示，接受主动脉手术的患者中，整体不规范诊断率为12.4%，二级和三级医疗机构均存在诊断不规范的现象。具体表现为部分接受主动脉手术治疗的患者出院诊断中只诊断了“主动脉夹层”“动脉瘤”“主动脉粥样硬化”和“主动脉钙化”。标准的主动脉夹层及动脉瘤的诊断应明确体现主动脉病变的位置或具体分型，以便指导准确的治疗方案。同时，规范的诊断有助于对病种进行更为细致的分类，从而能够深入分析同一疾病中不同诊疗手段的效果差异，为质量控制提供有力支撑。因此，未来应继续加强对医疗质量的综合监管，以进一步提高诊断的准确性和规范性。

4. 主动脉手术预后与医院的手术量相关

TEVAR、EVAR、Bentall手术和全弓置换术的住院死亡率、非医嘱离院率呈现随着医院年手术量规模增长而下降的总体趋势。可能的原因主要为一些年手术量较少的医院往往缺乏成熟的医疗团队、诊疗经验相对不足，且专科医师的培训体系不够完善。因此，在推动主动脉诊疗技术向基层医院普及的过程中，应加大对新开展相关技术及手术规模较小的医院的帮扶力度，并实施严格的质量控制措施。

主　审：舒　畅　毕　伟　肖占祥
执笔人：罗明尧　方　坤　范博文　刘振宇　卓　樾

九、结构性心脏病介入

本部分数据来源于HQMS，用于分析2023年结构性心脏病介入治疗技术医疗服务量和结果质控指标。

（一）整体情况

HQMS数据显示，2023年纳入监测的开展结构性心脏病介入治疗的医院有3274家，占HQMS中收治心血管病住院患者医院数量的40.3%，其中三级医院2393家，二级医院881家。上述医院共开展结构性心脏病介入治疗21.4万例，其中三级医院占96.7%。

（二）先天性心脏病介入

1. 医疗服务量

2023年纳入监测的开展先天性心脏病（以下简称“先心病”）介入治疗的医院有2518家，较2022年增加了21.8%，其中三级医院1692家，二级医院826家。上述医院共开展先心病介入（主要手术操作为先心病介入技术）治疗18.9万例，其中三级医院占96.1%。各省（自治区、直辖市）开展先心病介入治疗的医院数量及手术例数分别见图2-9-1和图2-9-2。

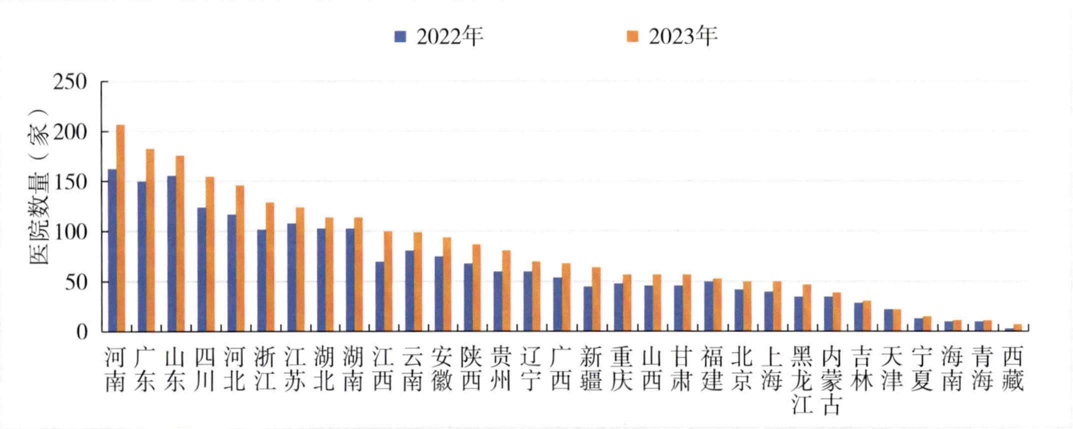

图2-9-1 2022—2023年各省（自治区、直辖市）开展先心病介入的医院数量

注：按2023年医院数量从多到少排序。

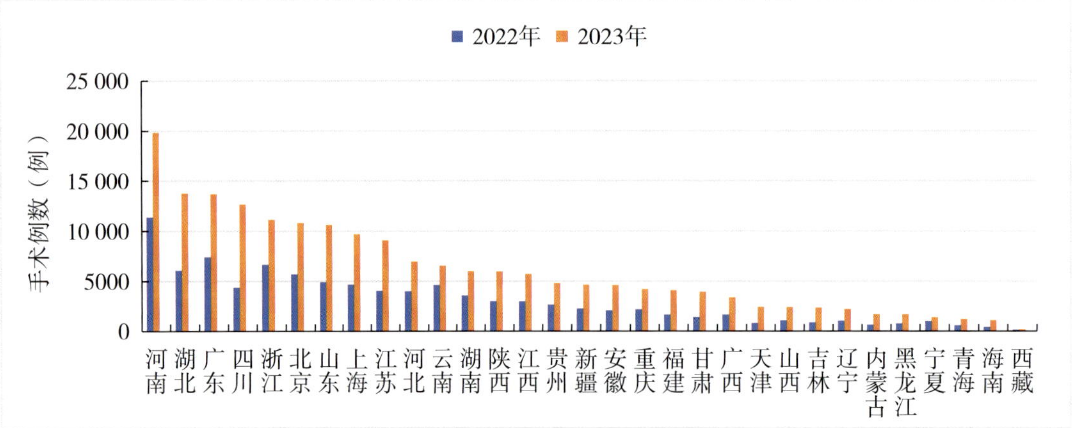

图2-9-2 2022—2023年各省（自治区、直辖市）开展先心病介入手术例数

注：按2023年手术例数从多到少排序。

2023年的先心病介入治疗患者平均年龄为（45.7±22.9）岁，女性占52.0%（表2-9-1）。患者合并疾病居前三的是高血压、脑卒中和慢性阻塞性肺疾病，占比分别为24.9%、15.0%和14.5%，合并其他疾病情况见图2-9-3。

表2-9-1　2023年先心病介入住院患者特征

特征	总体	三级医院	二级医院
人口学特征			
年龄（岁）*	45.7±22.9	45.2±23.0	57.9±17.0
女性（%）	52.0	52.4	40.9
合并疾病（%）			
高血压	24.9	24.5	33.5
脑卒中	15.0	14.7	21.0
慢性阻塞性肺疾病	14.5	14.0	24.9
恶性肿瘤	9.0	8.2	27.4
糖尿病	8.9	8.8	12.2
肝脏疾病	8.5	8.4	10.0
血脂异常	8.4	8.3	10.6
肾脏疾病	2.9	2.9	3.3

注：*均值±标准差。

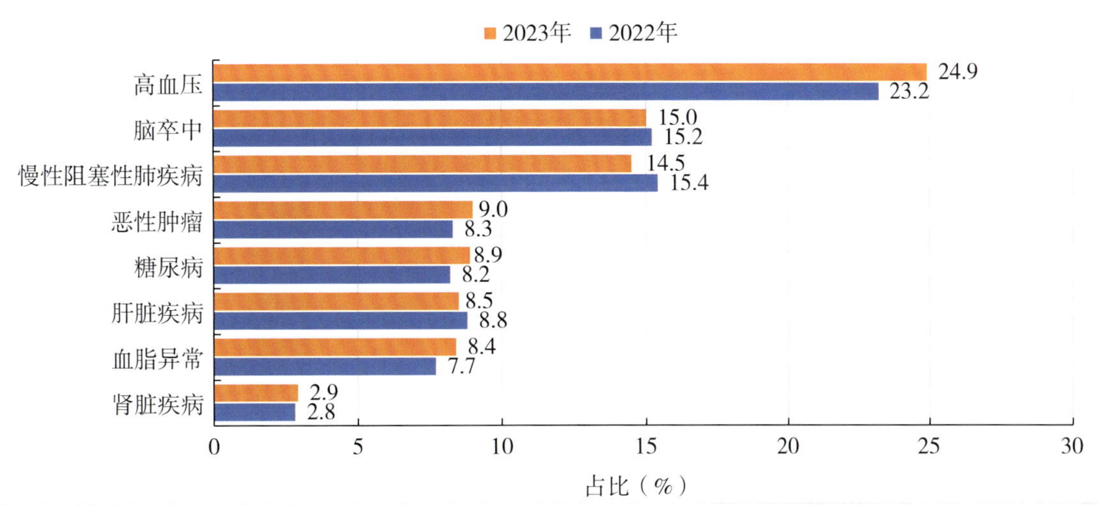

图2-9-3　2022—2023年先心病介入住院患者不同合并症占比

注：按2023年占比从高到低排序。

2. 结果质控指标

（1）住院时长

2023年先心病介入治疗患者中位住院时长为6（4,9）天，与2022年持平，三级医院为6（4,9）天，二级医院为8（5，11）天。2023年各省（自治区、直辖市）中位住院时长存在差异，最长为8天，最短为3天（图2-9-4）。

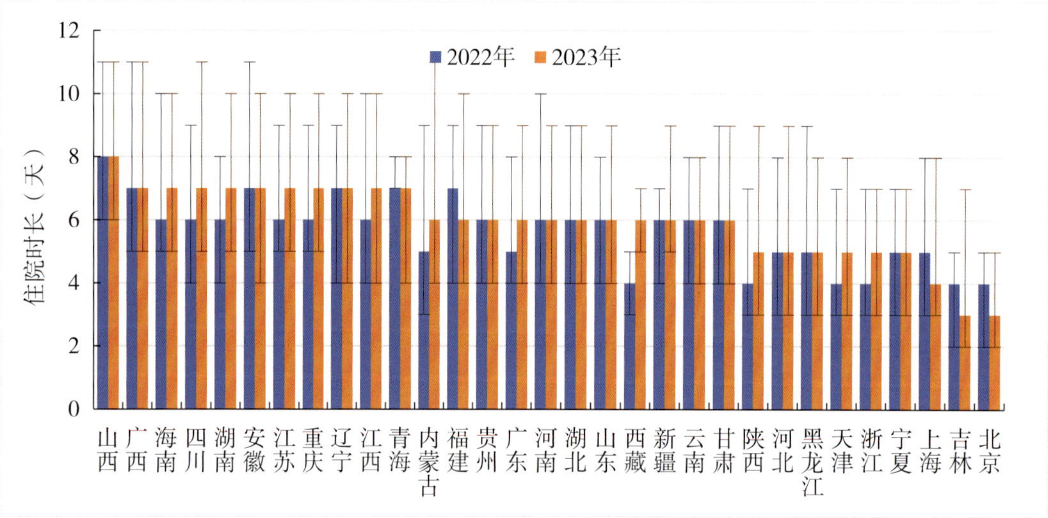

图2-9-4　2022—2023年各省（自治区、直辖市）先心病介入患者住院时长

注：按2023年中位住院时长从长到短排序。

（2）住院死亡率

2023年先心病介入治疗患者住院死亡率为0.3%，三级医院和二级医院分别为0.3%、0.6%（图2-9-5）。调整患者年龄、性别等人口学特征，以及合并症等临床特征，计算医院水平风险标化住院死亡率为0.2%（图2-9-5）。

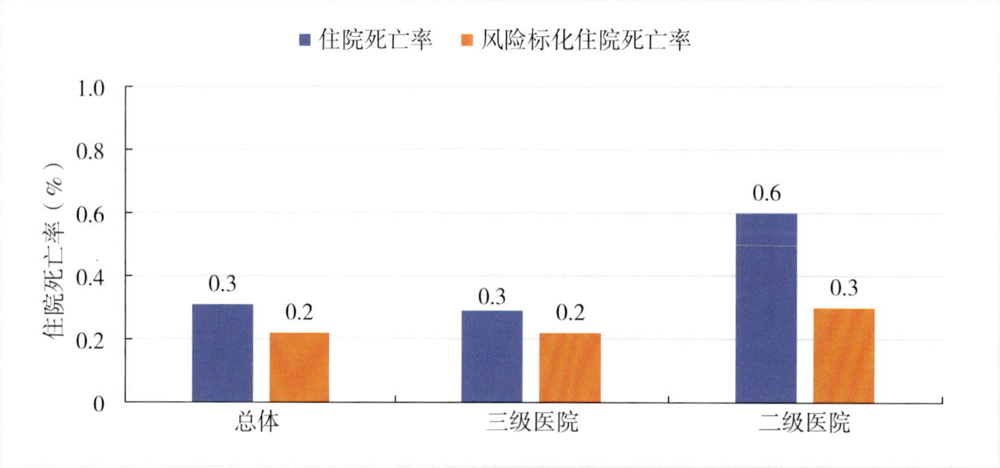

图2-9-5　2023年不同级别医院先心病介入手术患者住院死亡率

2022—2023年各省（自治区、直辖市）先心病介入治疗患者住院死亡率及风险标化住院死亡率见图2-9-6和图2-9-7。风险标化住院死亡率最高为0.44%，最低为0.12%。

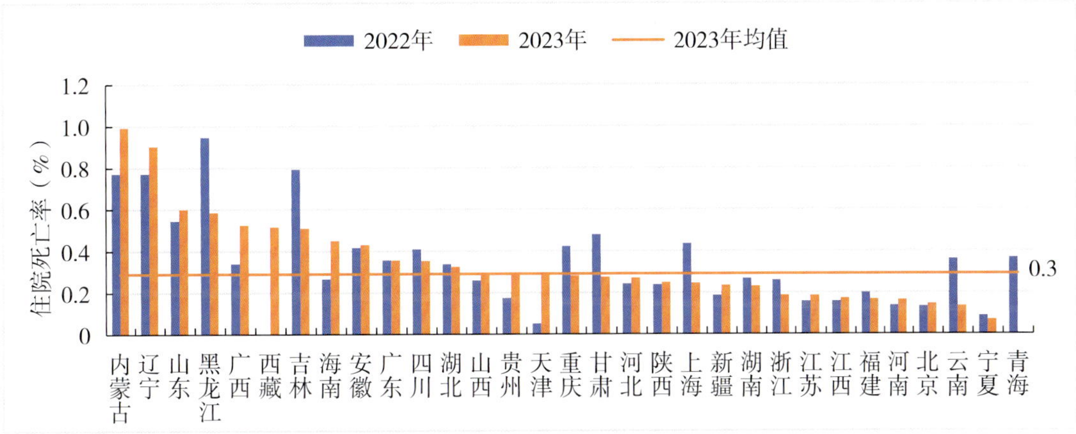

图2-9-6　2022—2023年各省（自治区、直辖市）先心病介入手术患者住院死亡率

注：按2023年住院死亡率从高到低排序。2022年西藏、2023年青海未出现住院死亡。

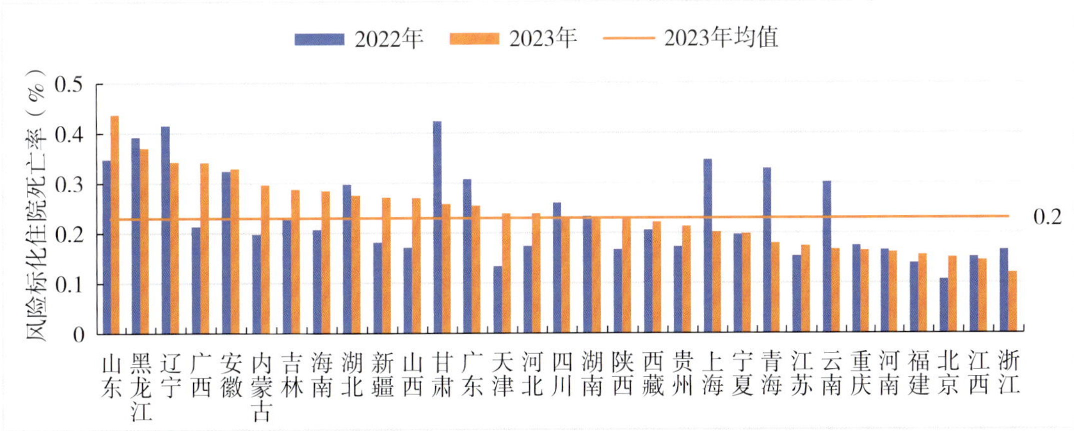

图2-9-7　2022—2023年各省（自治区、直辖市）先心病介入患者风险标化住院死亡率

注：按2023年风险标化住院死亡率从高到低排序。

（3）非康复离院率

2023年先心病介入治疗患者非康复离院率为2.0%，三级医院和二级医院分别为1.9%、4.9%（图2-9-8）。调整患者年龄、性别等人口学特征，以及合并症等临床特征，计算医院水平风险标化住院死亡率为1.7%。

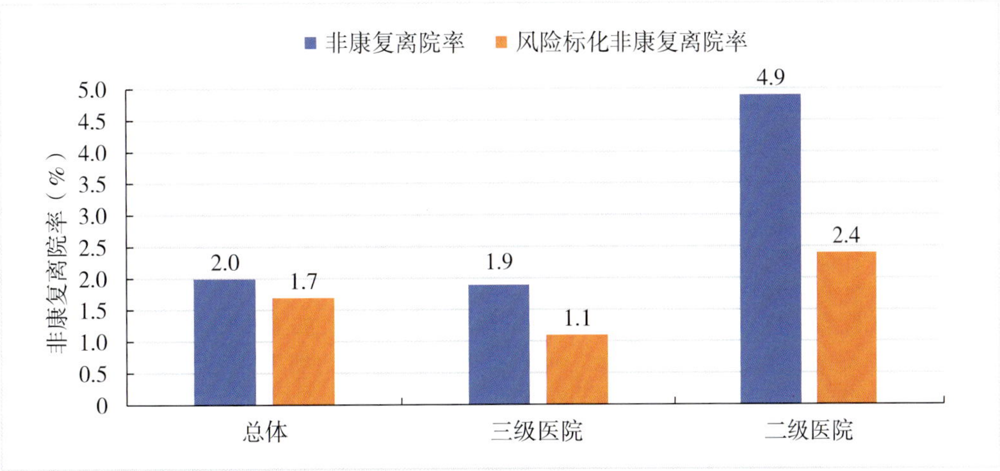

图2-9-8　2023年不同级别医院先心病介入手术患者非康复离院率

2022—2023年各省（自治区、直辖市）先心病介入治疗患者非康复离院率及风险标化非康复离院率见图2-9-9和图2-9-10。2023年风险标化非康复离院率最高为5.9%，最低为0.4%。

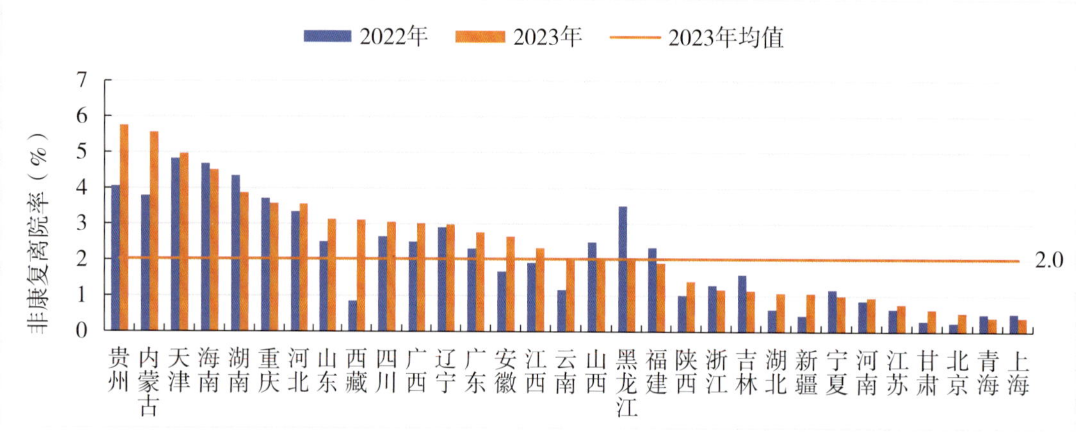

图2-9-9　2022—2023年各省（自治区、直辖市）先心病介入手术患者非康复离院率

注：按2023年非康复离院率从高到低排序。

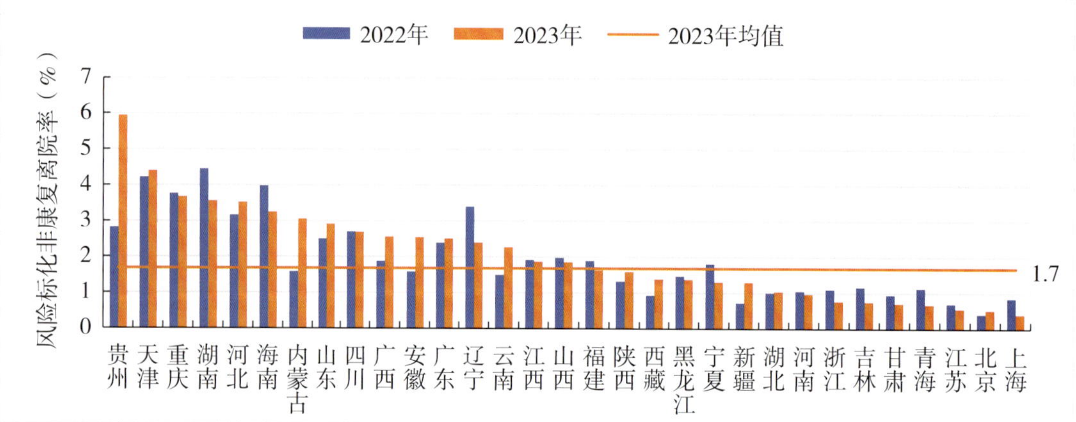

图2-9-10　2022—2023年各省（自治区、直辖市）先心病介入患者风险标化非康复离院率

注：按2023年风险标化非康复离院率从高到低排序。

2022—2023年各省（自治区、直辖市）先心病介入治疗患者非康复离院率地区内差异见图2-9-11。

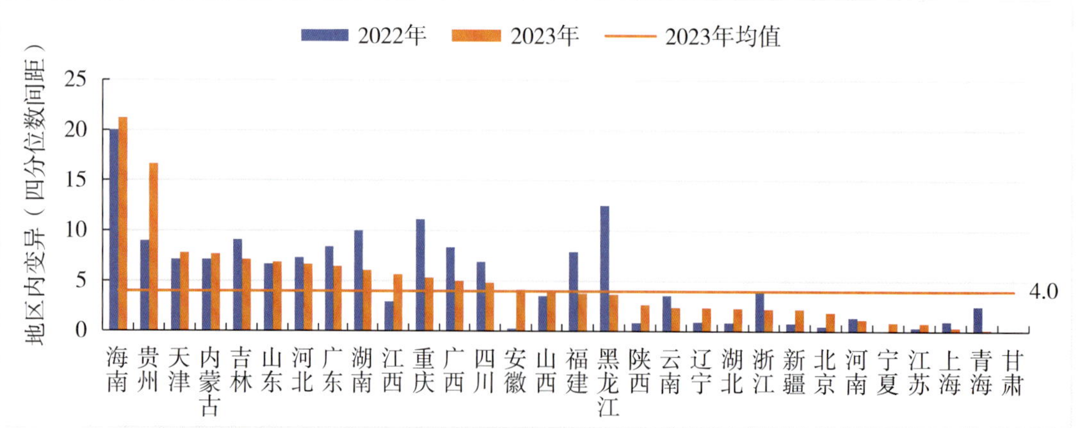

图2-9-11　2022—2023年各省（自治区、直辖市）先心病介入患者非康复离院率同质性

注：按2023年地区内医院间变异从高到低排序。2022年宁夏、甘肃无法计算四分位数间距。2023年甘肃四分位数间距为0.08。西藏未纳入。

2023年有13个省（自治区、直辖市）的非康复离院率低于整体平均水平，且地区内医院间的变异小于整体医院间的平均变异水平，有2个省（自治区、直辖市）的非康复离院率低于整体平均水平，但地区内医院间的变异大于整体医院间的平均变异水平，13个省（自治区、直辖市）的非康复离院率高于整体水平，且地区内的医院间变异大于整体医院间的变异水平，2个省（自治区、直辖市）的非康复离院率高于整体水平，地区内的医院间变异小于整体医院间的变异水平（图2-9-12）。

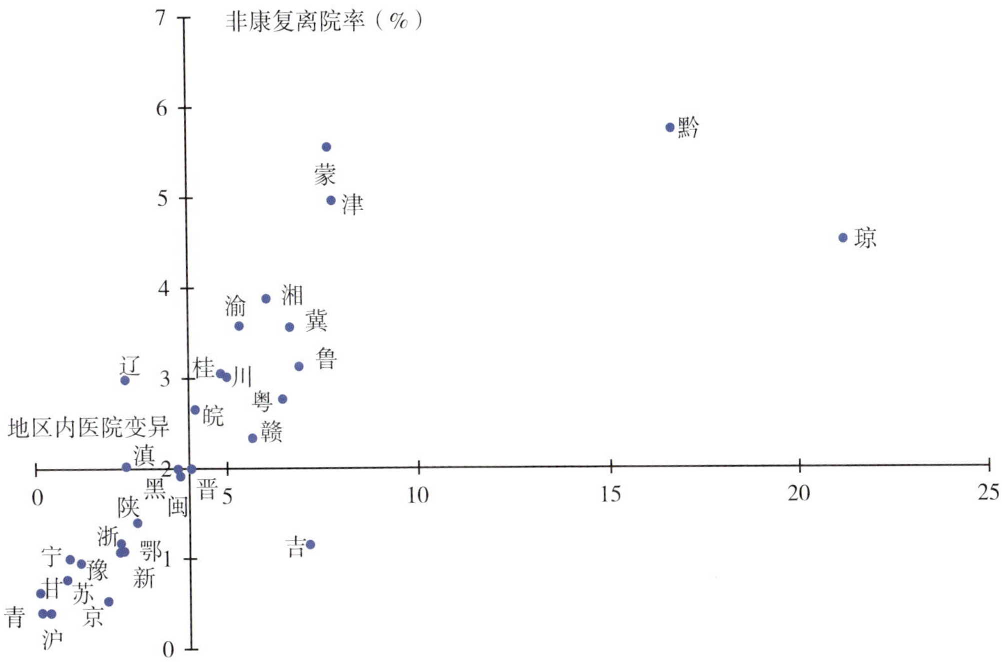

图2-9-12　2023年各省（自治区、直辖市）先心病介入患者非康复离院率与地区内的医院间变异的分布情况

注：纵轴，非康复离院率地区内整体水平（代表医疗质量地区内的平均水平）。横轴，基于地区内医院水平的非康复离院率四分位数间距（采用四分位数间距展示医疗质量地区内的医院间变异）。纵轴与横轴交叉点为非康复离院率平均水平和医院间变异的均值（2.0, 4.0），纵轴左侧的省（自治区、直辖市）代表该地区的非康复离院率地区内的医院间变异低于整体平均水平，横轴上方的省（自治区、直辖市）代表该地区的非康复离院率高于整体平均水平。

非康复离院率低于整体水平，且地区内的医院间变异小于整体医院间变异水平的地区有黑龙江、福建、陕西、新疆、浙江、湖北、河南、宁夏、甘肃、江苏、北京、青海、上海。

非康复离院率高于整体水平，且地区内的医院间变异大于整体医院间变异水平的地区有海南、贵州、内蒙古、天津、湖南、河北、山东、重庆、四川、广西、安徽、广东、江西。

非康复离院率高于整体水平，地区内的医院间变异小于整体医院间变异水平的地区有云南、辽宁。

非康复离院率低于整体水平，地区内的医院间变异大于整体医院间变异水平的地区有吉林、山西。

西藏未纳入。

（三）心脏瓣膜病介入

1. 医疗服务量

2023年纳入监测的开展心脏瓣膜病介入治疗的医院有756家，数量较2022年增加了24.1%，其中三级医院701家，二级医院55家。上述医院共开展心脏瓣膜病介入（主要手术操作为心脏瓣膜病介入技术）治疗2.5万例，其中三级医院占99.5%。2022—2023年各省（自治区、直辖市）开展心脏瓣膜病介入治疗的医院数量及手术例数分别见图2-9-13和图2-9-14。

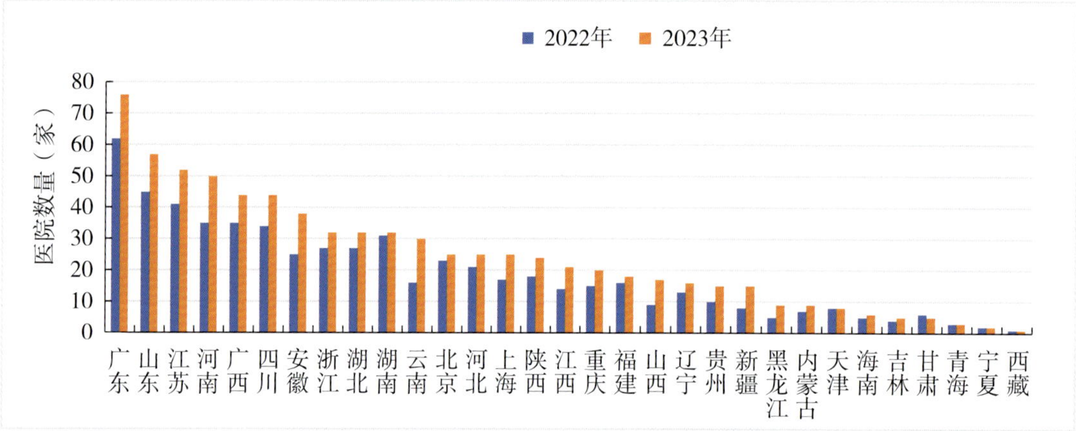

图2-9-13　2022—2023年各省（自治区、直辖市）开展心脏瓣膜病介入的医院数量

注：按2023年医院数量从多到少排序。

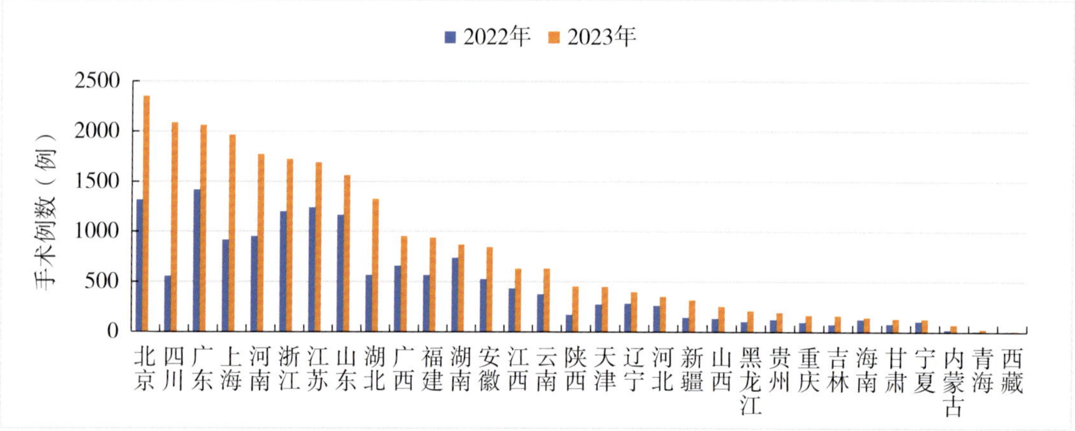

图2-9-14　2022—2023年各省（自治区、直辖市）开展心脏瓣膜病介入手术例数

注：按2023年手术例数从多到少排序。

2023年心脏瓣膜病介入治疗患者平均年龄为（68.0±10.3）岁，女性占49.2%。患者合并疾病居前三的是高血压、脑卒中和糖尿病，占比分别为40.8%、21.2%和15.7%，合并其他疾病情况见表2-9-2和图2-9-15。

表2-9-2　2023年心脏瓣膜病介入手术住院患者特征

特征	总体	三级医院	二级医院
人口学特征			
年龄（岁）*	68.0±10.3	68.0±10.3	67.6±11.3
女性（%）	49.2	49.1	59.5
合并疾病（%）			
高血压	40.8	40.9	31.0
脑卒中	21.2	21.1	28.6
糖尿病	15.7	15.7	13.5
肝脏疾病	14.1	14.1	15.9

续　表

特征	总体	三级医院	二级医院
慢性阻塞性肺疾病	13.4	13.4	11.1
肾脏疾病	11.7	11.7	11.1
血脂异常	8.8	8.8	7.1
恶性肿瘤	1.2	1.2	-

注：* 均数 ± 标准差。

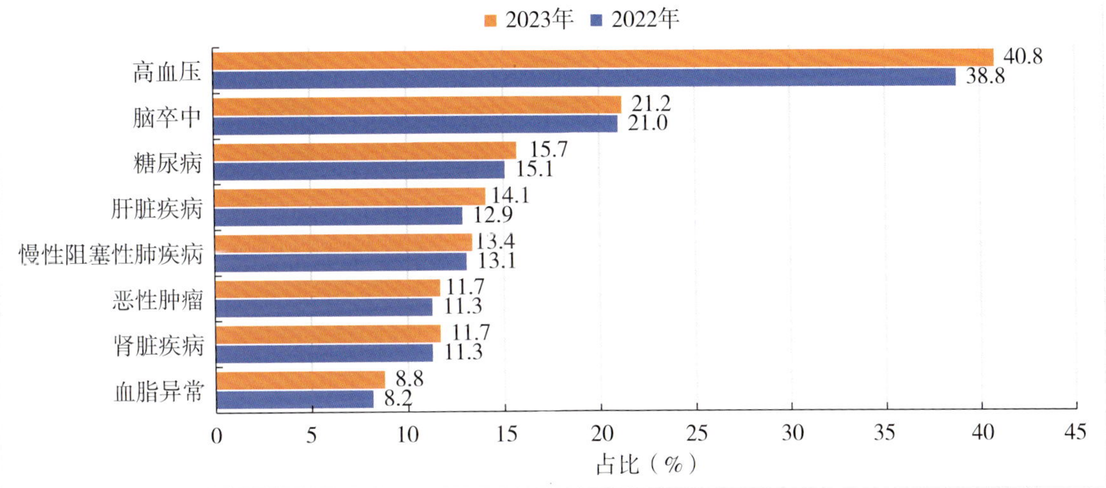

图2-9-15　2022—2023年心脏瓣膜病介入住院患者不同合并症占比

注：按2023年占比从高到低排序。

2. 结果质控指标

（1）住院时长

2023年心脏瓣膜病介入治疗患者中位住院时长为16（11，23）天，三级医院为16（11，23）天，二级医院为18（12，24）天。各省（自治区、直辖市）中位住院时长存在差异，最长为29.5天，最短为11天（图2-9-16）。

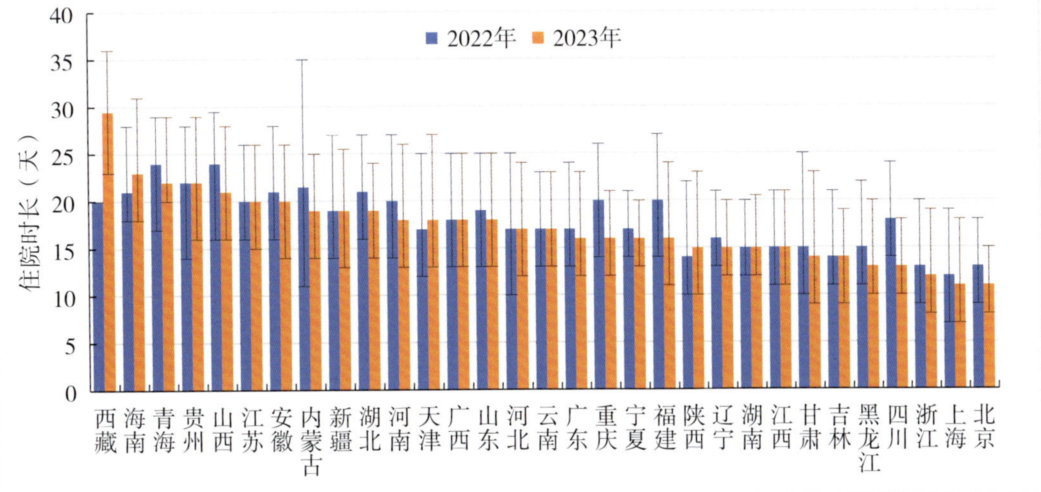

图2-9-16　2022—2023年各省（自治区、直辖市）心脏瓣膜病介入患者住院时长

注：按2023年中位住院时长从长到短排序。

（2）住院死亡率

2023年心脏瓣膜病介入治疗患者住院死亡率为1.4%，三级医院和二级医院分别为1.4%、3.2%（图2-9-17）。调整患者年龄、性别等人口学特征，以及合并症等临床特征，计算医院水平风险标化住院死亡率为1.2%（图2-9-17）。

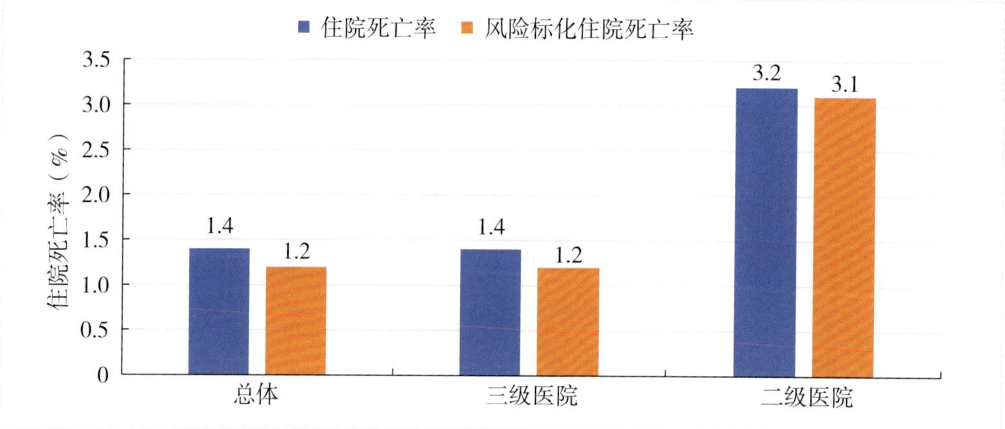

图2-9-17 2023年不同级别医院心脏瓣膜病介入手术患者住院死亡率

2022—2023年各省（自治区、直辖市）心脏瓣膜病介入治疗患者住院死亡率及风险标化住院死亡率见图2-9-18和图2-9-19。风险标化住院死亡率最高为3.0%，最低为0.5%。

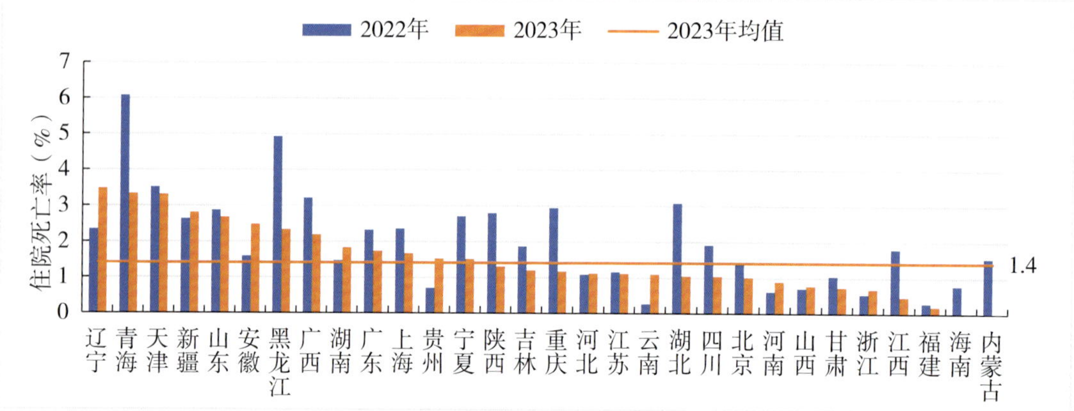

图2-9-18 2022—2023年各省（自治区、直辖市）心脏瓣膜病介入手术患者住院死亡率

注：按2023年住院死亡率从高到低排序。2023年海南、内蒙古未出现住院死亡。西藏未纳入。

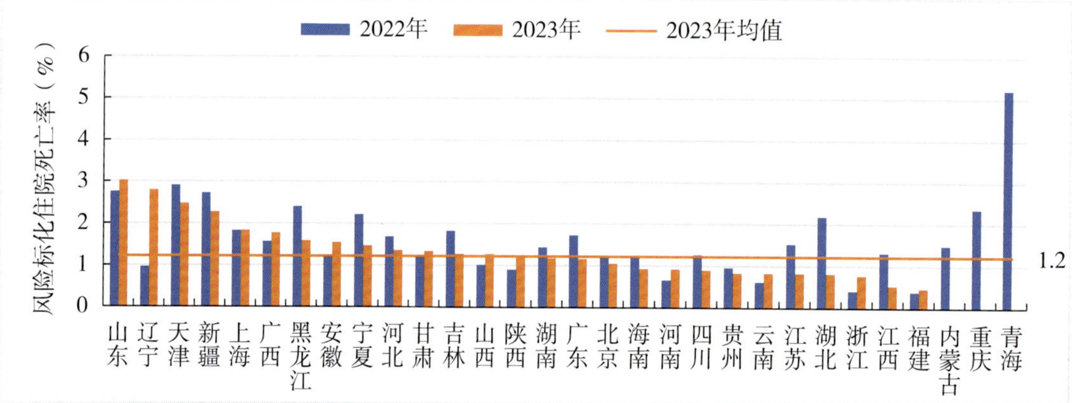

图2-9-19 2022—2023年各省（自治区、直辖市）心脏瓣膜病介入患者风险标化住院死亡率

注：按2023年风险标化住院死亡率从高到低排序。2023年内蒙古、重庆、青海无法计算风险标化住院死亡率。西藏未纳入。

（3）非康复离院率

2023年心脏瓣膜病介入治疗患者非康复离院率为3.5%，三级医院和二级医院分别为3.4%、6.3%（图2-9-20）。调整患者年龄、性别等人口学特征，以及合并症等临床特征，计算医院水平风险标化非康复离院率为3.0%（图2-9-20）。

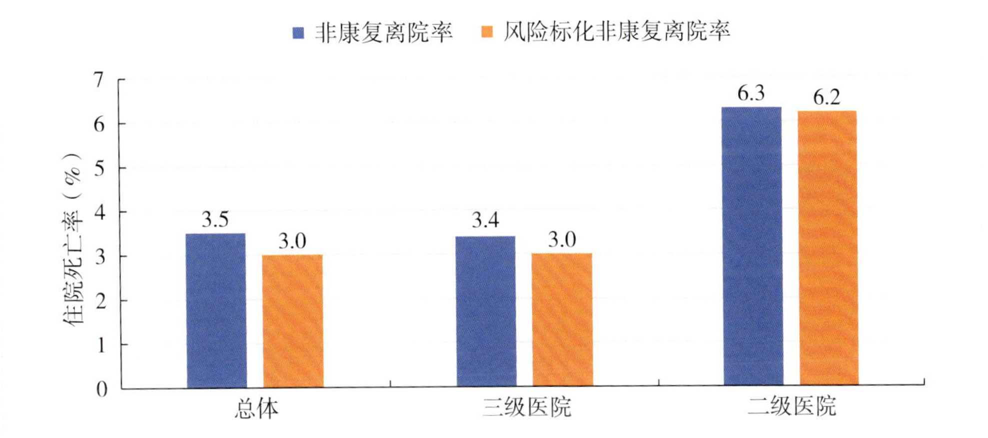

图2-9-20　2023年不同级别医院心脏瓣膜病介入手术患者非康复离院率

2022—2023年各省（自治区、直辖市）心脏瓣膜病介入治疗患者非康复离院率及风险标化非康复离院率见图2-9-21和图2-9-22。风险标化非康复离院率最高为6.1%，最低为1.4%（图2-9-22）。

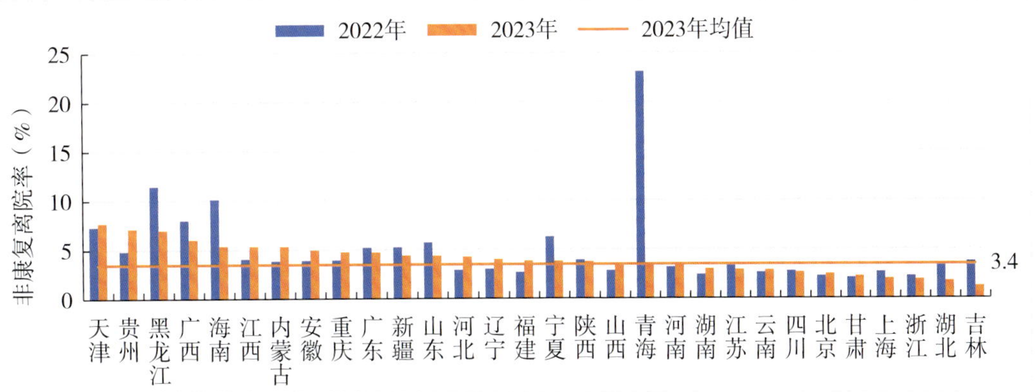

图2-9-21　2022—2023年各省（自治区、直辖市）心脏瓣膜病介入手术患者非康复离院率

注：按2023年非康复离院率从高到低排序。西藏未出现非康复离院。

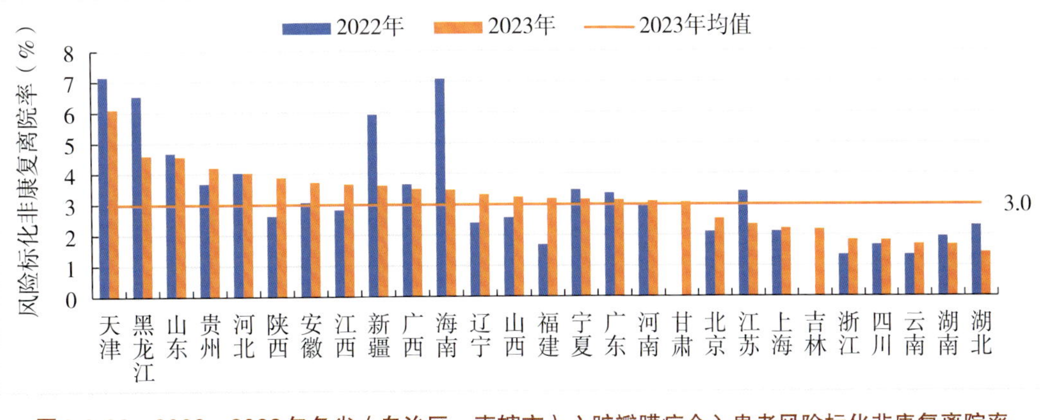

图2-9-22　2022—2023年各省（自治区、直辖市）心脏瓣膜病介入患者风险标化非康复离院率

注：按2023年风险标化非康复离院率从高到低排序。2022年甘肃、吉林无法计算风险标化非康复离院率。内蒙古、重庆、西藏、青海未纳入。

2023年各省（自治区、直辖市）心脏瓣膜病介入治疗患者非康复离院率地区内变异见图2-9-23。

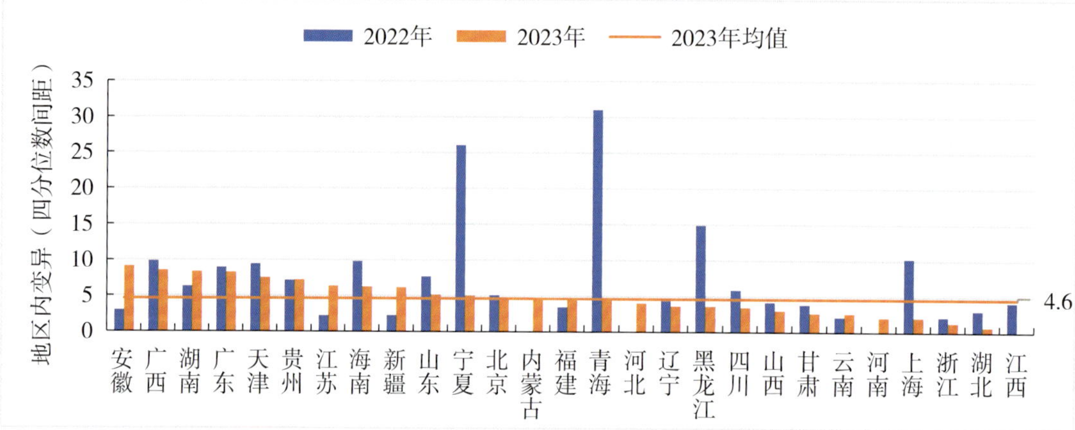

图2-9-23　2022—2023年各省（自治区、直辖市）心脏瓣膜病介入患者非康复离院率同质性

注：按2023年地区内医院间变异从高到低排序。2022年内蒙古、河北、河南、吉林、重庆、陕西四分位数间距为0，2023年江西、重庆、陕西、吉林四分位数间距为0。西藏未纳入。

2023年有9个省（自治区、直辖市）的非康复离院率低于整体平均水平，且地区内医院间的变异小于整体医院间的平均变异水平，有3个省（自治区、直辖市）的非康复离院率低于整体平均水平，但地区内医院间的变异大于整体医院间的平均变异水平，11个省（自治区、直辖市）的非康复离院率高于整体水平，且地区内的医院间变异大于整体医院间的变异水平，7个省（自治区、直辖市）的非康复离院率高于整体水平，地区内的医院间变异小于整体医院间的变异水平（图2-9-24）。

（四）分析小结

我国结构性心脏病每年有上百万的患者需要治疗，发病率持续增高。虽然诊疗能力在逐年加强，但是重点问题仍比较突出。

1. 患者人数增多，病情复杂度大

2023年纳入监测的医疗机构共收治结构性心脏病介入患者21.4万例，其中先天性心脏病介入患者18.9万例，较2022年的13.3万例增加了42.1%，与之相应的是开展先天性心脏病介入手术医疗机构数量也增加了21.8%。与此同时，2023年我国心脏瓣膜病介入手术量较2022年增加了69.7%，且65岁以上患者占比超过55%。随着我国人口老龄化的加剧，心脏瓣膜病介入手术量必将逐年增多。与此同时，结构性心脏病患者伴有其他心血管疾病的比率较大，这无疑增加了治疗的复杂性并影响预后。因此，在保障结构性心脏病介入患者能得到及时治疗的同时，降低手术风险、提高安全性是未来医疗质量控制的重点之一。

2. 结构性心脏病质量指标省间差异较大，先天性心脏病介入质量有所降低

数据显示，2023年结构性心脏病介入治疗不同省份内的医疗机构间的医疗质量也存在较大差异，如先天性心脏病介入和心脏瓣膜病介入的非康复离院率省内差异相差较大。2023先天性心脏病介入的整体质量较有所降低，2023年超过一半省份的住院死亡率和非康复离院率高于2022年。后续将重点关注医疗同质性较差的地区，同时对医疗质量问题较多的省份，要协同省级质控中心深入分析，制定有针对性的质控策略。

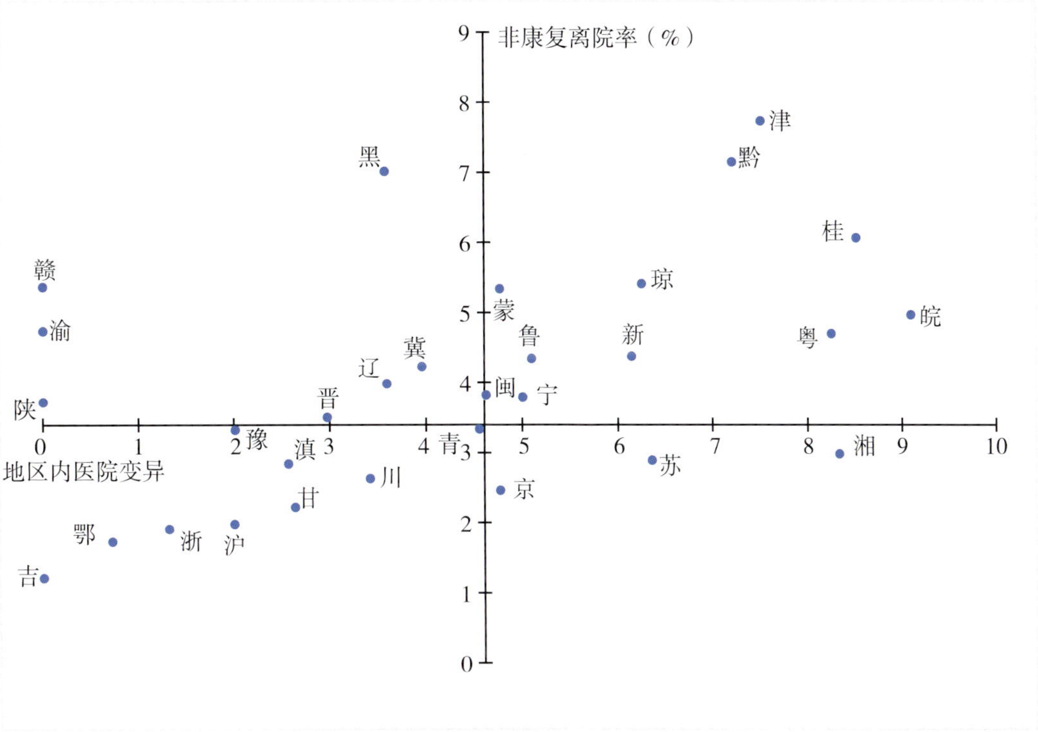

图2-9-24　2023年各省（自治区、直辖市）心脏瓣膜病介入患者非康复离院率与地区内的医院间变异的分布情况

注：纵轴，非康复离院率地区内整体水平（代表医疗质量地区内的平均水平）。横轴，基于地区内医院水平的非康复离院率四分位数间距（采用四分位数间距展示医疗质量地区内的医院间变异）。纵轴与横轴交叉点为非康复离院率平均水平和医院间变异的均值（3.4，4.6），纵轴左侧的省（自治区、直辖市）代表该地区的非康复离院率地区内的医院间变异低于整体平均水平，横轴上方的省（自治区、直辖市）代表该地区的非康复离院率高于整体平均水平。

非康复离院率低于整体水平，且地区内的医院间变异小于整体医院间变异水平的地区有青海、四川、云南、甘肃、河南、上海、浙江、湖北、吉林。

非康复离院率高于整体水平，且地区内的医院间变异大于整体医院间变异水平的地区有安徽、广西、广东、天津、贵州、海南、新疆、山东、宁夏、福建、内蒙古。

非康复离院率高于整体水平，地区内的医院间变异小于整体医院间变异水平的地区有河北、黑龙江、辽宁、山西、重庆、陕西、江西。

非康复离院率低于整体水平，地区内的医院间变异大于整体医院间变异水平的地区有北京、江苏、湖南。

西藏未纳入。

主　　审：潘湘斌　于　波　曾　智
执 笔 人：温乃杰

十、心律失常介入

本部分数据来源于HQMS，国家心血管病质控信息平台心律失常介入治疗信息网络直报系统和省级质控中心上报数据，HQMS数据用于分析心律失常介入医疗服务量和结果质控指标，心律失常介入治疗信息网络直报系统数据用于分析过程质控指标。

（一）医疗服务量

HQMS数据显示，2023年纳入监测的开展心脏植入型电子器械（cardiac implantable electronic device，CIED）介入治疗的医院有2962家，占HQMS中收治心血管病住院患者医院数量的36.5%，其中三级医院1760家，二级医院1202家。与2022年相比，2023年开展CIED介入治疗的医院增加474家，其中三级医院增加205家，二级医院增加269家。

上述医院共开展CIED介入治疗15.0万例，其中三级医院14.0万例，二级医院9671例。各省（自治区、直辖市）开展CIED介入治疗的医院数量及患者数量分别见图2-10-1和图2-10-2。

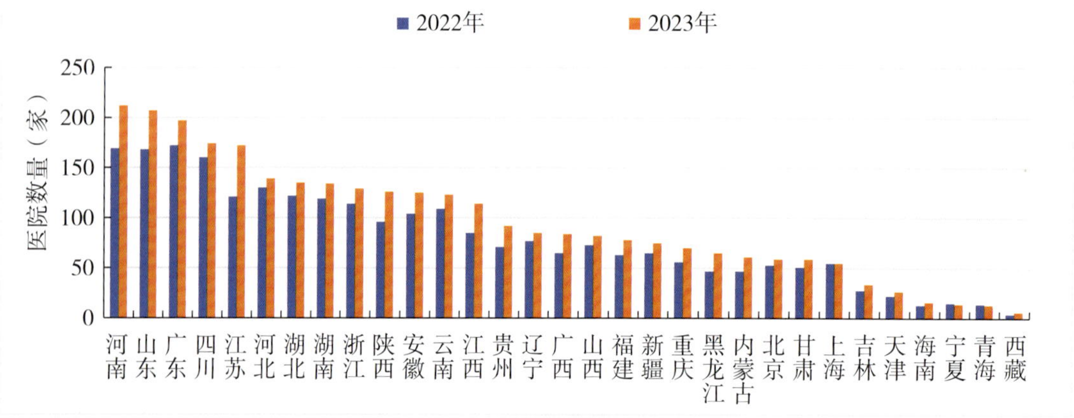

图2-10-1 2022—2023年各省（自治区、直辖市）开展CIED介入治疗的医院数量

注：按照2023年医院数量从多到少排序。

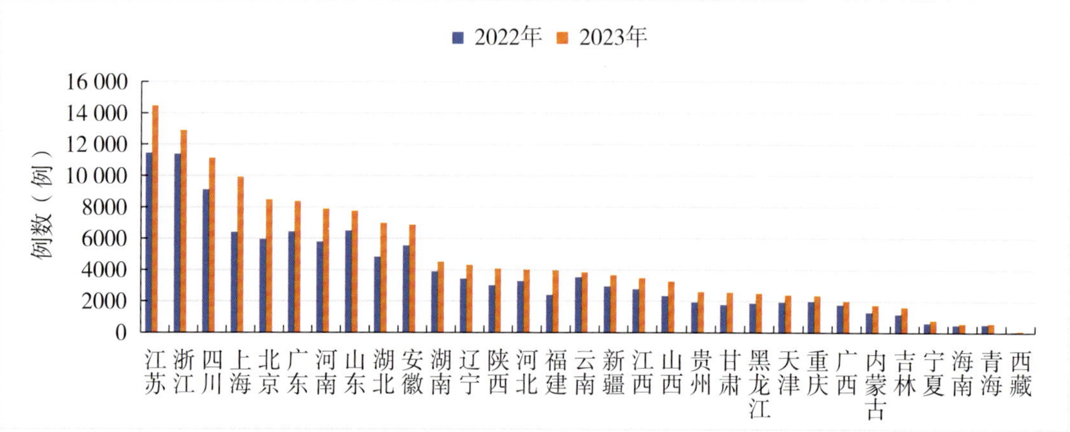

图2-10-2 2022—2023年各省（自治区、直辖市）CIED介入治疗例数

注：按照2023年CIED介入治疗例数从多到少排序。

接受CIED介入治疗患者平均年龄为（70.6±12.3）岁，女性占47.8%。合并疾病居前三的是高血压、冠心病和脑卒中，占比分别为58.4%、40.2%和23.5%，其他合并疾病情况见表2-10-1和图2-10-3。

表2-10-1　2023年接受CIED介入治疗患者特征

特征	总体	三级医院	二级医院
人口学特征			
年龄（岁）*	70.6±12.3	70.5±12.4	72.8±10.4
女性（%）	47.8	47.7	48.7
合并疾病（%）			
高血压	58.4	58.2	61.0
冠心病	40.2	39.6	49.4
脑卒中	23.5	23.1	28.9
糖尿病	22.9	23.0	21.5
血脂异常	13.1	13.3	10.3
慢性阻塞性肺疾病	11.4	11.2	14.6
肝脏疾病	11.2	11.3	9.6
肾脏疾病	11.1	11.1	11.1
恶性肿瘤	2.1	1.9	1.7
心源性晕厥	1.9	2.9	4.6
肥胖	0.1	0.1	0.1

注：*均数±标准差。

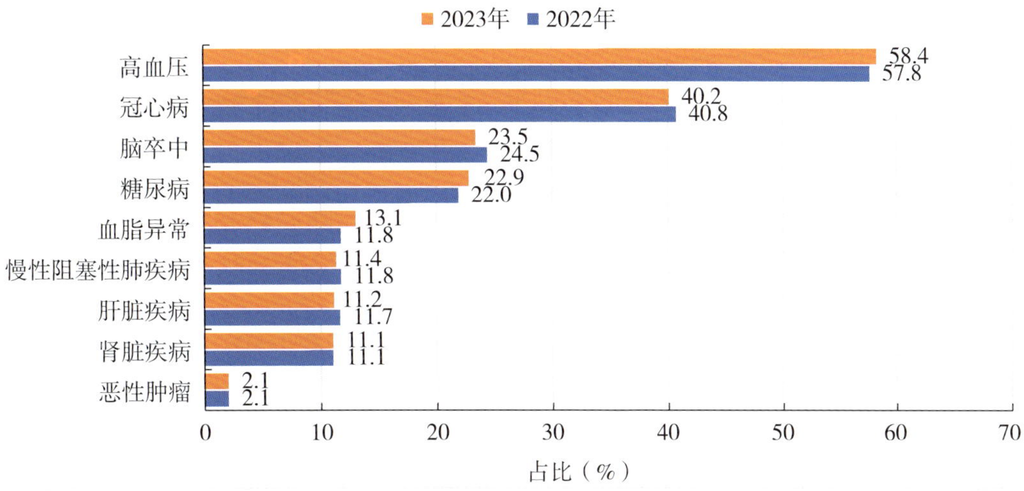

图2-10-3　2022—2023年CIED住院患者不同合并症占比

2023年开展导管消融介入治疗的医院有2318家，占HQMS中收治心血管病住院患者医院数量的28.6%，其中三级医院1532家，二级医院786家。与2022年相比，2023年开展CIED介入治疗的医院增加484家，其中三级医院增加225家，二级医院增加259家。

上述医院共收治导管消融介入患者31.6万例，其中三级医院30.6万例，二级医院9491例。各省（自治区、直辖市）开展导管消融介入治疗的医院数量及患者数量分别见图2-10-4和图2-10-5。

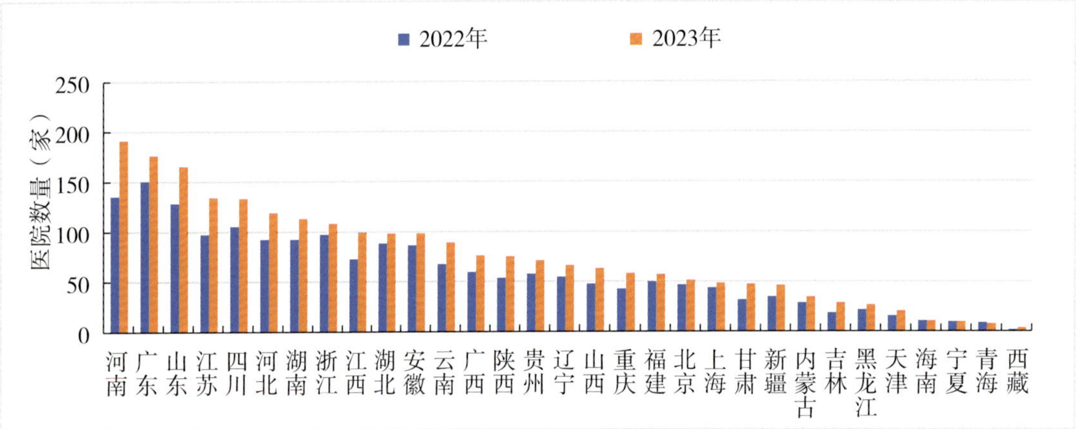

图2-10-4 2023年各省（自治区、直辖市）开展导管消融介入治疗的医院数量

注：按照2023年医院数量从多到少排序。

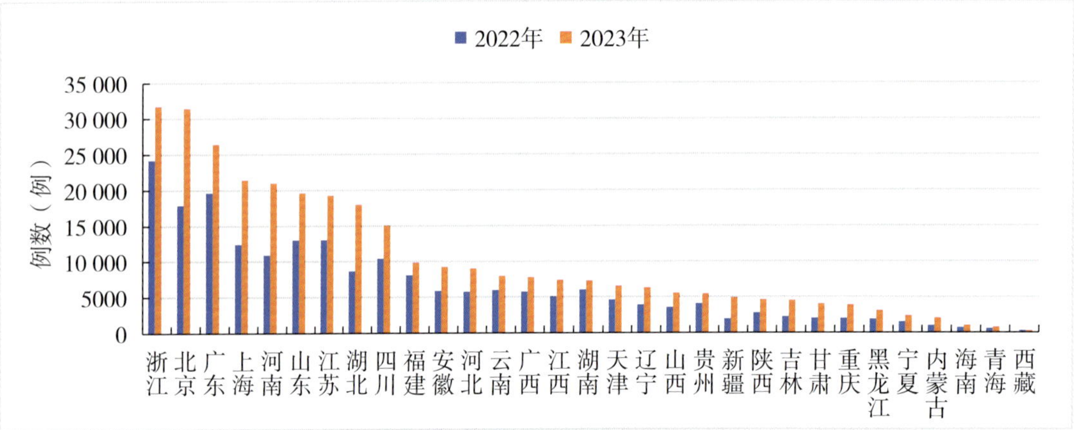

图2-10-5 2023年各省（自治区、直辖市）导管消融介入治疗例数

注：按照2023年导管消融介入治疗例数从多到少排序。

接受导管消融介入治疗患者平均年龄为（56.4±16.1）岁，女性占47.2%。合并疾病与居前三的是高血压、冠心病和血脂异常，占比分别为39.1%、25.7%和18.2%，其他合并疾病情况见表2-10-2和图2-10-6。

表2-10-2 2023年接受导管消融介入治疗患者特征

特征	总体	三级医院	二级医院
人口学特征			
年龄（岁）*	56.4±16.1	56.4±16.1	59.3±14.5
女性（%）	47.2	47.1	50.2
合并疾病（%）			
高血压	39.1	39.0	43.8
冠心病	25.7	25.4	35.4

续 表

特征	总体	三级医院	二级医院
血脂异常	18.2	18.2	19.2
糖尿病	13.7	13.6	15.0
脑卒中	11.8	11.7	15.0
肝脏疾病	10.6	10.6	11.0
慢性阻塞性肺疾病	6.4	6.4	8.4
肾脏疾病	3.3	3.3	3.6
恶性肿瘤（含转移）	0.7	0.7	0.4
心源性晕厥	0.2	0.2	0.3
肥胖	0.2	0.2	0.1

注：* 均数 ± 标准差。

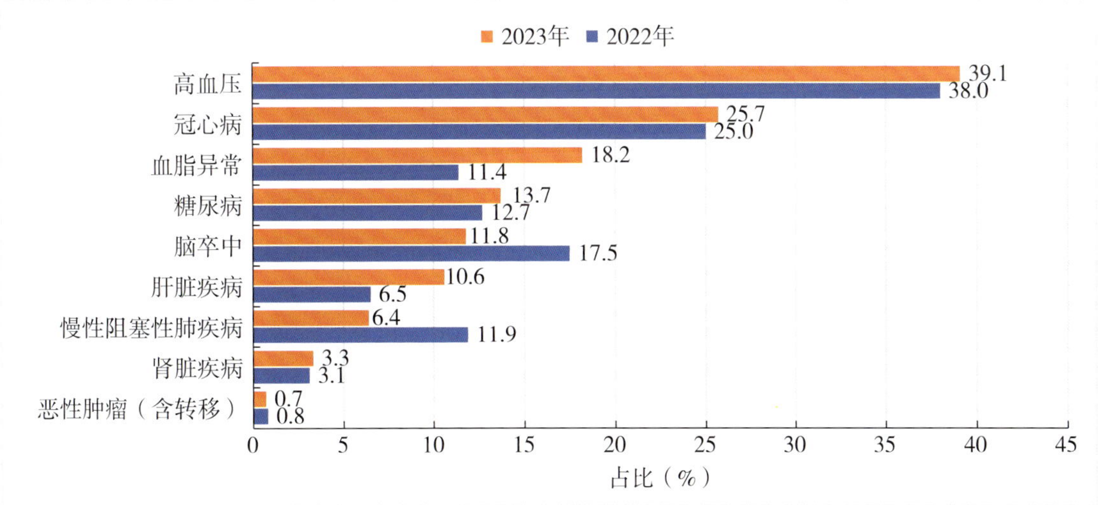

图2-10-6　2022—2023年导管消融住院患者不同合并症占比

（二）过程质控指标

本部分数据来源于心律失常介入治疗信息网络直报系统和省级质控中心上报数据。

1. 治疗类型

（1）起搏器植入

2023年心律失常介入治疗信息网络直报系统纳入的植入心脏起搏器患者为12.3万例，较2022年相对增长24.7%，每百万人口植入量为87.21例。2009—2023年我国心脏起搏器植入情况见图2-10-7，其中2023年双腔起搏器占74.5%。

（2）植入型心律转复除颤器（ICD）植入

2023年植入ICD患者8672例，较2022年相对增加28.2%，每百万人口植入量为6.15例。2009—2023年我国ICD植入情况见图2-10-8，其中2023年双腔ICD占49.3%。

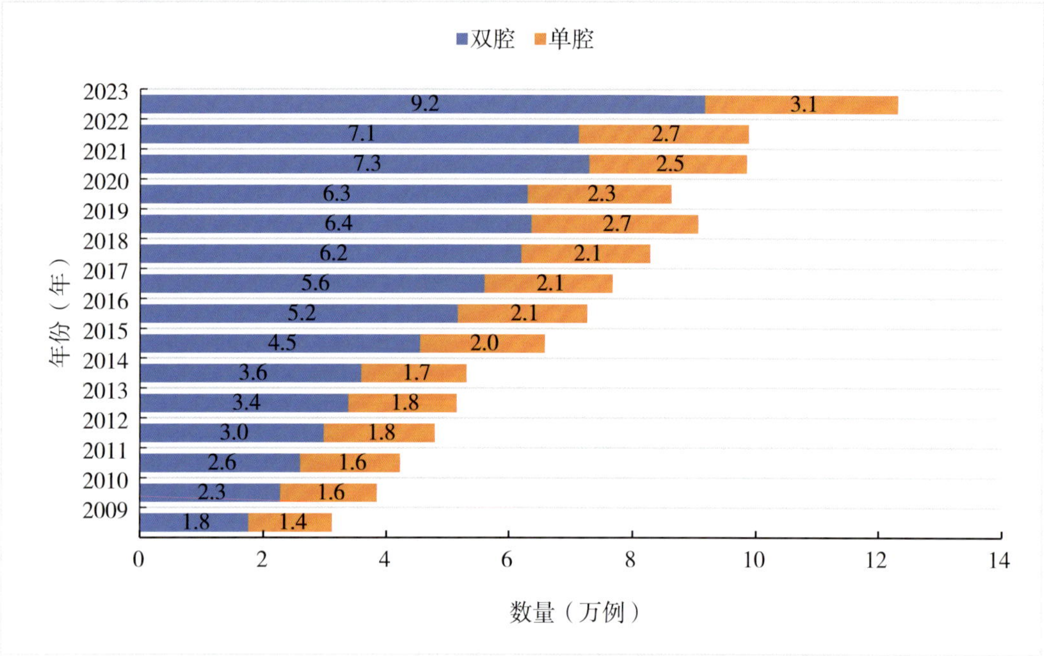

图2-10-7　2009—2023年我国心脏起搏器植入数量（万例）

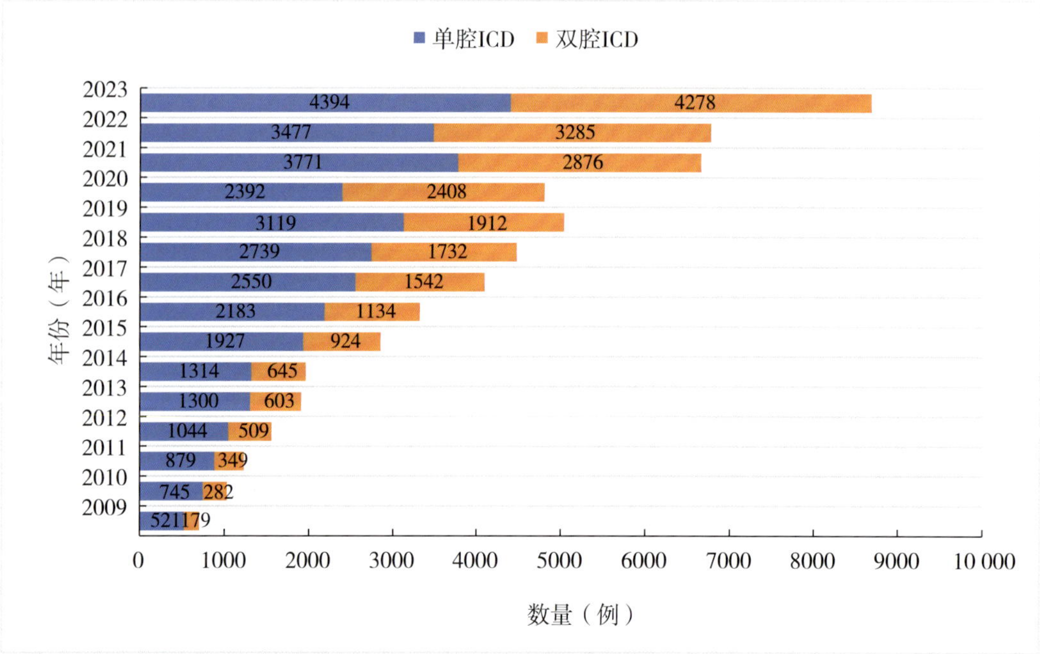

图2-10-8　2009—2023年我国ICD植入数量

（3）心脏再同步化治疗（CRT）植入

2023年植入CRT患者6480例，较2022年相对增加20.0%，每百万人口植入量为4.59例。2009—2023年我国ICD植入情况见图2-10-9，其中2023年植入心脏再同步化治疗除颤器（CRTD）占76.6%。

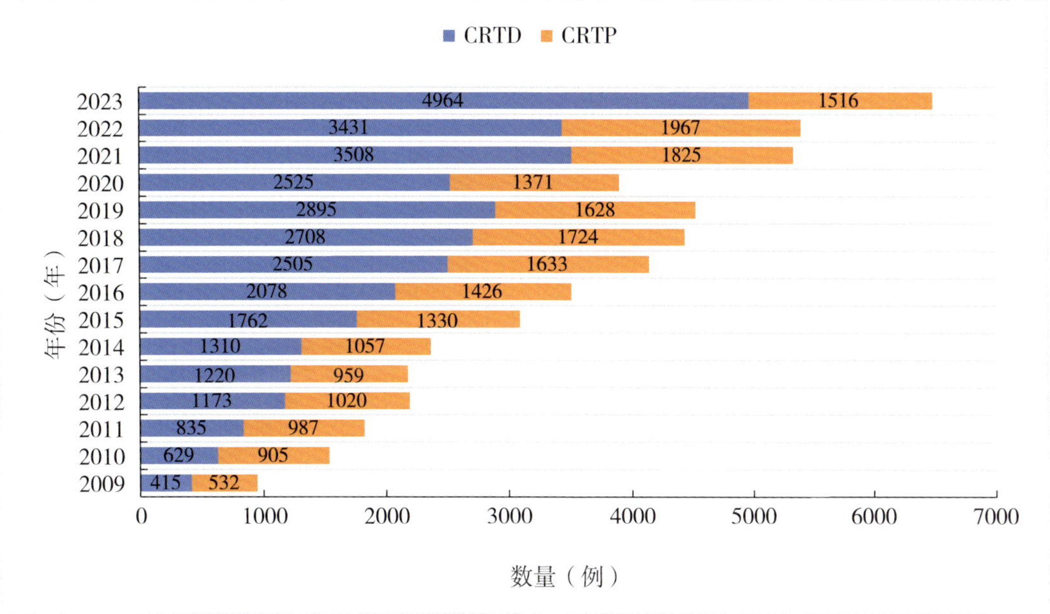

图2-10-9　2009—2023年我国CRT植入数量

注：CRTD，心脏再同步化治疗除颤器；CRTP，心脏再同步化治疗。

（4）起搏器植入适应证

2023年在起搏器植入手术中，主要的适应证包括病态窦房结综合征4.7万例（38.0%），传导阻滞5.1万例（41.4%）。2017—2023年我国心脏起搏器植入适应证情况见图2-10-10。

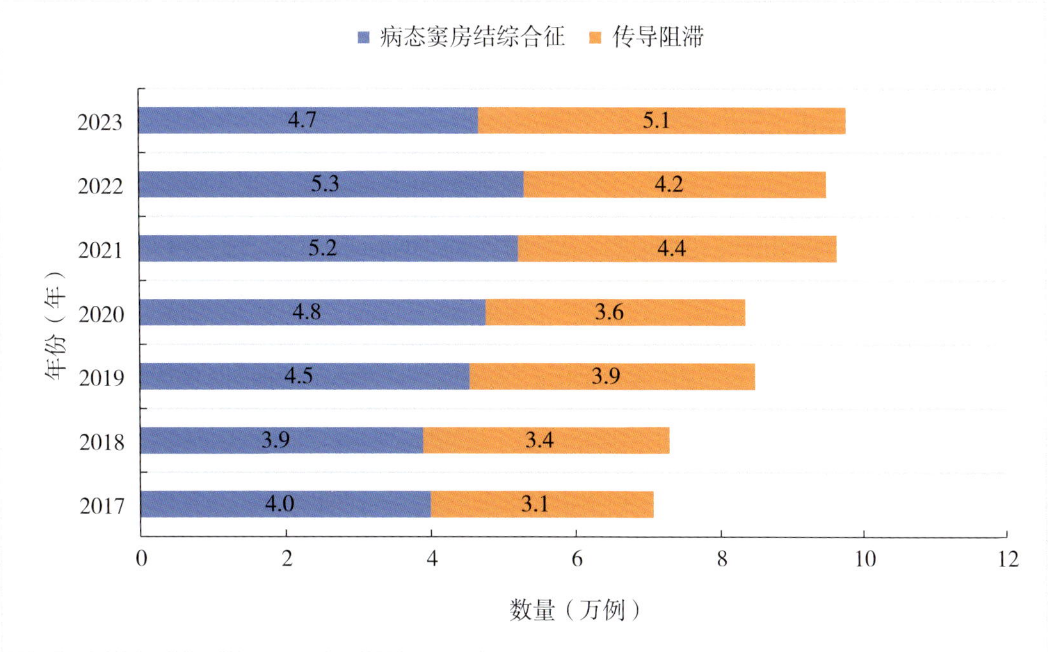

图2-10-10　2017—2023年我国心脏起搏器植入适应证情况

（5）ICD植入适应证

在ICD植入患者中，用于心脏性猝死的一级预防为4220例（48.7%），二级预防为4452例（51.3%），一级预防的比例较2022年相对增长20.5%（图2-10-11）。

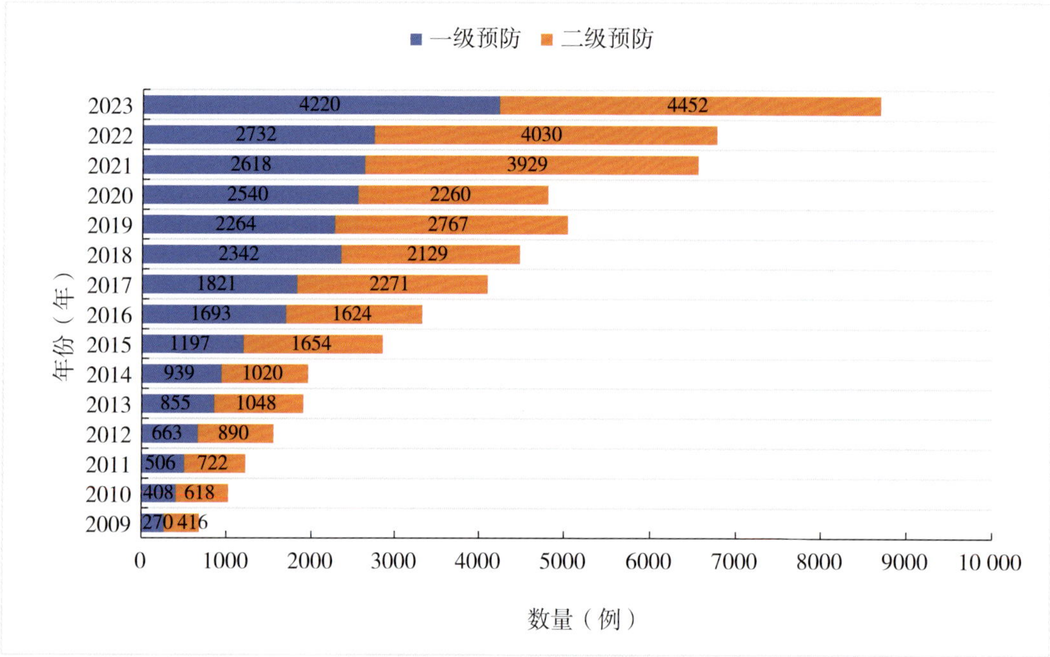

图2-10-11　2009—2023年我国ICD植入适应证情况

（6）导管消融

2023年接受导管消融介入治疗的患者为28.8万例，较2022年（20.4万例）相对增加41.2%，每百万人口导管消融治疗量为204.47例。其中房颤导管消融12.5万例（43.4%），较2022年（8.3万例）相对增加50.6%。导管消融治疗主要适应证的情况：阵发性室上性心动过速8.9万例，室性心律失常5.4万例，房颤12.5万例。

2. 并发症及转归质控指标

（1）CIED介入治疗患者住院期间严重并发症

在476家三级医院的6.7万例接受CIED介入治疗的患者中（起搏器58 926例，ICD 4687例，CRT 3577例），严重并发症总体发生率0.34%。其中，住院期间心脏压塞（接受心包穿刺或者外科手术治疗干预）并发症20例（起搏器20例），导线脱位行导线调整手术的患者数186例（起搏器160例，ICD 13例，CRT 13例），住院期间死亡22例（起搏器16例，ICD 4例，CRT 2例）。

同期，在202家二级医院的3523例接受CIED介入治疗的患者中（起搏器3353例、ICD 109例、CRT 61例），严重并发症总体发生率0.60%。其中，住院期间心脏压塞并发症2例（起搏器1例，CRT 1例），导线脱位行导线调整手术的患者数16例（起搏器13例，ICD 1例，CRT 2例），住院期间死亡3例（起搏器2例，ICD 1例）。

（2）阵发性室上性心动过速（PSVT）导管消融的即刻成功率及并发症

476家三级医院和202家二级医院提供4.7万例PSVT导管消融介入治疗数据。总体PSVT导管消融治疗的即刻成功率为97.0%。即刻成功率为100%的医院有530家（78.2%），90.0%～99.9%的医院有109家（16.1%），低于90%的医院有39家（5.8%）。PSVT导管消融严重并发症发生率约0.1%，在二级医院和三级医院发生率均较低，其中包括二度Ⅱ型、高度和三度房室传导阻滞31例（0.066%），心脏压塞18例（0.039%），死亡病例1例（0.002%）（图2-10-12）。

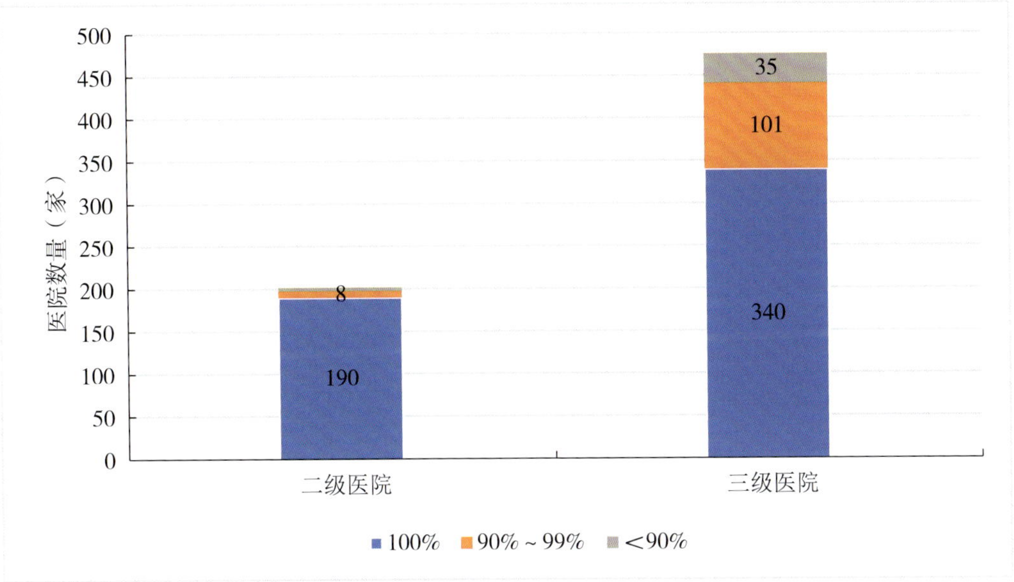

图2-10-12　PSVT导管消融即刻成功率分布情况

（3）房颤导管消融治疗严重并发症

房颤导管消融住院期间严重并发症发生率为0.31%（脑卒中37例，心脏压塞128例，住院期间死亡16例）。二级医院严重并发症发生率为0.50%（脑卒中发生3例，心脏压塞3例，住院期间死亡1例），三级医院严重并发症发生率为0.31%（脑卒中34例，心脏压塞125例，住院期间死亡15例）。

（三）结果质控指标

1. 住院时长

HQMS数据显示，2023年CIED介入治疗患者中位住院时长为9（6，13）天，二级医院12（9，15）天，三级医院9（6，13）天。与2022年相比，2023年CIED中位住院时长，三级医院略有降低，二级医院持平。各省（自治区、直辖市）中位住院时长存在差异，最长为14天，最短为6天（图2-10-13）。

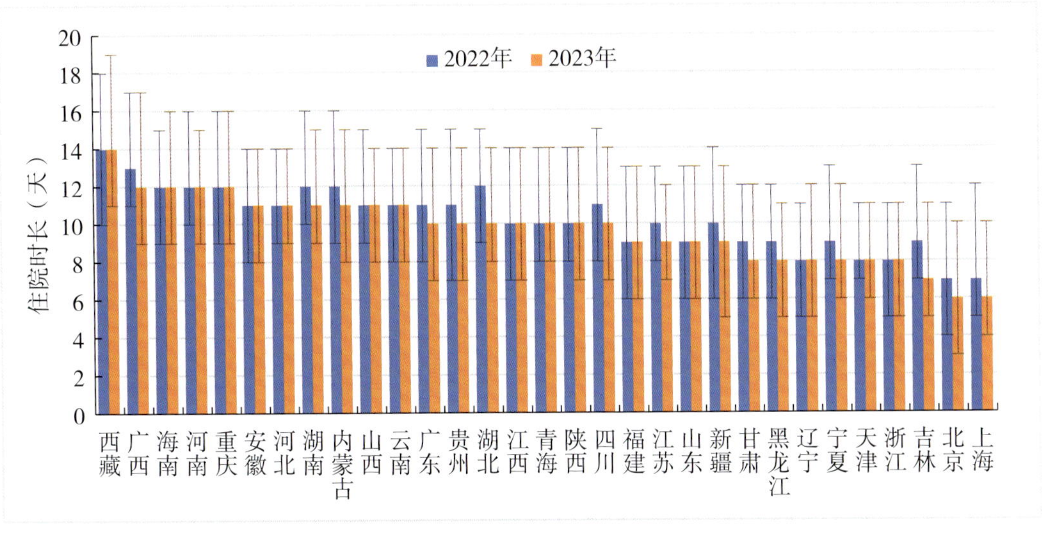

图2-10-13　2023年各省（自治区、直辖市）CIED介入治疗患者中位住院时长

注：按照2023年中位住院时长从长到短排序。

2023年导管消融介入治疗患者中位住院时长为5（3,7）天，二级医院6（4,9）天，三级医院5（3,7）天。与2022年相比，导管消融中位住院时长基本持平。各省（自治区、直辖市）中位住院时长存在差异，最长为8天，最短为3天（图2-10-14）。

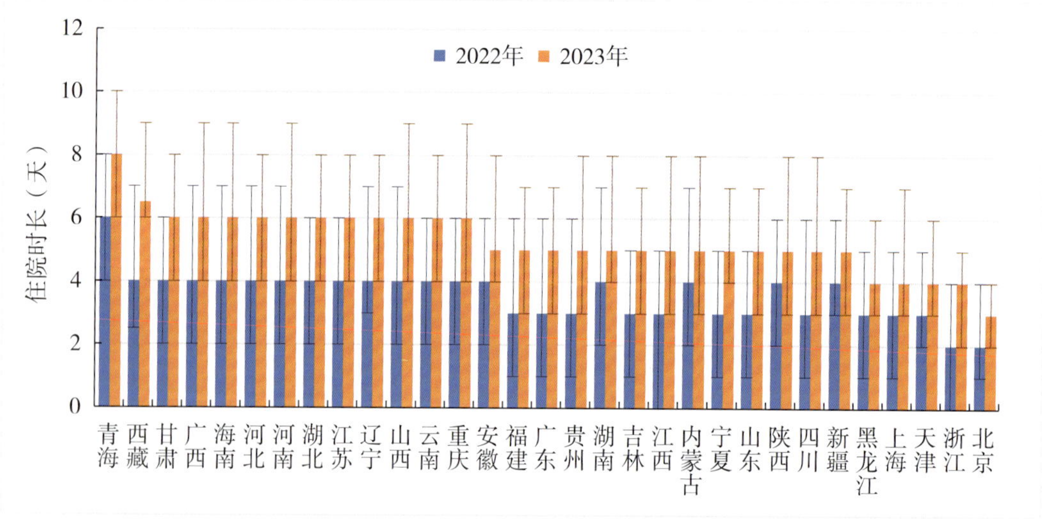

图2-10-14　2023年各省（自治区、直辖市）导管消融介入治疗患者中位住院时长

注：按照2023年中位住院时长从长到短排序。

2. 住院死亡率

CIED介入治疗患者住院死亡率为0.4%，三级医院和二级医院分别为0.4%、0.9%。与2022年相比年，2023年CIED住院死亡率略有降低。各省（自治区、直辖市）住院死亡率最高为1.24%，最低为0.14%（图2-10-15）。

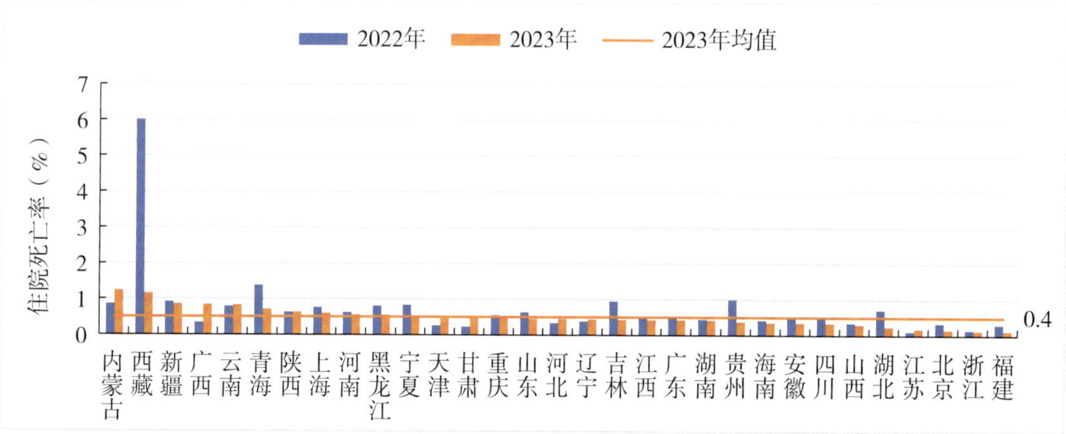

图2-10-15　2023年各省（自治区、直辖市）CIED介入治疗患者住院死亡率

注：按照2023年住院死亡率从高到低排序。

各省（自治区、直辖市）CIED介入治疗患者住院死亡率及风险标化住院死亡率见图2-10-15和图2-10-16。风险标化住院死亡率最高为0.7%，最低为0.1%。

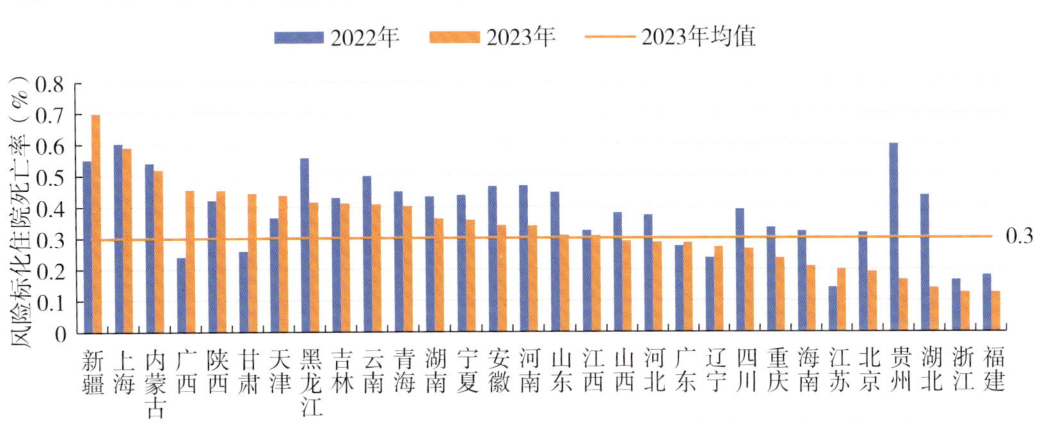

图2-10-16　2023年各省（自治区、直辖市）CIED介入治疗患者风险标化住院死亡率

注：按照2023年风险标化住院死亡率从高到低排序。西藏无法计算风险标化住院死亡率。

导管消融介入治疗患者住院死亡率为0.04%，三级医院和二级医院分别为0.04%、0.05%（图2-10-17）。与2022年相比，导管消融住院死亡率基本持平。各省（自治区、直辖市）住院死亡率最高为0.1%，最低为0.01%（图2-10-17）。

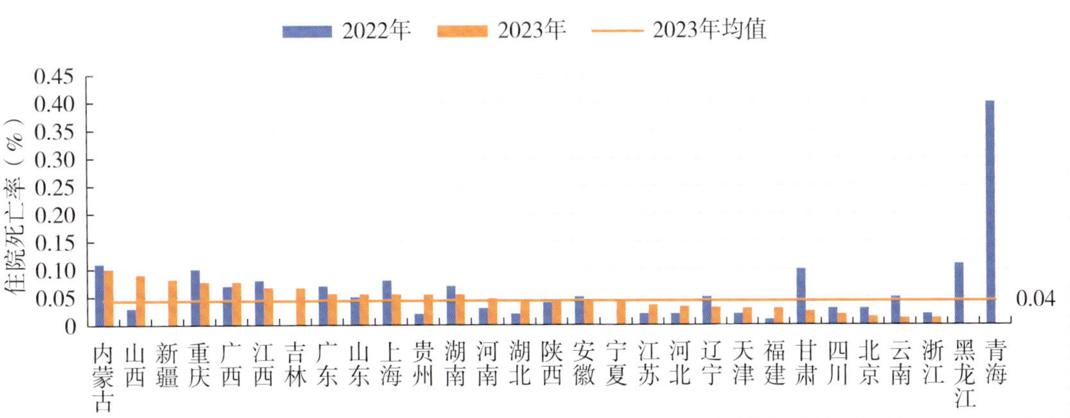

图2-10-17　2023年各省（自治区、直辖市）导管消融介入治疗患者住院死亡率

注：按照2023年住院死亡率从高到低排序。2022年海南、吉林、宁夏、西藏、新疆无上报住院死亡，2023年海南、黑龙江、青海、西藏无上报住院死亡。

各省（自治区、直辖市）导管消融患者住院死亡率及风险标化住院死亡率见图2-10-17和图2-10-18。风险标化住院死亡率多数省份均接近于0（图2-10-18）。

3. 30天再入院率

CIED介入治疗患者30天再入院率为6.4%，三级医院和二级医院分别为5.7%和15.8%。与2022年相比，CIED介入治疗30天再入院率基本持平。各省（自治区、直辖市）30天再入院率见图2-10-19，最高为9.7%，最低为4.3%。

导管消融住院患者30天再入院率为3.8%，三级医院和二级医院分别为3.3%和17.1%。与2022年相比，导管消融30天再入院率基本持平。各省（自治区、直辖市）导管消融住院患者30天再入院率见图2-10-20，最高为6.6%，最低为2.3%。

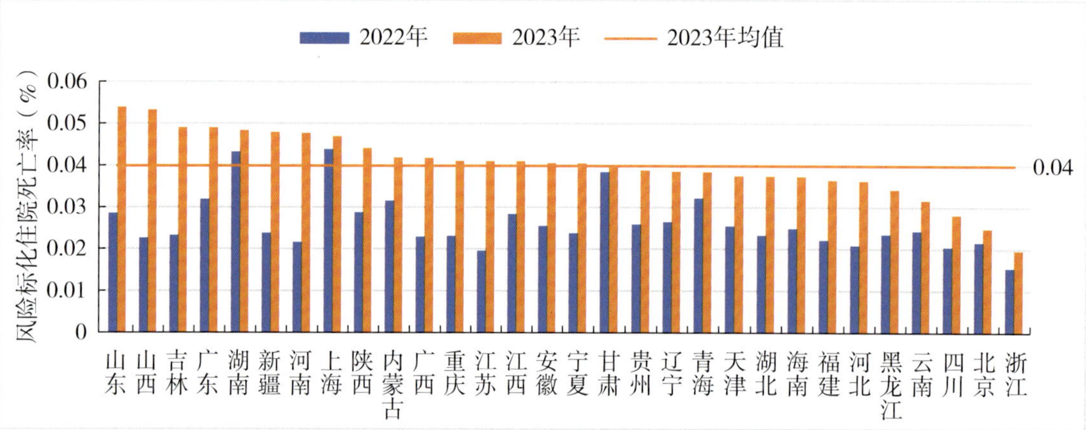

图2-10-18 2023年各省（自治区、直辖市）导管消融介入治疗患者风险标化住院死亡率

注：按照2023年风险标化住院死亡率从高到低排序。西藏无法计算风险标化住院死亡率。

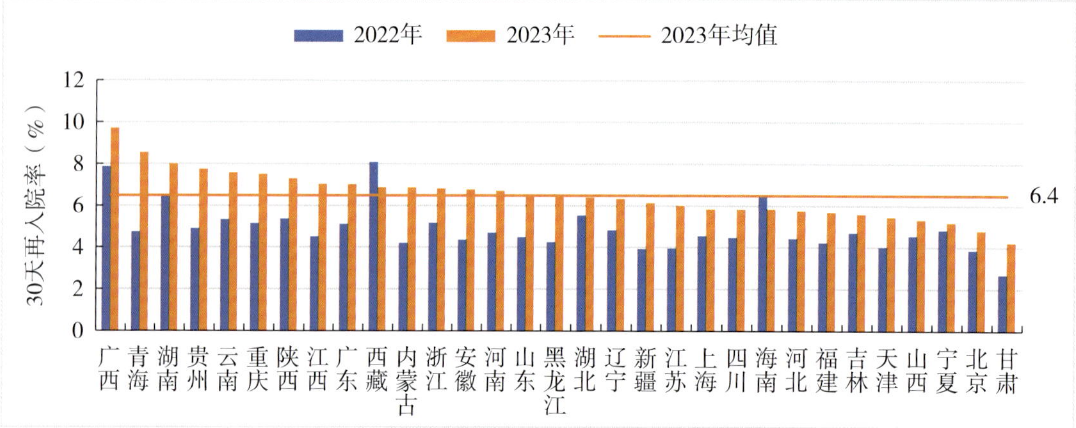

图2-10-19 2023年各省（自治区、直辖市）CIED介入住院患者30天再入院率

注：按照2023年30天再入院率从高到低排序。

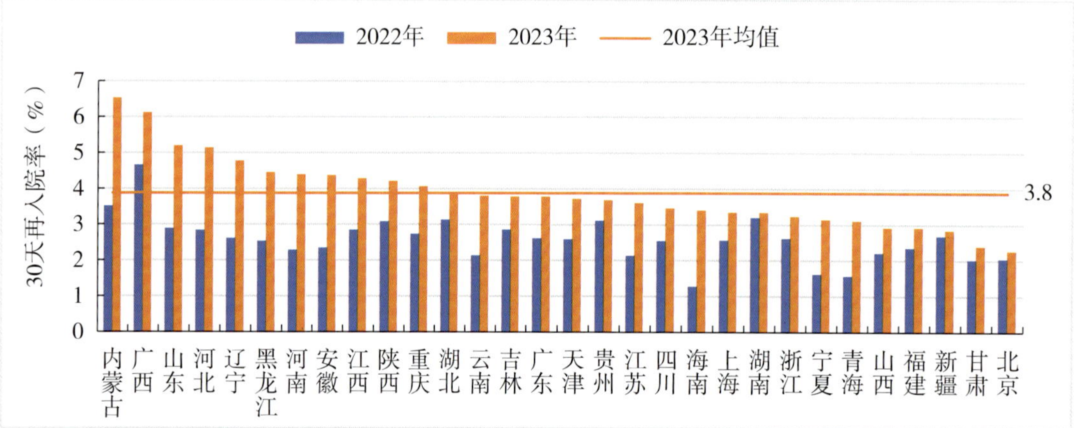

图2-10-20 2023年各省（自治区、直辖市）导管消融介入治疗患者30天再入院率

注：按照2023年30天再入院率从高到低排序。西藏未纳入。

（四）分析小结

在2023年，心律失常介入治疗领域展现出持续稳健的发展趋势。本部分分析旨在根据心律失常介入领域的现有数据提出存在的共性问题。

1. 心律失常介入治疗技术的稳定扩展

在本年度，心脏植入式电子装置（CIED）与导管消融介入治疗的总体数量相较于2022年保持了稳定态势，这反映了相关技术的稳健进步。在治疗总量方面，CIED介入治疗案例已接近15万例，导管消融治疗超过30万例，这表明我国在全球范围内的心律失常介入手术总量上处于领先地位。然而，以每百万人口计算的植入量来看，我国与部分发达国家及发展中国家相比仍存在差距，国内各省市及不同级别医疗机构间也存在显著差异。在治疗类型方面，介入治疗适应证严格遵循国内外指南或专家共识，器械选择合理。值得注意的是，植入式心脏复律除颤器（ICD）一级预防适应证占比超过45%，房颤占导管消融总量的比例超过40%，但这两项指标均有提升空间，表明我国心律失常介入技术未来发展面临诸多挑战。

2. 地区与机构间心律失常介入治疗差异显著

随着介入技术的广泛应用及县域医疗联盟的迅速发展，心律失常的介入治疗正逐渐扩展至边远及基层医疗机构。然而，目前介入治疗的主要承担者仍为东部沿海城市、大型医学中心及三级医院。这种地域差异可能受到当地经济发展水平、医疗资源分布及健康宣教程度等多种因素的影响。此外，三级医院在心律失常介入治疗量上远超二级医院，器械植入量是后者的15倍，导管消融量则是32倍。尽管二级医院介入量较低，但其严重并发症的发生率却偏高，这要求我们在质量控制工作中加强对二级医院医师及技术人员的培训与管理，推动其诊疗行为规范化，实现医疗服务质量与三级医院的同质化。

3. 持续关注心律失常介入治疗并发症

介入治疗相关并发症是医疗质量控制重点关注的指标，其发生率直接反映了介入治疗的水平。在我国，心律失常介入治疗并发症的总体发生率，以及严重并发症的发生率均低于1%，优于国际平均水平。此成就的取得，归功于我国对公民生命健康的高度关注、介入质量控制中心对医疗质量的持续监督与管理，以及广泛开展的多形式的培训。然而，我们亦需认识到，由于介入治疗主要集中在大型三级甲等医院，边远地区及基层医疗机构开展介入治疗的例数较少，以及数据上报可能存在遗漏，目前监测到的并发症的发生情况可能存在一定程度的偏倚。因此，未来质量控制工作的重点应包括进一步完善质量控制数据管理及反馈机制、强化各级质量控制中心的职能与责任、加强新技术与新方法的推广，以及建立系统的疾病管理和科学研究模式，旨在全面提升心律失常介入治疗的整体质量。

主　　审：张　澍　汤宝鹏　陈明龙
执 笔 人：林　娜　宁小晖　李晓瑶

十一、体外循环与体外生命支持

本部分数据来源于HQMS，用于分析医疗服务量和结果质控指标。

（一）医疗服务量

HQMS数据显示，2023年纳入监测的医院中，具备体外膜氧合（ECMO）治疗技术的医院有1004家，其中三级医院868家（86.5%），二级医院136家（13.5%）。相对于2022年具备ECMO治疗技术的医院总数量增加了22.7%，其中三级医院增加了19.4%，二级医院数量增加了49.5%。相对于2022年，27个省（自治区、直辖市）具备ECMO治疗技术的医院在增加，各省份医院数量最多的达到了101家。2022—2023年各省（自治区、直辖市）开展ECMO治疗技术的医院数量见图2-11-1。

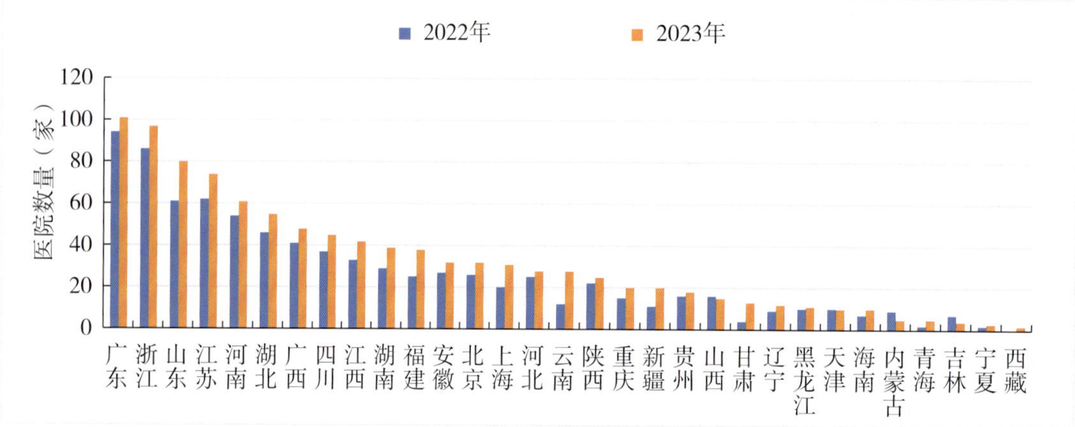

图2-11-1　2022—2023年各省（自治区、直辖市）开展ECMO诊疗服务的医院数量

注：按照2023年医院数量从大到小排序。

2023年共有1.6万例患者接受ECMO支持，其中三级医院占97.6%，二级医院占2.4%。相对于2022年，接受ECMO支持的患者例数增加了28.2%，其中三级医院增加了26.9%，二级医院增加了119.2%。各省（自治区、直辖市）接受ECMO支持的患者例数见图2-11-2。

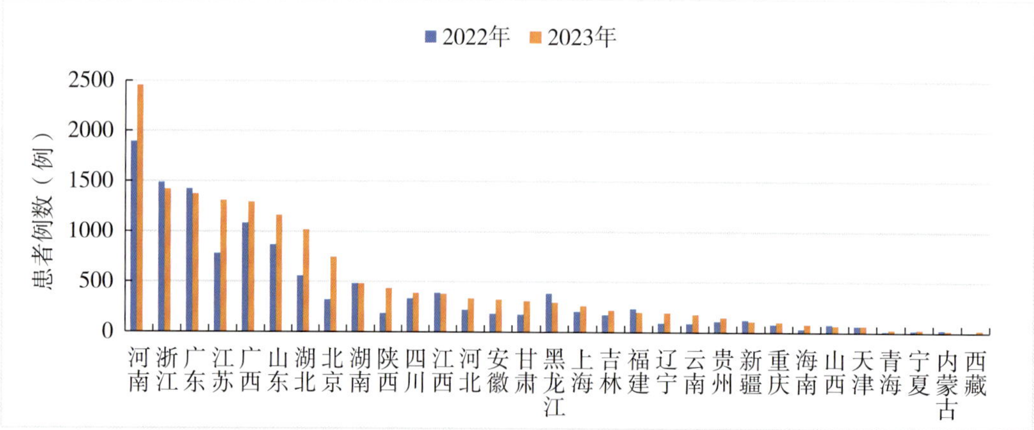

图2-11-2　2022—2023年各省（自治区、直辖市）接受ECMO支持的患者例数

注：按照2023年接受ECMO支持的患者例数从多到少排序。西藏2022年为0，2023年为2例。

2023年接受ECMO支持的住院患者平均年龄为（54.6±18.7）岁，女性占30.0%。接受ECMO支持的患者中合并肾脏疾病占45.6%，合并肝脏疾病占42.0%，合并高血压占34.7%，合并其他疾病情况见表2-11-1。

表2-11-1 2022—2022年接受ECMO支持的住院患者特征

特征	总体		三级医院		二级医院	
	2022年	2023年	2022年	2023年	2022年	2023年
人口学特征						
年龄（岁）*	52.2±19.7	54.6±18.7	52.2±19.7	54.5±18.7	52.9±16.3	55.7±16.9
女性（%）	31.7	30.0	31.7	29.8	26.7	35.5
合并疾病（%）						
肾脏疾病	42.8	45.6	42.9	45.9	31.4	33.4
肝脏疾病	37.8	42.0	38.1	42.3	19.2	27.9
高血压	30.3	34.7	30.2	34.6	31.4	36.1
糖尿病	19.9	22.8	19.8	22.8	25.6	20.7
脑卒中	17.7	19.4	17.8	19.4	9.9	18.0
慢性阻塞性肺疾病	6.0	8.4	6.0	8.3	4.1	12.5
血脂异常	5.1	6.7	5.1	6.5	5.8	11.7
恶性肿瘤	4.0	3.5	4.0	3.5	2.9	1.3

注：*均数±标准差。

（二）结果质控指标

1. 住院时长

2023年接受ECMO支持的住院患者中位住院时长为11（3，23）天，三级医院为11（3，23）天，二级医院为4（1，11）天。二级医院2023年接受ECMO支持的住院患者中位住院时长较2022年增加3天。各省（自治区、直辖市）收治患者的中位住院时长存在差异，中位住院时长最长为19.5天，最短为6天（图2-11-3）。

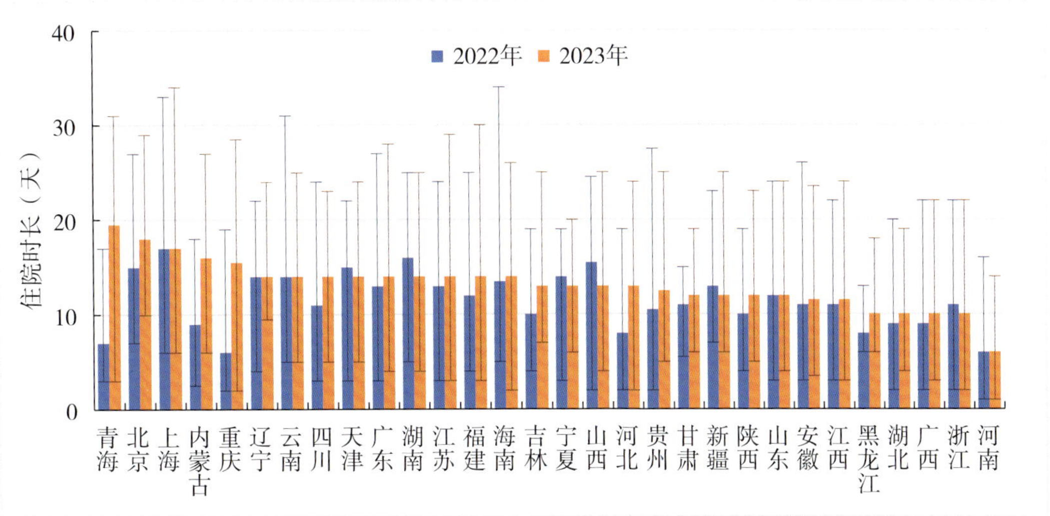

图2-11-3 2022—2023年各省（自治区、直辖市）接受ECMO支持的患者住院时长

注：按2023年中位住院时长从长到短排序。西藏未纳入。

2. 住院死亡率

接受ECMO支持的患者住院死亡率为30.7%，三级医院和二级医院分别为31.0%和19.1%。二级医院2023年接受ECMO支持的患者住院死亡率较2022年下降7.1%。各省（自治区、直辖市）接受ECMO支持的患者住院死亡率见图2-11-4，2023年各地区住院死亡率最高为58.8%，最低为18.9%（图2-11-4）。

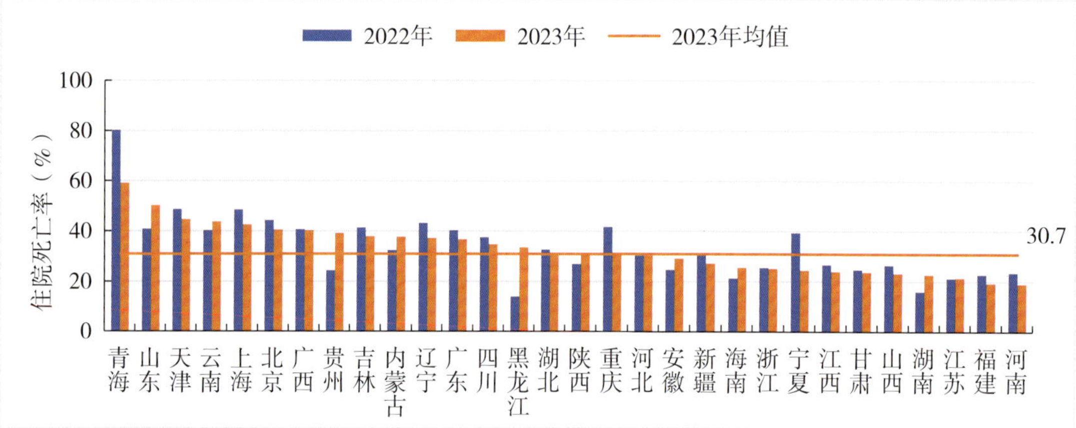

图2-11-4　2022—2023年各省（自治区、直辖市）接受ECMO支持的患者住院死亡率

注：按照2023年住院死亡率从高到低排序。西藏未纳入。

以各省（自治区、直辖市）内医院间患者住院死亡率的四分位数间距（四分位数间距＝上四分位数－下四分位数，数值越小代表地区内医院间差异越小）作为地区内的医院间变异大小的评价指标。2023年有17个省（自治区、直辖市）接受ECMO治疗的患者住院死亡率地区内的医院间变异小于全国平均水平（图2-11-5）。

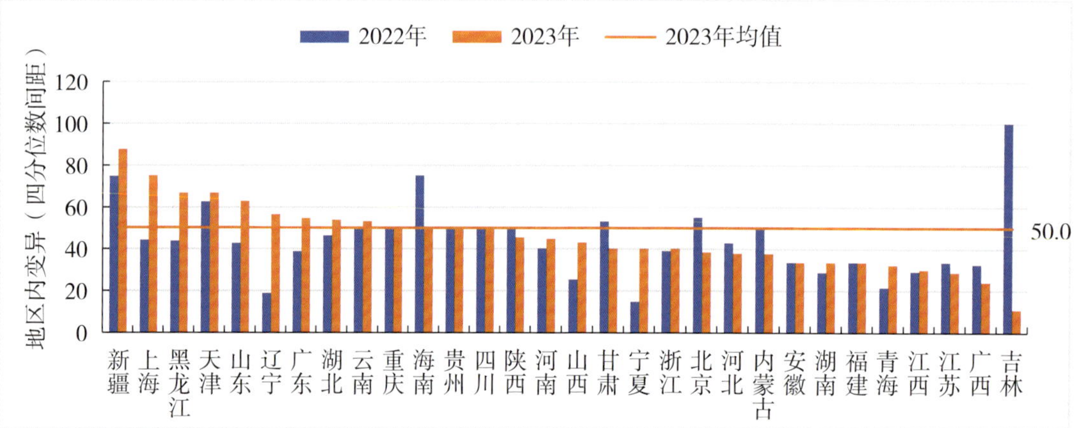

图2-11-5　2022—2023年各省（自治区、直辖市）内接受ECMO支持的患者住院死亡率同质性

注：按照2023年地区内医院间变异从大到小排序。西藏未纳入。

2023年有11个省（自治区、直辖市）患者的平均住院死亡率低于全国水平，地区内医院间的变异小于全国所有医院间的变异水平，8个省（自治区、直辖市）的平均住院死亡率高于全国水平，地区内的医院间变异大于全国所有医院间的变异水平，6个省（自治区、直辖市）平均住院死亡率高于全国平均水平，地区内的医院间变异小于全国所有医院间的变异水平，1个省（自治区、直辖市）的平均住院死亡率低于全国平均水平，地区内的医院间变异大于全国所有医院间的变异水平（图2-11-6）。

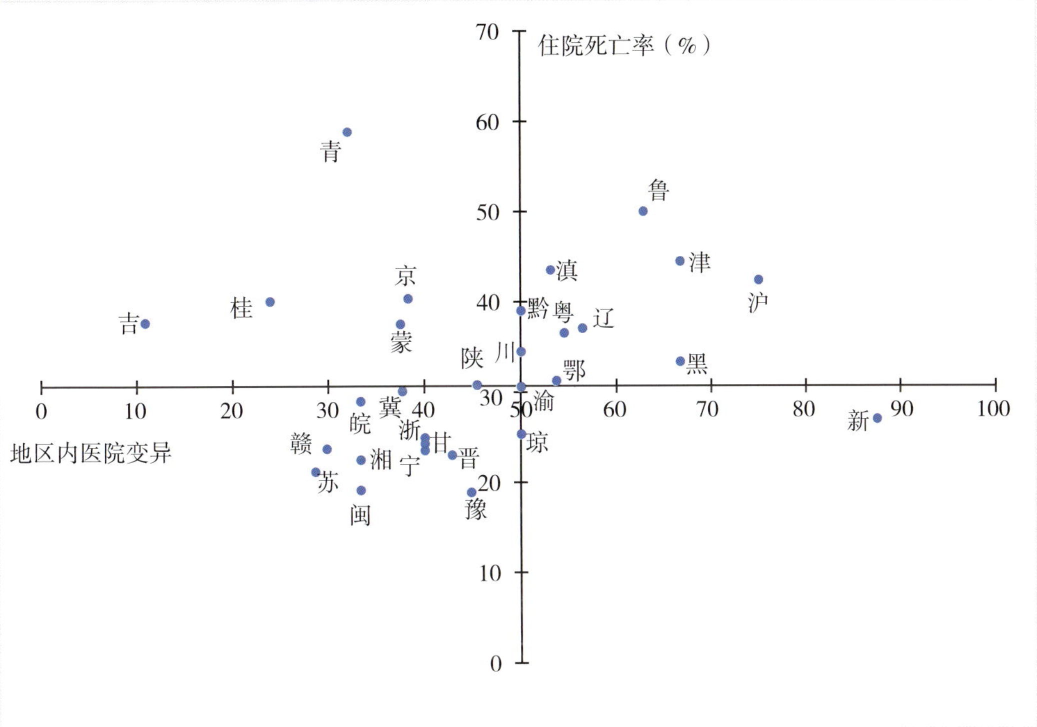

图2-11-6　2023年各省（自治区、直辖市）接受ECMO支持的患者住院死亡率与地区内的医院间变异的分布情况

注：纵轴，住院死亡率省内平均水平（采用平均值展示省内指标平均水平）。横轴，基于医院水平的住院死亡率四分位数间距（采用四分位数间距展示医疗质量地区内的医院间变异）。纵轴与横轴交叉点为住院死亡率医院间变异与平均水平（30.7，50.0），横轴上方的省（自治区、直辖市）代表该地区的住院死亡率高于全国。纵轴左侧的省（自治区、直辖市）代表该地区的住院死亡率地区内的医院间变异低于全国平均水平。

平均住院死亡率低于全国水平，地区内的医院间变异小于全国医院间变异水平的地区：河北、安徽、浙江、宁夏、江西、甘肃、山西、湖南、江苏、福建和河南。

平均住院死亡率高于全国水平，地区内的医院间变异大于全国医院间变异水平的地区：湖北、黑龙江、广东、辽宁、上海、云南、天津和山东。

平均住院死亡率高于全国水平，地区内的医院间变异小于全国医院间变异水平的地区：青海、北京、广西、吉林、内蒙古和陕西。

平均住院死亡率低于全国水平，地区内的医院间变异大于全国医院间变异水平的地区：新疆。

西藏未纳入。

3. 非康复离院率

2023年接受ECMO支持的住院患者非康复离院率（离院方式为住院死亡或非医嘱离院）为58.0%，三级医院和二级医院分别为58.5%和39.3%。各省（自治区、直辖市）接受ECMO支持的住院患者非康复离院率见图2-11-7，非康复离院率最高为80.2%，最低为41.6%（图2-11-7）。

以各省（自治区、直辖市）内医院间非康复离院率的四分位数间距（四分位数间距＝上四分位数-下四分位数，数值越小代表地区内医院间差异越小）作为地区内的医院间变异大小的评价指标。2023年有18个省（自治区、直辖市）接受ECMO支持的患者非康复离院率地区内的医院间变异小于全国平均水平（图2-11-8）。

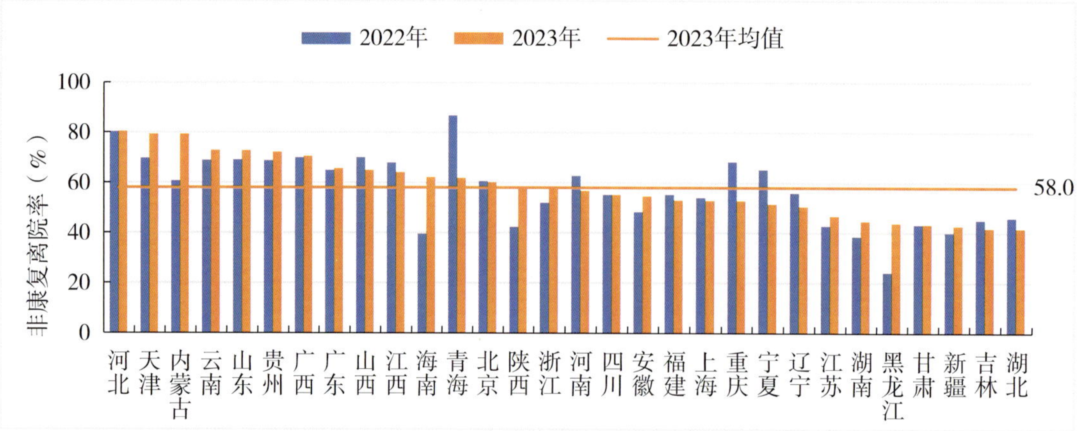

图2-11-7 2022—2023年各省（自治区、直辖市）接受ECMO支持住院患者非康复离院率

注：按照2023年非康复离院率从高到低排序。西藏未纳入。

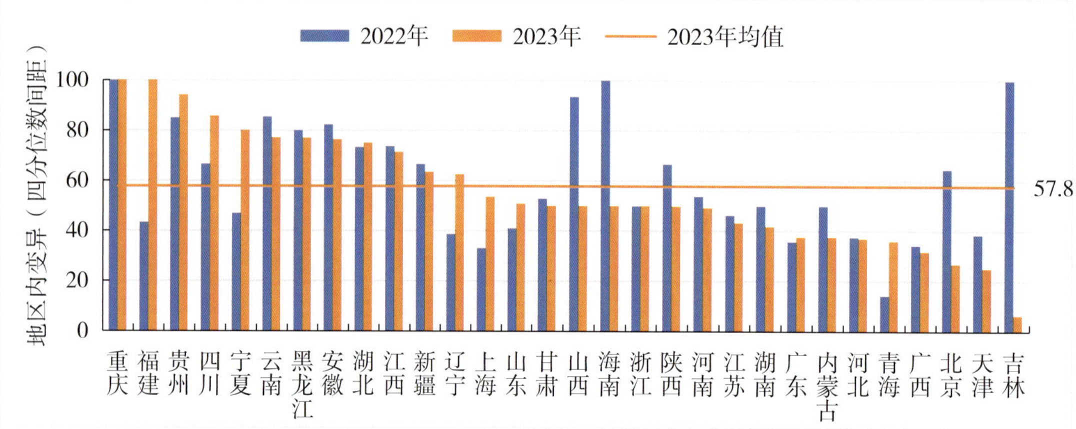

图2-11-8 2022—2023年各省（自治区、直辖市）内接受ECMO支持的住院患者非康复离院率同质性

注：按照2023年地区内医院间变异从大到小排序。西藏未纳入。

有7个省（自治区、直辖市）的非康复离院率低于全国水平，地区内医院间的变异小于全国所有医院间的变异水平（图2-11-9），3个省（自治区、直辖市）的非康复离院率高于全国水平，地区内医院间的变异大于全国所有医院间的变异水平，11个省（自治区、直辖市）平均非康复离院率高于全国水平，地区内医院间的变异小于全国所有医院间的变异水平，9个省（自治区、直辖市）平均非康复离院率低于全国水平，地区内医院间的变异大于全国所有医院间的变异水平（图2-11-9）。

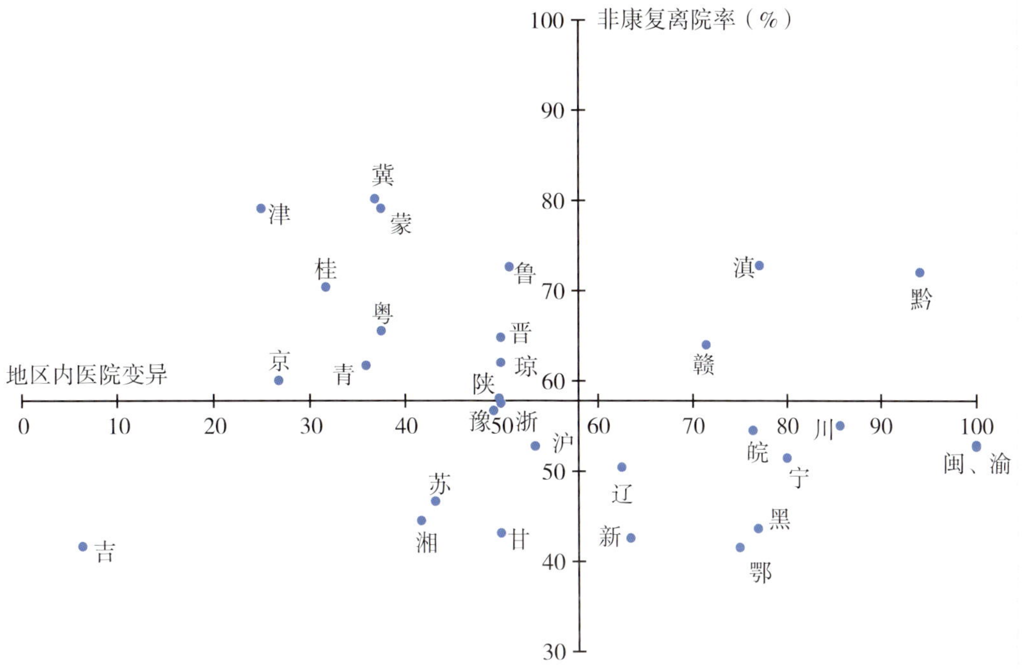

图2-11-9 2023年各省（自治区、直辖市）接受ECMO支持的住院患者非康复离院率与地区内的医院间变异的分布情况

注：纵轴，非康复离院率省内平均水平（采用平均值展示省内指标平均水平）。横轴，基于医院水平的非康复离院率四分位数间距（采用四分位数间距展示医疗质量地区内的医院间变异）。纵轴与横轴交叉点为非康复离院率平均水平和医院间变异的均值（58.0，57.8），横轴上方的省（自治区、直辖市）代表该地区的非康复离院率高于全国。纵轴左侧的省（自治区、直辖市）代表该地区的非康复离院率地区内的医院间变异低于全国平均水平。

非康复离院率低于全国水平，地区内的医院间变异小于全国医院间变异水平的地区：上海、江苏、湖南、浙江、甘肃、河南和吉林。

非康复离院率高于全国水平，地区内的医院间变异大于全国医院间变异水平的地区：江西、贵州和云南。

非康复离院率高于全国平均水平，地区内的医院间变异小于全国医院间变异水平的地区：河北、内蒙古、天津、山东、广西、广东、山西、海南、青海、陕西和北京。

非康复离院率低于全国平均水平，地区内的医院间变异大于全国医院间变异水平的地区：福建、辽宁、四川、安徽、重庆、宁夏、黑龙江、新疆和湖北。

西藏未纳入。

4. 30天再入院率

2023年接受ECMO支持的住院患者的30天再入院率为7.3%，三级医院和二级医院分别为6.5%和29.9%。相比于2022年，接受ECMO支持的住院患者的30天再入院率略有下降（2022年为7.5%），二级医院接受ECMO支持的住院患者的30天再入院率升高7.8%。2023年各省（自治区、直辖市）30天再入院率最高为17.6%，最低为3.2%（图2-11-10）。

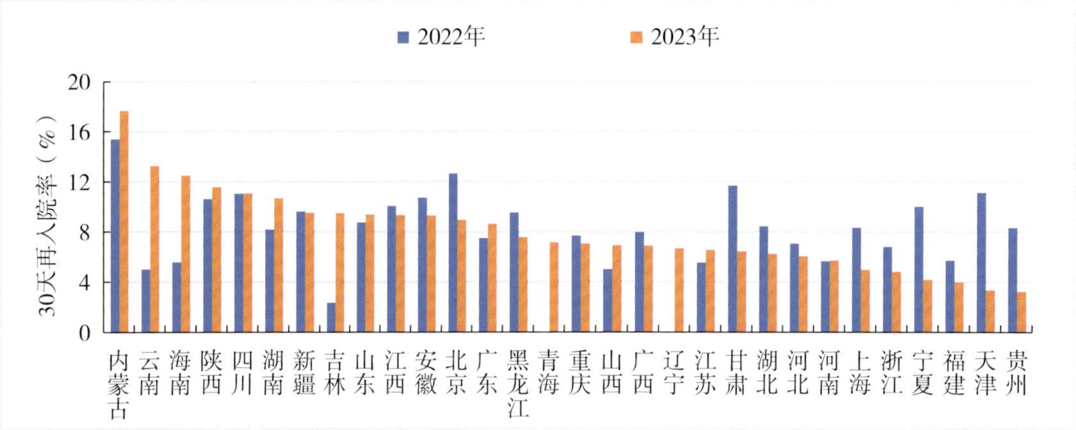

图2-11-10 2022—2023年各省（自治区、直辖市）接受ECMO支持的住院患者30天再入院率

注：按照2023年接受ECMO支持的住院患者30天再入院率从多到少排序。西藏未纳入。

5. 不同年龄患者的非康复离院率

2023年接受ECMO支持的新生儿（0～28天）住院患者共157例，相对于2022年患者例数减少了23.8%，非康复离院率较2022年增高了6.6%。相对于2022年，2023年接受ECMO支持的儿童（28天至18岁）、18～30岁成人、大于60岁老年住院患者例数分别增加了4.9%、7.6%和40.7%，非康复离院率较2022年分别增高了4.4%、1.1%和1.5%；2023年接受ECMO支持的30～60岁成人住院患者共7156例，相对于2022年患者例数增加了25.6%，非康复离院率较2022年下降了1.3%（图2-11-11）。

6. 心搏骤停

2023年接受ECMO支持的住院患者治疗过程中发生心搏骤停患者共2390例，占接受ECMO支持患者的15.3%，患者的非康复离院率为77.5%。

7. 治疗过程中主动脉球囊反搏的使用

2023年接受ECMO支持的住院患者治疗过程中使用主动脉球囊反搏（IABP）的患者共2047例，占接受ECMO支持患者的13.1%，患者的非康复离院率为60.9%。相比于2022年患者例数减少了3.4%，非康复离院率降低了0.8%。

2023年接受ECMO支持的患者治疗过程中未使用IABP的患者共13 531例，占接受ECMO支持患者的86.9%，患者的非康复离院率为57.6%。相比于2022年患者例数增加了34.9%，非康复离院率增加了1.2%。

8. 连续肾脏替代治疗的使用

2023年接受ECMO支持的患者在治疗过程中接受连续肾脏替代治疗（CRRT）的患者共5086例，占比为32.6%，非康复离院率为73.1%。相比于2022年患者例数增加了169.7%，非康复离院率降低了0.3%。

2023年实施ECMO支持的患者治疗过程中未使用CRRT的患者共10 492例，占接受ECMO支持患者的67.4%，患者的非康复离院率为50.7%。相比于2022年患者例数增加了2.2%，非康复离院率降低了3.6%。

9. 合并心血管相关操作

2023年接受ECMO支持的住院患者治疗过程中同时接受心血管相关操作（包括心血管外科操作、心血管介入操作）的患者占比为24.6%，非康复离院率为45.4%。相比于2022年患者例数减少了2.5%，非康复离院率增加了1.7%（表2-11-2）。

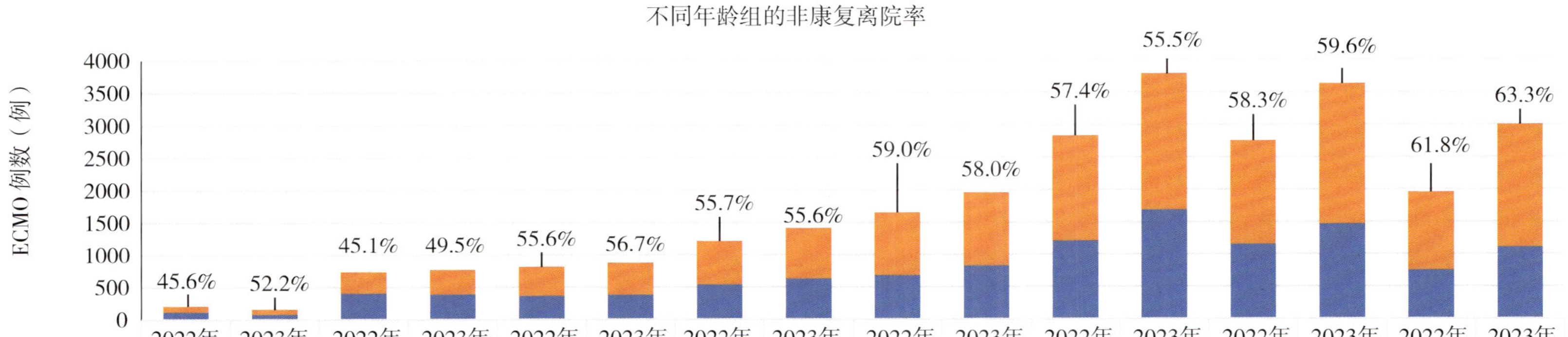

	0～28天 2022年	0～28天 2023年	<18岁 2022年	<18岁 2023年	18～30岁 2022年	18～30岁 2023年	31～40岁 2022年	31～40岁 2023年	41～50岁 2022年	41～50岁 2023年	51～60岁 2022年	51～60岁 2023年	61～70岁 2022年	61～70岁 2023年	>70岁 2022年	>70岁 2023年
■接受ECMO支持住院患者非康复离院例数	94	82	330	380	451	495	674	786	976	1135	1626	2099	1603	2160	1208	1899
■接受ECMO支持住院患者医嘱离院人数	112	75	401	387	360	378	536	627	677	823	1207	1686	1149	1466	746	1100

图2-11-11　2022—2023年各年龄段接受ECMO支持的住院患者的非康复离院率

注：图中百分比为非医嘱离院率。

表2-11-2 2022—2023年接受ECMO支持的患者合并心血管相关操作的住院结局

心血管相关操作类型	2022年			2023年		
	例数（例）	占比（%）	非康复离院率（%）	例数（例）	占比（%）	非康复离院率（%）
心血管外科操作	1868	15.4	42.2	1581	10.1	50.3
心血管介入操作	2277	18.7	44.0	2461	15.8	41.9
合并上述至少一种	3936	32.4	43.7	3839	24.6	45.4

10. ECMO相关并发症

ECMO相关并发症主要有3类，包括肢体并发症、卒中及消化道出血。2023年接受ECMO支持的患者上述并发症发生率与2022年相比均增加，同时，消化道出血发生率依然最高，住院结局更差（表2-11-3）。发生ECMO相关并发症的患者占27.4%，非康复离院率为65.0%。未发生ECMO相关并发症的患者占72.6%，非康复离院率为55.4%。

表2-11-3 2022—2023年ECMO相关并发症的发生情况及住院结局

并发症类型	2022年			2023年		
	例数（例）	占比（%）	非康复离院率（%）	例数（例）	占比（%）	非康复离院率（%）
消化道出血	1598	13.2	71.1	2071	13.3	71.7
卒中	1289	10.6	62.9	1726	11.1	64.4
肢体并发症	580	4.8	45.7	1009	6.5	54.8
合并上述至少一种	3106	25.6	64.0	4262	27.4	65.0

（三）分析小结

1. ECMO技术持续发展，应用范围和效果提升

在过去的一年中，ECMO在全国范围内的应用、发展和质量监测显著增强。2023年具备ECMO治疗技术的医院数量达到1004家，较2022年增长了22.7%，特别是二级医院的数量增长了49.5%，显示出二级医院在危重症救治方面的提升。此外，接受ECMO支持的患者总数也有显著增加，这反映了该技术在临床应用中的不断普及。然而，ECMO的区域分布仍存在差异，主要集中在经济发展较好的地区，三级医院仍是主要实施单位。未来，需加强对二级医院的技术支持与培训，推动各级医院之间的技术同质化发展。技术层面上，ECMO技术的进步和设备的升级为复杂病例的处理提供了更多可能，这将进一步提升患者的救治效果。针对关键问题的改进措施和质控体系的完善，将为我国ECMO的可持续发展奠定基础。总的来看，ECMO的应用前景乐观，但仍需不断努力以克服当前面临的挑战。

2. 不同年龄组ECMO支持结局差异明显，需针对性优化管理策略

不同年龄组患者在接受ECMO支持后的住院结局存在显著差异。新生儿患者群体的病例数减少，可能反映了对该群体治疗策略的调整或适应证的严格性，同时非康复离院率的增加表明他们面临更复杂的疾病挑战。相较之下，儿童患者和年轻成人患者的病例数上升，反映出医疗资源和技术的改善，非康复离院率的增加可能反映出这些患者的病情更为危重，或在住院期间对ECMO支持的需求更为

长期和复杂。中年成人患者群体的病例数增加且非康复离院率下降，可能表明这一年龄段患者的整体病情和预后改善，显示出管理和治疗策略的有效性。总体来看，这些变化揭示了针对不同年龄组患者ECMO适应证和管理策略的差异，提示需要进行更细致的分析与干预。

主　　审：黄　曼　赖　巍　刘　盛　周成斌　吉冰洋
执 笔 人：王　靖　张　寒　王添隆　卞璐瑜　赵明霞

十二、心血管影像

心血管影像医疗质量分析主要针对冠状动脉计算机断层扫描血管造影（coronary computed tomography angiography，CCTA）在心血管病诊疗领域中的应用。数据来自覆盖全国的CCTA影像技术应用现状抽样调查研究，2020—2023年数据均通过国家心血管病质控信息平台进行采集。该调查根据2019年国家统计局发布的《中国卫生健康统计年鉴》，将各省（自治区、直辖市）3%的医院作为调研对象，按照该省三级医院和二级医院的比例进行抽取，纳入的医院至少覆盖了该省份30%的地级市（区）。2023年调查最终抽取开展CCTA诊疗服务的医院167家，其中三级医院88家。首先在心血管影像质量控制填报平台中采用随机抽样的方法，对各个医院进行随机时间点的影像数据抽查，然后在每家医院收集15～30例影像数据资料，对于小于15例的单位要求全部上报。调查共收集有效数据信息3984例，其中2596（65.2%）例来自三级医院。患者平均年龄（57.9±12.1）岁，男性占53.2%，体重指数（BMI）为（24.2±4.1）kg/m^2。质控内容包括CCTA检查前准备情况、扫描技术及对比剂注射方案的评估。

（一）检查前准备情况

2023年调查数据显示，接受CCTA检查且数据完整的3984患者中，有明确吸烟病史的患者1147例，占比28.8%；有明确高血压病史的患者1737例，占比43.6%；有明确高脂血症的患者805例，占比20.2%；有明确糖尿病史的患者551例，占比13.8%；有明确冠心病病史的患者333例，占比8.4%；有明确脑卒中病史的患者200例，占比5.0%；有明确外周血管病史的患者146例，占比3.7%。

在接受CCTA检查的患者中，3848（96.6%）例患者为窦性心律，平均心率（73.7±10.9）次/分。检查前服用β受体阻滞剂的患者有861例，占患者总数的21.6%，其中三级医院有344例，占比为13.3%，二级医院有517例，占比为37.3%。600例患者检查前服用了硝酸甘油，占患者总数的15.1%，其中三级医院患者有365例，占比为14.1%，二级医院患者235例，占比为17.0%。3364例患者检查前行屏气练习，占比84.5%，其中三级医院为2028例，占比78.2%，二级医院为1336例，占比96.4%。

（二）CCTA扫描参数及辐射剂量

此次调查将电子计算机断层扫描（computed tomography，CT）设备分为64排CT、128排CT、256排及以上CT和双源CT共4类（因双源CT具有双球管、双探测器设备，且采集方式与传统螺旋CT不同，故单独成组）。不同等级医院CCTA检查的设备、图像采集模式、参数情况及辐射剂量详见表2-12-1及表2-12-2。

表2-12-1　医院CCTA设备及扫描参数

扫描参数	总体	二级医院	三级医院
CT扫描设备	（n=3265）	（n=1292）	（n=1973）
64排CT	703（21.5%）	655（50.7%）	48（2.4%）
128排CT	772（23.6%）	183（14.2%）	589（29.9%）
256排及以上CT	1035（31.7%）	194（15.0%）	841（42.6%）
双源CT	755（23.1%）	260（20.1%）	495（25.1%）
管电压（kV）	（n=3927）	（n=1358）	（n=2569）
140	608（15.5%）	47（3.5%）	561（21.8%）
130	46（1.2%）	15（1.1%）	31（1.2%）

续　表

扫描参数	总体	二级医院	三级医院
120	2088（53.2%）	950（70.0%）	1138（44.3%）
110	32（0.8%）	16（1.2%）	16（0.6%）
100	837（21.3%）	219（16.1%）	618（24.1%）
90	70（1.8%）	30（2.2%）	40（1.6%）
80	113（2.9%）	43（3.2%）	70（2.7%）
70	133（3.4%）	38（2.8%）	95（3.7%）
管电流	（n＝3266）	（n＝1292）	（n＝1974）
管电流调制技术	2929（89.7%）	1130（87.5%）	1799（91.1%）
采集模式	（n＝3956）	（n＝1364）	（n＝2592）
钙化积分扫描	3091（78.1%）	1121（82.2%）	1970（76.0%）
前瞻性心电门控	2560（64.7%）	616（45.2%）	1944（75%）
回顾性心电门控	1333（33.7%）	720（52.8%）	613（23.6%）
大螺距扫描	63（1.6%）	28（2.1%）	35（1.4%）
后处理	（n＝3265）	（n＝1292）	（n＝1973）
迭代重建	2888（88.5%）	1116（86.4%）	1772（89.8%）

表2-12-2　CCTA辐射剂量［中位数（Q1，Q3）］

辐射剂量（mSv）	总体（n＝3937）	二级医院（n＝1355）	三级医院（n＝2582）
64排CT	8.11（4.06，13.74）	10.20（4.80，15.11）	6.82（3.43，10.41）
128排CT	4.90（4.06，5.76）	6.42（4.45，10.87）	4.41（3.92，5.60）
256排及以上CT	3.93（2.65，5.19）	4.13（2.64，5.38）	3.10（2.67，3.99）
双源CT	4.48（3.63，5.77）	4.01（1.61，6.09）	4.48（3.78，5.74）
总体	4.69（2.72，8.89）	8.17（4.17，14.42）	4.20（2.37，5.60）

1. 设备

本次调研结果显示，CCTA检查时有78.5%的患者接受了128排及以上CT或双源CT进行检查，对比2020年（66.1%）、2021年（53.3%）和2022年（66.2%），占比有明显提高。二级医院就诊患者约一半扫描设备仍为64排CT，三级医院以128排及以上CT和双源CT为主，这一比例超过了95%。CT扫描设备的提升可以减少患者的扫描时间，从而减少辐射剂量，但改善设备并不是质控工作关注的重点，如何改善扫描模式从而使不同的扫描设备均能达到辐射剂量的降低才是质控中心的核心工作。

2. 扫描模式

临床指南指出，使用前瞻性心电门控轴扫模式，选取合理的R-R间期采集数据，可以大幅缩短扫描时间，辐射剂量可下降50%。回顾性心电门控螺旋采集模式，并不能提高CCTA检查的成功率，且辐射剂量高，建议摒弃该模式，或推荐仅在心率超过90次/分的患者中做尝试性使用。

调研结果显示，2023年33.7%的患者采用回顾性心电门控扫描模式，对比2020年（67.2%）、2021（51.8%）和2022年（47.1%），应用比例逐年降低。

3. 管电压

个体化应用管电压技术是减少患者辐射剂量的另一重要举措，研究显示，管电压与辐射剂量的平方成正比，在管电流不变的情况下，管电压从120 kV降至100 kV时辐射剂量可减少40%左右。目前指南推荐根据患者的体重调节管电压，体重低于60 kg的患者应用70 kV或80 kV的管电压即可获得良好的图像质量。在后处理设备具有迭代重建功能时，体重≤ 90 kg的患者均可使用100 kV的管电压进行扫描。2016年发表的《心血管CT成像辐射剂量优化中国专家共识》推荐，对于BMI≤25kg/m^{2}的患者可以选择70kV或80kV管电压，对于25 kg/m^2＜BMI≤30kg/m^{2}的患者可以推荐90～110kV管电压，对于BMI＞30kg/m^{2}的重度肥胖患者，可以选择120kV管电压。

调研结果显示，BMI≤25kg/m^{2}的患者中应用70kV或80kV管电压的比例仅为6.1%（113/1860），25 kg/m^2＜BMI≤30kg/m^{2}的患者中应用90～110kV管电压的比例为23.4%（383/1633），BMI＞30kg/m^{2}的患者中，应用120kV管电压的比例为60.6%（263/434）。无论患者的身高体重，120kV管电压仍是最为常用的参数，在以上三组BMI的患者中，应用比例分别为49.3%、55.6%和60.6%，比例随BMI的增长略有升高。在所有调研人群中，53.2%的患者无论身高体重均采用120 kV的管电压，较2020年（57.4%）、2021年（65.6%）和2022年（57.9%），该比例略有所下降。2023年各省（自治区、直辖市）管电压见表2-12-3，有13个省（自治区、直辖市）管电压小于120kV的检查数量占比大于50%。

表2-12-3　2023年各省（自治区、直辖市）冠脉CTA扫描方案及后处理情况

地区	管电压（n，%）		管电流调制技术（%）	前瞻性心电门控扫描（%）	迭代重建（%）	辐射剂量（中位数，mSv）
	<120kV	≥120kV				
安徽	0（0）	3（100）	89.7	100.0	100.0	3.44
北京	12（60.0）	8（40.0）	100.0	100.0	94.1	6.23
福建	36（14.1）	220（85.9）	94.1	54.7	100.0	5.25
甘肃	20（25.3）	59（74.7）	100.0	43.0	98.7	8.77
广东	118（66.3）	60（33.7）	98.7	29.8	74.2	5.21
广西	69（53.1）	61（46.9）	74.2	46.2	88.5	10.96
贵州	45（60.0）	30（40.0）	83.8	94.7	81.3	6.79
河北	73（34.6）	138（65.4）	80.0	68.8	100.0	4.41
河南	31（35.2）	57（64.8）	72.8	43.1	92.4	5.81
黑龙江	15（18.8）	65（81.3）	92.4	60.6	100.0	12.10
湖北	36（29.3）	87（70.7）	100.0	88.8	100.0	1.45
湖南	22（28.6）	55（71.4）	100.0	51.2	54.5	4.77
吉林	30（50.0）	30（50.0）	79.7	59.7	85.7	7.05
江苏	54（30.5）	123（69.5）	85.7	50.0	75.0	4.23
江西	131（50.4）	129（49.6）	100.0	39.5	100.0	7.63
辽宁	76（59.4）	52（40.6）	90.1	87.7	57.4	4.14
内蒙古	15（100.0）	0（0.0）	66.9	46.9	99.2	4.96
宁夏	31（63.3）	18（36.7）	87.5	100.0	100.0	6.61
青海	7（50.0）	7（50.0）	100.0	0.0	100.0	4.52
山东	16（11.5）	123（88.5）	100.0	100.0	100.0	5.12

续　表

地区	管电压（n，%）		管电流调制技术（%）	前瞻性心电门控扫描（%）	迭代重建（%）	辐射剂量（中位数，mSv）
	<120kV	≥120kV				
山西	16（53.3）	14（46.7）	100.0	36.0	100.0	7.67
陕西	11（84.6）	2（15.4）	100.0	20.0	100.0	5.70
上海	49（61.3）	31（38.8）	100.0	100.0	100.0	7.07
四川	76（72.4）	29（27.6）	100.0	60.0	100.0	4.23
天津	0（0.0）	30（100.0）	100.0	47.6	86.7	4.45
西藏	15（100.0）	0（0.0）	99.0	100.0	100.0	4.95
新疆	15（2.8）	516（97.2）	100.0	100.0	100.0	5.11
云南	0（0.0）	558（100.0）	100.0	85.7	94.3	5.60
浙江	78（43.8）	100（56.2）	94.4	100.0	86.2	2.35
重庆	63（40.9）	91（59.1）	100.0	45.5	85.4	11.08

4. 管电流

管电流决定X线的量，与辐射剂量成正比，降低管电流可以降低辐射剂量。临床上降低管电流的方法有自动管电流调制技术及ECG管电流调制技术。自动管电流调制技术可根据组织在X、Y及Z轴的厚度自动调节管电流而不影响图像噪声。使用ECG管电流调制技术的前提是患者心律稳定，其最大管电流扫描窗应根据患者心率进行调整：当心率≤65次/分时，选择70%～80%的R-R间期为最大管电流扫描窗；心率＞65次/分时，选择40%～80%的R-R间期为最大管电流扫描窗。

2023年调研结果显示，＞85%的患者应用了管电流调制技术，三级医院的应用比例略高于二级医院，21个省份应用管电流调制技术的比例超过了90%。

5. 迭代重建

迭代重建是CT图像重建的范式转变，将以往的一次性重建过程升级为了一次成像（多次重建）过程。在迭代重建算法设计中采用了一种迭代思路，根据模拟采集过程的数学模型反复改进图像。这种算法通过迭代过程逐渐趋向于更准确地呈现患者的解剖结构，减少伪影并提高图像质量。迭代重建成像技术尤其适用于辐射剂量减少、投影有限、噪声或伪影普遍存在的情况。即使使用较低的X射线剂量，这一算法也能生成高质量的图像，从而降低与电离辐射相关的健康风险。

2023年调研结果显示，二级、三级医院采用迭代重建的比例分别为86.4%、89.8%，其中有15家医院采用迭代重建的比例达到100%。

6. 辐射剂量

理想状态下按照指南推荐的扫描方案，CCTA辐射剂量应该控制在2～5 mSv以下，研究显示高端CT设备推荐采用前瞻性心电门控大螺距或单心跳轴扫模式，辐射剂量能够控制在1～2 mSv，甚至更低水平。

2020年、2021年及2022年调研结果显示CCTA辐射剂量中位数分别为7.96mSv、7.43mSv和5.81mSv，2023年为4.69mSv。2020—2023年CCTA辐射剂量构成比变化趋势见图2-12-1。

2023年各省（自治区、直辖市）CCTA辐射剂量见图2-12-2，有19个省（自治区、直辖市）的CCTA辐射剂量接近国际平均水平（1.9～5.7mSv），14个省份2023年辐射剂量较2022年明显减低。此外，三级医院的辐射剂量低于二级医院。2023年及2022年各省（自治区、直辖市）二级医院及三级医院CCTA辐射剂量见图2-12-3和图2-12-4。

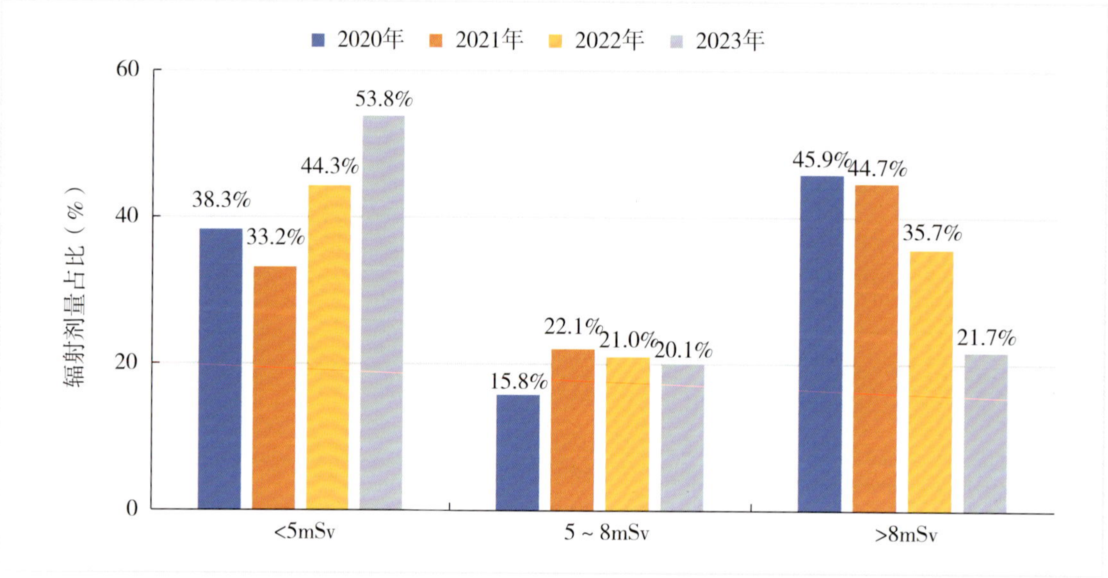

图2-12-1　2020—2023年CCTA辐射剂量占比

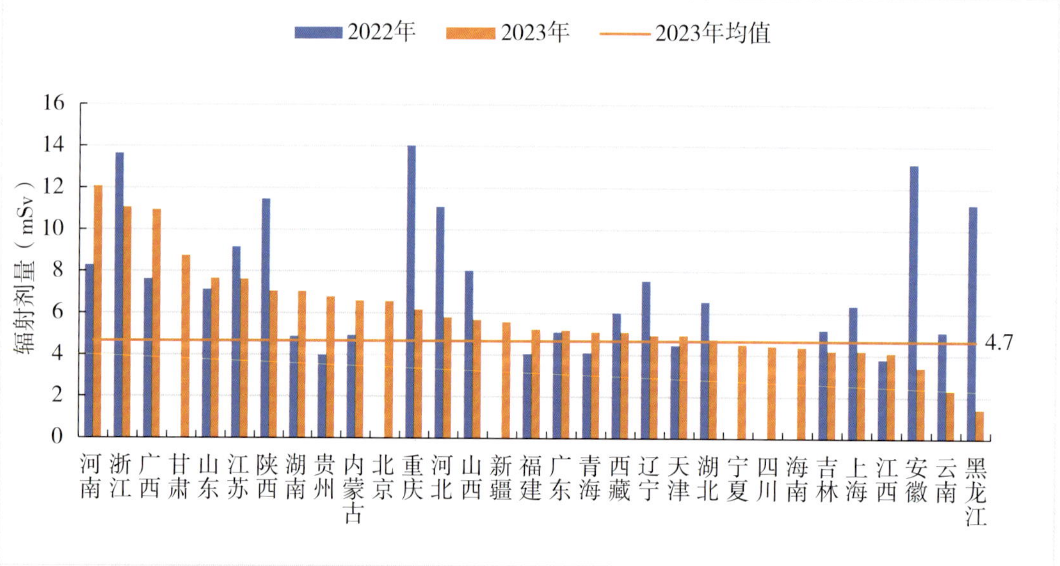

图2-12-2　2022—2023年各省（自治区、直辖市）CCTA辐射剂量

注：按照2023年CCTA辐射剂量从大到小排序。2022年甘肃、北京、新疆、宁夏、四川、海南未纳入。

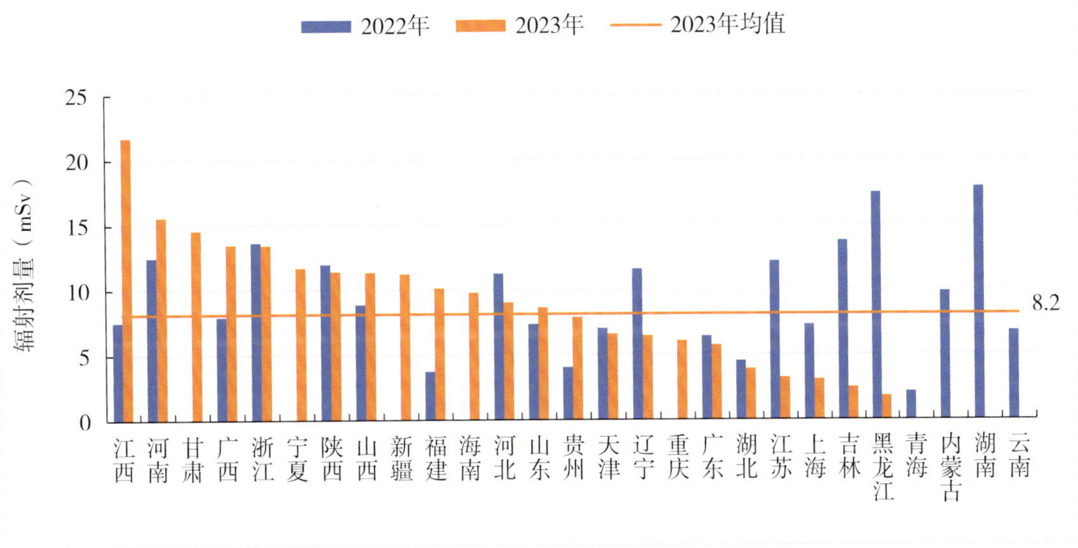

图2-12-3 2022—2023年各省（自治区、直辖市）二级医院CCTA辐射剂量

注：按照2023年CCTA辐射剂量从大到小排序。西藏、四川、安徽、北京未纳入。2022年甘肃、宁夏、新疆、海南、重庆未纳入；2023年青海、内蒙古、湖南、云南未纳入。

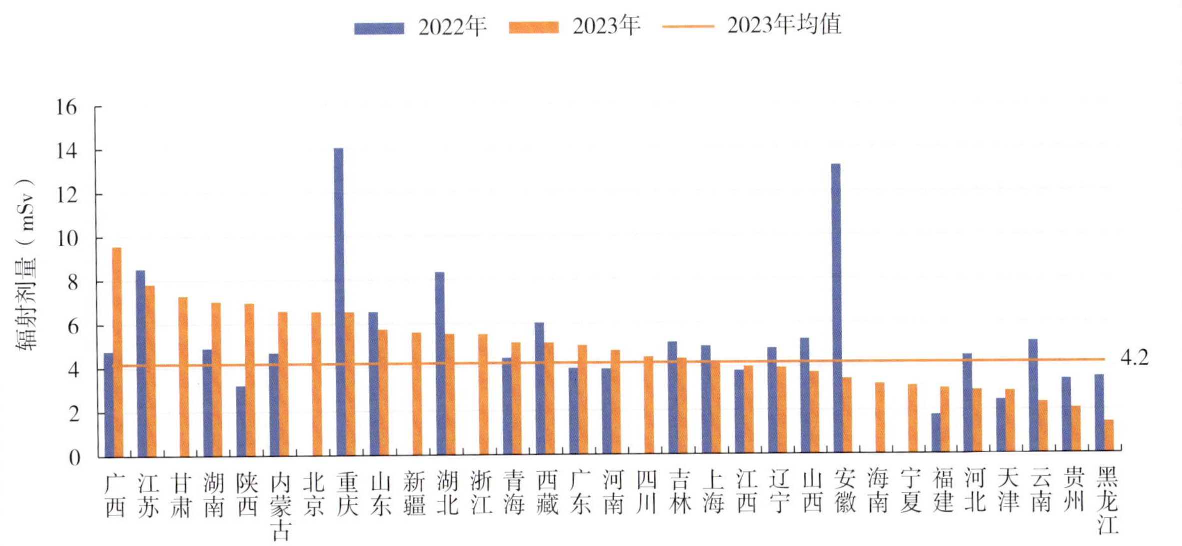

图2-12-4 2022—2023年各省（自治区、直辖市）三级医院CCTA辐射剂量

注：按照2023年CCTA辐射剂量从大到小排序。2022年甘肃、北京、浙江、四川、海南、宁夏未纳入。

（三）图像质量

中国医学科学院阜外医院放射影像科牵头的以各省级质控中心人员组成的中心阅片室对图像质量的多维指标体系进行定量及定性的评估。图像质量评价指标为主观评价，采用计分的形式，将图像分为优秀（图像无伪影，冠状动脉主干及较大分支均可进行诊断）、良好（有细微伪影或无伪影，冠状动脉主干及较大分支80%及以上节段可进行诊断）、中等（有少量图像伪影，冠状动脉及较大分支60%～80%的节段可进行诊断）、较差（有明显图像伪影，冠状动脉及较大分支可进行诊断的节段<60%）等4个等级。图像评级为“较差”，最终定义为检查失败。

2021年及2022年质控报告显示，调研医院冠状动脉CTA的图像优良率均超过了90%，2023年影像专家组对各省上报的冠状动脉数据进行了抽查，共抽查27个省份51家二级医院，收集767例图像，并由中心阅片室对抽查图像进行了质量评价，其中图像质量为优秀的为506例，占65.9%，良好的为199例，占25.9%，中等的为44例，占5.7%，失败的为18例，占2.3%。对比2022年二级医院的质控报告数据，图像质量较前略有改善，图像质量的优秀率较前提高9.1%（2022年质控报告数据为56.8%），但检查的失败率也较前升高了0.6%（2022年质控报告数据为1.7%）。2023年各省图像质量情况见图2-12-5。

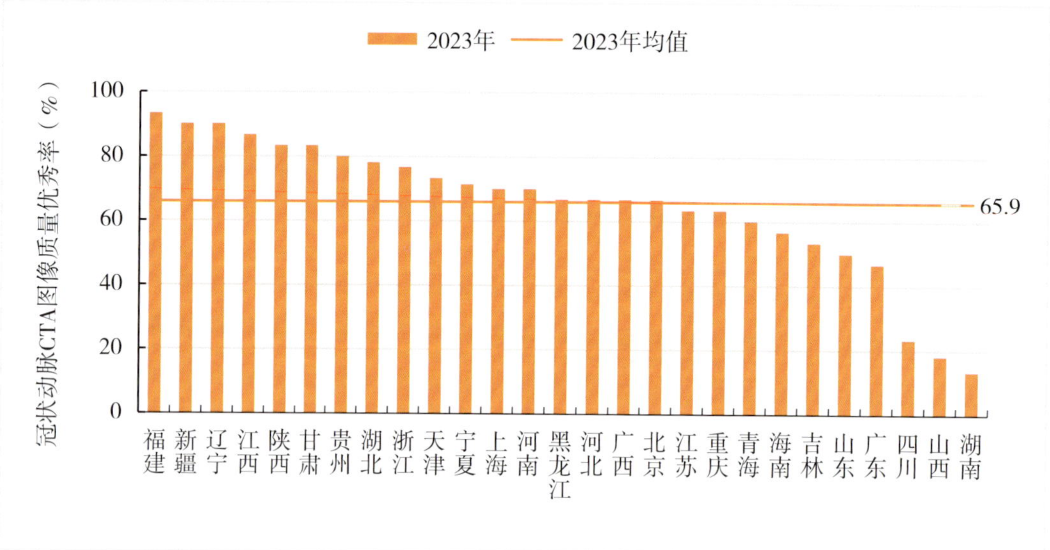

图2-12-5 2023年各省（自治区、直辖市）冠状动脉CTA图像质量优秀率

注：安徽、内蒙古、西藏未纳入。

（四）碘对比剂注射方案

目前对于碘对比剂注射方案尚无统一的专家共识，但管腔CT值在300～450HU范围内对于临床诊断是必需的。冠状动脉强化的CT值与注射方案、扫描方案及患者自身情况有关。指南推荐以碘流率作为对比剂注射方案的核心参数，碘流率是碘对比剂浓度与注射流速的乘积。此次调查显示，碘对比剂平均用量为（65.5±15.7）ml，三级医院碘对比剂用量平均值（62.5±15.1）ml，二级医院碘对比剂用量高于三级医院［平均值（70.4±13.8）ml］。指南推荐采用双期或三期注射，此次调查显示有60.5%（2394/3955）患者采用单期注射，其中三级医院比例为67.2%（1743/2592），二级医院比例为47.8%（651/1363）。同2022年比较，2023年应用双期及三期注射比例较前有所下降。单期注射会增加对比剂用量，且上腔静脉、右心室硬化伪影影响图像质量。2023年各省（自治区、直辖市）双期或三期注射方案见图2-12-6。

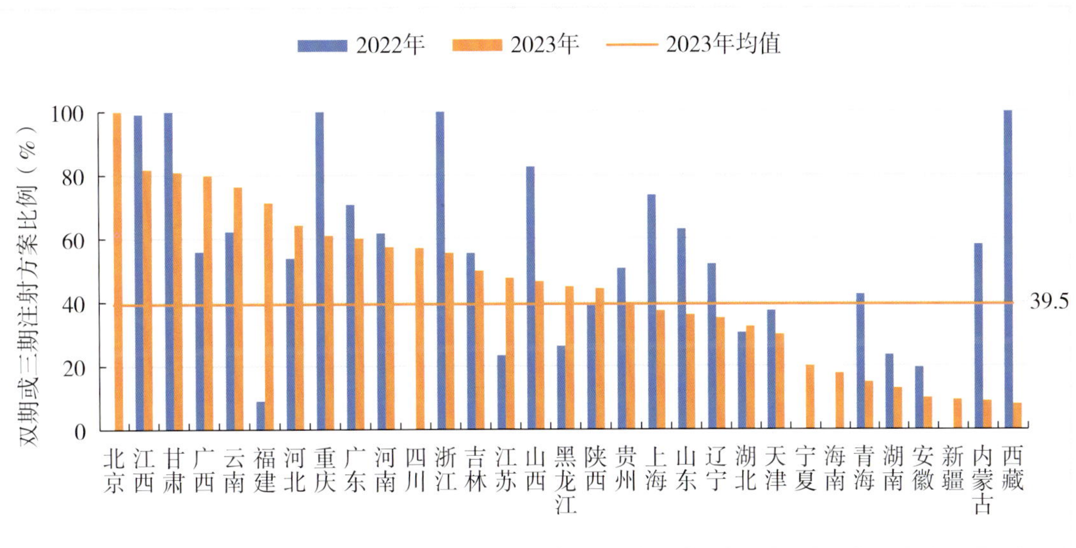

图2-12-6　2022—2023年各省（自治区、直辖市）双期或三期注射方案比例

注：按照2023年双期或三期注射方案比例从高至低排序。2022年北京、四川、新疆、宁夏和海南未纳入。

（五）分析小结

1. CCTA辐射剂量逐年减低，但仍有提升空间

纵观2020—2023年情况，CCTA辐射剂量中位数分别为7.96、7.43、5.81和4.69mSv，呈逐年减低趋势，部分省份的辐射剂量较2022年有明显降低。辐射剂量的降低与调研医院设备的提升与扫描模式的改善有关。但辐射剂量分布差异较大，且仅有约一半（53.8%）的就诊患者辐射剂量达到理想状态（低于5mSv），可能与以下因素有关：①二级医院的CT扫描设备落后，二级医院就诊患者中约有一半患者采用64排CT（50.7%）；②前瞻性心电门控扫描比例虽然提高，但二级医院的就诊患者仍有超过一半的患者采用回顾性心电门控扫描，需要对二级医院进行针对性的培训；③个性化应用管电压技术比例较低。120kV管电压仍为最常用的扫描参数，患者无论身高体重均采用120 kV的管电压的比例处于高位水平，达到50%以上。这一结果提示我们仍需要大力推广及培训规范性的扫描方法，指南推荐的前瞻性心电门控扫描方案、个性化调节管电压和管电流，以及迭代重建技术仍需要针对性推广及培训，在保证图像质量的前提下降低辐射剂量，实现CCTA扫描安全性的稳步提高。

2. 碘对比剂注射方案不规范、差异大

单期注射方案应用比例高，特别是三级医院。单期注射方案不仅会增加对比剂用量，也会影响图像质量。因此需要进一步加强对指南推荐方案的解读与规范化培训。根据本调查的结果，国家心血管系统疾病医疗质量控制中心心血管影像质控专家工作组将开展新一轮调研医院点对点CCTA培训和反馈工作，特别是二级医院。上述调查结果将反馈给参与调查的医疗单位，找出各家医院扫描技术应用不规范、辐射剂量不达标的个性化原因，进行针对性的培训，以确保问题得到解决。

主　　审：吕　滨　王锡明　侯　阳
执 笔 人：任心爽

参考文献

[1] 国家心血管系统疾病医疗质量控制中心. 2023年国家医疗服务与质量安全报告——心血管病专业分册[M].北京：中国协和医科大学出版社，2023.

[2] 国家卫生健康委员会，国家中医药管理局. 关于开展全面提升医疗质量行动（2023—2025年）的通知. https：//www.gov.cn/zhengce/zhengceku/202305/content_6883704.htm.

[3] 国家卫生健康委办公厅. 国家卫生健康委办公厅关于印发国家三级公立医院绩效考核操作手册（2023版）的通知. http：//www.nhc.gov.cn/yzygj/s3594q/202302/66bc281991da43c4a0e85eba4829530a.shtml.

[4] 国家卫生健康委办公厅. 国家卫生健康委办公厅关于启动2023年度二级和三级公立医院绩效考核有关工作的通知. http：//www.nhc.gov.cn/yzygj/s3594q/202310/b08ab1fe6ed94d9fafbf983db14abcc3.shtml.

[5] ODDLEIFSON DA，HOLMES DN，ALHANTI B，et al. Bundled payments for care improvement and quality of care and outcomes in heart failure [J]. JAMA Cardiol. 2024 Mar 1；9（3）：222-232.

[6] BLANKENSHIP JC，DOLL JA，LATIF F，et al. Best practices for cardiac catheterization laboratory morbidity and mortality conferences [J]. JACC Cardiovasc Interv. 2023 Mar 13；16（5）：503-514.

[7] JOEL BIERER，EDGAR CHEDRAWY，CHRISTINE HERMAN，et al. Quality improvement and patient safety rounds—a new paradigm in cardiothoracic surgery [J]. Annals of Thoracic Surgery Short Reports. 2024；1：141-147.

[8] 国家卫生健康委办公厅. 国家卫生健康委办公厅关于印发门（急）诊诊疗信息页质量管理规定（试行）的通知. http：//www.nhc.gov.cn/yzygj/s7657/202409/f75b663e8eca4cccb64c2f256fec74dc.shtml.

[9] LYTLE B L，LI S，LOFTHUS D M，et al. Targeted versus standard feedback：results from a randomized quality improvement trial [J]. Am Heart J，2015，169（1）：132-141，e2.

[10] ZEYMER U，LUDMAN P，DANCHIN N，et al. Reperfusion therapies and in-hospital outcomes for ST-elevation myocardial infarction in Europe：the ACVC-EAPCIEORP STEMI Registry of the European Society of Cardiology [J]. Eur Heart J，2021，42（44）：4536-4549.

[11] MASOUDI FA，PONIRAKIS A，DE LEMOS JA，et al. Trends in U.S. Cardiovascular Care：2016 Report from 4 ACC National Cardiovascular Data Registries [J]. J Am Coll Cardiol，2017.69（11）：1427-1450.

[12] BAGAI A，CHEN A Y，UDELL J A，et al. Association of cognitive impairment with treatment and outcomes in older myocardial infarction patients：a report from the NCDR Chest Pain-MI Registry [J]. J Am Heart Assoc，2019，8（17）：e012929.

[13] SZUMMER K，WALLENTIN L，LINDHAGEN L，et al. Improved outcomes in patients with ST-elevation myocardial infarction during the last 20 years are related to implementation of evidence based treatments：experiences from the SWEDEHEAR Tregistry 1995-2014 [J]. Eur Heart J，2017，38（41）：3056-3065.

[14] PUYMIRAT E，SIMON T，CAYLA G，Et al. Acute myocardial infarction：changes in patient characteristics，management，and 6-month outcomes over a period of 20 years in the FAST-MI program（French Registry of Acute ST-Elevation or Non-ST-Elevation Myocardial Infarction）1995 to 2015 [J]. Circulation，136（20）：1908-1919.

[15] BAHIRU E，AGARWAL A，BERENDSEN MA，et al. Hospital-based quality improvement interventions for patients with acute coronary syndrome：a systematic review [J]. Circ Cardiovasc Qual Outcomes，2019，12（9）：e005513.

[16] GBD 2016 Healthcare Access and Quality Collaborators. Measuring performance on the Healthcare Access and Quality Index for 195 countries and territories and selected subnational locations：a systematic analysis from the Global Burden of Disease Study 2016 [J]. Lancet，2018，391（10136）：2236-2271.

[17] TENG TK，TROMP J，TAY WT，et al. Prescribing patterns of evidence-based heart failure pharmacotherapy and outcomes in the ASIAN-HF registry：a cohort study [J]. Lancet Glob Health，2018，6（9）：e1008-e1018.

[18] CUNNINGHAM LC，FONAROW GC，YANCY CW，et al. Regional variations in heart failure quality and outcomes：Get With The Guidelines-Heart Failure Registry [J]. J Am Heart Assoc，2021，10（7）：e018696.

[19] G-CHF INVESTIGATORS；JOSEPH P，ROY A，et al. Global variations in heart failure etiology，management，and

outcomes[J]. JAMA，2023，329（19）：1650-1661.

[20] ZHANG Y，ZHANG J，BUTLER J，et al. China-HF Investigators. Contemporary epidemiology，management，and outcomes of patients hospitalized for heart failure in China：results from the China Heart Failure(China-HF)Registry[J]. J Card Fail，2017，23（12）：868-875.

[21] 国家心血管病中心，国家心血管病专家委员会心力衰竭专业委员会，中国医师协会心力衰竭专业委员会，等. 国家心力衰竭指南2023［J］. 中华心力衰竭和心肌病杂志，2023，7（4）：215-311.

[22] VAN GELDER IC，RIENSTRA M，BUNTING KV，et al. 2024 ESC Guidelines for the management of atrial fibrillation developed in collaboration with the European Association for Cardio-Thoracic Surgery（EACTS）[J]. Eur Heart J. 2024 Sep 29；45（36）：3314-3414.

[23] 国家心血管系统疾病医疗质量控制中心. 2023年中国心血管病医疗质量概述［J］. .中国循环杂志，2024，39（9）：833-852.

[24] 国家卫生健康委，国家中医药管理局 . 关于印发公立医院高质量发展促进行动（2021-2025年）的通知［EB/OL］.（2021-09-14）[2023-01-10]. http：//www.gov.cn/gongbao/content/2021/content_5618942.htm.

[25] 国家心血管病中心肺动脉高压专科联盟 国家心血管病专家委员会右心与肺血管病专业委员会. 中国肺动脉高压诊治临床路径［J］. 中国循环杂志，2023，38：691-703.

[26] 中华医学会呼吸病学分会肺栓塞与肺血管病学组，中国医师协会呼吸医师分会肺栓塞与肺血管病工作委员会，全国肺栓塞与肺血管病防治协作组，等. 中国肺动脉高压诊断与治疗指南（2021版）[J]. 中华医学杂志，2021，101（1）：11-51.

[27] 罗勤，熊长明.肺血管病右心导管术操作指南［J］.中国循环杂志，2022，37（12）：1186-1194.

[28] ELLIOTT P，ANDERSSON B，ARBUSTINI E，et al. Classification of the cardiomyopathies：a position statement from the European Society Of Cardiology Working Group on Myocardial and Pericardial Diseases[J]. Eur Heart J，2008，29（2）：270-276.

[29] TOWBIN JA，MCKENNA WJ，ABRAMS DJ，et al. 2019 HRS expert consensus statement on evaluation，risk stratification，and management of arrhythmogenic cardiomyopathy[J]. Heart Rhythm，2019，16（11）：e301-e372.

[30] ZHANG Y，LIU M，LI P，et al. The burden and management competency of cardiomyopathies in China：a nationwide survey study[J]. Lancet Reg Health West Pac，2024，46：101062.

[31] 国家心血管病中心.中国心血管病健康与疾病报告［M］.北京：中国协和医科大学出版社，2023.

[32] PORCARI A，BAGGIO C，FABRIS E，et al. Endomyocardial biopsy in the clinical context：current indications and challenging scenarios[J]. Heart Fail Rev，2023，28（1）：123-135.

[33] BLOMSTRÖM-LUNDQVIST C，TRAYKOV V，ERBA PA，et al. ESC Scientific Document Group. European Heart Rhythm Association（EHRA）international consensus document on how to prevent，diagnose，and treat cardiac implantable electronic device infections-endorsed by the Heart Rhythm Society（HRS），the Asia Pacific Heart Rhythm Society（APHRS），the Latin American Heart Rhythm Society（LAHRS），International Society for Cardiovascular Infectious Diseases（ISCVID）and the European Society of Clinical Microbiology and Infectious Diseases（ESCMID）in collaboration with the European Association for Cardio-Thoracic Surgery（EACTS）[J]. Europace. 2020 Apr 1；22（4）：515-549.

[34] KEWCHAROEN JAKRIN，SHAH KULDEEP，BHARDWAJ RAHUL，et al. Catheter-related and clinical complications associated with QDOT MICROTM Ablation Catheter. J Cardiovasc Electrophysiol. 2024；35（9）：1874-1877.

[35] TRAN GIANG SONG，CHU SI DUNG，TRAN MINH THI. Study factors associated with early complications of the permanent pacemaker implantation：A Research Report in Vietnam. J Pharm Bioallied Sci. 2024；16（Suppl3）：S2706-S2708.

附录A 国家心血管系统疾病医疗质量控制中心专家组名单

第二届国家心血管病相关医疗质量控制中心专家委员会

国家心血管系统疾病医疗质量控制中心专家委员会

主 任 委 员：郑　哲
副主任委员：韩雅玲　董念国
委　　　员：（按姓氏笔画排序）
于　波　马长生　王春生　王锡明　孔祥清　丛洪良　孙英贤　严　激
李　伟　李　浪　杨伟宪　吴　强　陈　茂　陈义汉　陈寄梅　周成斌
姚　焰　袁祖贻　郭　伟　葛均波　董建增　舒　畅
秘　　　书：郭清芳

国家心律失常介入技术医疗质量控制中心专家委员会

主 任 委 员：张　澍
副主任委员：王景峰　吴立群
委　　　员：（按姓氏笔画排序）
王祖禄　刘兴斌　刘启明　汤宝鹏　许　静　苏　晞　李述峰　李学斌
李树岩　邹　彤　陈　林　陈明龙　陈柯萍　陈样新　范　洁　项美香
钟敬泉　徐　伟　唐　闽　黄　鹤　宿燕岗　薛小临
秘书：林　娜　宁小晖

国家结构性心脏病介入技术医疗质量控制中心专家委员会

主 任 委 员：潘湘斌
副主任委员：张戈军　王琦光
委　　　员：（按姓氏笔画排序）
于　波　王　焱　王建安　伍伟锋　刘廷亮　安　琪　苏　晞　李伟栋
李红昕　杨　剑　杨毅宁　张俊杰　张海波　张智伟　陈　茂　陈　澍
范太兵　周达新　赵天力　莫绪明　曹　华　谢涌泉
秘　　　书：谢涌泉

国家心脏移植技术医疗质量控制中心专家委员会

主 任 委 员：胡盛寿
副主任委员：郑 哲 董念国
委 员：（按姓氏笔画排序）
马 量 王志维 王辉山 孔祥荣 刘 盛 刘天起 刘金平 安 琪
杨 斌 陈 鑫 陈良万 陶 凉 黄 洁 黄劲松 董爱强 韩 林
韩 杰 魏 翔
秘 书：陈斯鹏

第二届国家心血管系统疾病医疗质量控制中心亚专业工作组

冠心病工作组

组 长：韩雅玲
副 组 长：杨伟宪
委 员：（按姓氏笔画排序）
卜 军 于 波 马 翔 马礼坤 马依彤 王虹剑 丛洪良 刘 喜
齐晓勇 李 保 李 凌 李 浪 李 悦 杨丽霞 吴 强 吴延庆
何 奔 何鹏程 张 奇 张 钲 张抒扬 陈 茂 陈 韵 陈玉国
陈纪言 陈良龙 陈绍良 周玉杰 郑 杨 贾绍斌 徐 凯 陶 凌
黄 岚 葛均波 傅国胜 曾和松 窦克非 潘宏伟
秘 书：刘 帅

心力衰竭工作组

组 长：张健
副 组 长：陈义汉 董建增
委 员：（按姓氏笔画排序）
卜 军 马根山 马晓昌 王 江 毛静远 方理刚 孔 洪 艾力曼•马合木提
白 玲 邬真力 刘 斌 许顶立 李殿富 佟 倩 余 静 邹云增
张 瑶 张宇辉 罗素新 季晓平 周胜华 郑昭芬 赵 燕 夏云龙
高传玉 郭延松 郭晓纲 唐其柱 黄 凯 黄 峻 梁延春 韩学斌
程 翔 黎励文

秘 书：翟玫

心房颤动工作组

组 长：马长生
副 组 长：姚焰

委　　员：（按姓氏笔画排序）

丁立刚　马　凌　王如兴　牛国栋　龙德勇　付　华　刘　刚　刘　旭
刘少稳　刘启明　李述峰　杨　龙　何建桂　张劲林　陈明龙　郑强荪
钟敬泉　夏云龙　殷跃辉　郭　军　陶海龙　常　栋　蒋晨阳　韩学斌
储慧民　蔡　衡　薛玉梅

秘　　书：郑黎晖　胡志成

高血压工作组

组　　长：孙英贤
副 组 长：蔡　军
委　　员：（按姓氏笔画排序）

卜培莉　尹新华　卢新政　田　刚　冯颖青　边　波　任　洁　刘　刚
刘　全　刘　敏　孙　刚　李　萍　李玉明　吴寿岭　汪道文　张　英
张巨艳　陈有仁　陈改玲　陈晓平　周晓阳　赵秋萍　赵德超　郭子宏
郭彩霞　陶　军　崔兆强　蒋卫红　曾春雨　谢　翔　谢良地

秘　　书：马文君

心脏外科工作组

组　　长：郑　哲
副 组 长：董念国
委　　员：（按姓氏笔画排序）

马　量　王小啟　王正军　王春生　王辉山　尤　涛　凤　玮　向道康
刘旭东　刘志平　刘志刚　刘金成　杨一峰　肖颖彬　吴永兵　沈振亚
张总刚　陈子英　陈良万　陈寄梅　郑宝石　柳克祥　柳德斌　奚吉成
郭应强　葛建军　程兆云　谢宝栋　路　霖

秘　　书：饶辰飞　顾大川

血管外科工作组

组　　长：舒　畅
副 组 长：郭　伟
委　　员：（按姓氏笔画排序）

王　伟　戈小虎　方　坤　左　健　毕　伟　李　震　李拥军　李晓强
李毅清　肖占祥　吴学君　吴巍巍　辛世杰　张小明　张鸿坤　陆清声
陈　忠　周为民　郑月宏　赵纪春　郝　斌　胡何节　姜维良　郭平凡
郭媛媛　常光其　符伟国　覃　晓　戴向晨

秘　　书：罗明尧　范博文

体外循环与体外生命支持工作组

组　　长：周成斌
副 组 长：黑飞龙　吉冰洋

委　　员:(按姓氏笔画排序)

王　伟　王　钊　王京玉　王试福　叶建熙　叶家欣　田仁斌　刘　宇
刘　凯　刘　燕　刘建华　刘晋萍　许崇恩　杜　磊　李　平　李　军
李　欣　杨雷一　肖　娟　肖立琼　汪源　宋怡　武婷　林茹　金振晓
荣　健　施丽萍　姜福清　郭　震　啜俊波　梁永年　蒋　璇　程光存
熊瑶瑶

秘　　书:赵明霞

心血管影像工作组

组　　长:吕　滨

副 组 长:王锡明

委　　员(按姓氏拼音排序):

马明平　王荣品　方　纬　吕发金　吕维富　朱　力　朱振辉　刘　军
刘文亚　刘再毅　刘挨师　杨　健　吴飞云　余日胜　宋　彬　张　同
张惠茅　陆敏杰　陈　峰　范丽娟　郑传胜　郝　菲　侯　阳　耿左军
高律萍　龚良庚　葛英辉　曾自三　曾蒙苏　雷军强

秘　　书:侯志辉　任心爽

第二届国家心律失常介入医疗质量控制中心亚专业工作组

器械植入工作组

组　　长:汤宝鹏

副 组 长:牛红霞

委　　员:(按姓氏笔画排序)

任　明　苏　蓝　李若谷　陈学颖　周贤惠　周淑娴　郑良荣　俞　杉
顾　翔　徐原宁　董颖雪　韩学斌　谢瑞芹　蓝荣芳

秘　　书:邢　强

导管消融工作组

组　　长:陈明龙

副 组 长:牛国栋

委　　员:(按姓氏笔画排序)

王海雄　白　明　刘兴鹏　李耀东　何建桂　张志国　陆　齐　林亚洲
易　甫　凌天佑　梁　明　韩　斌　谢双伦　樊友启

秘　　书:王子盾

附录B 心血管系统疾病相关专业医疗质量控制指标（2021年版）

国家卫生健康委员会办公厅

国卫办医函〔2021〕70号

国家卫生健康委办公厅关于印发心血管系统疾病相关专业医疗质量控制指标(2021年版)的通知

各省、自治区、直辖市及新疆生产建设兵团卫生健康委：

为进一步加强医疗质量管理，规范临床诊疗行为，促进医疗服务的标准化、同质化，我委组织制定了心血管系统疾病相关专业医疗质量控制指标。现印发给你们，供各级卫生健康行政部门、相关专业质控中心和医疗机构在医疗质量管理与控制工作中使用。各级各类医疗机构要充分利用相关质控指标开展质量管理工作，不断提升医疗质量管理的科学化和精细化水平。各省级卫生健康行政部门和相关专业质控中心要加强对辖区内医疗机构的培训和指导，采用信息化手段加强指标信息收集、分析和反馈，指导医疗机构持续改进医疗质量。

国家卫生健康委办公厅

2021年2月5日

（信息公开形式：主动公开）

一、急性ST段抬高型心肌梗死

指标一、急性ST段抬高型心肌梗死（STEMI）患者到院10分钟内完成12导联（及以上）心电图检查率（CVD-STEMI-01）

定义：单位时间内，到院10分钟内完成12导联（及以上）心电图检查的急性STEMI患者数，占同期急性STEMI患者总数的比例。

计算公式：

$$\text{急性STEMI患者到院10分钟内完成12导联（及以上）心电图检查率}=\frac{\text{到院10分钟内完成12导联（及以上）心电图检查的急性STEMI患者数}}{\text{同期急性STEMI患者总数}}\times 100\% \quad \text{公式（1）}$$

意义：评价医院对急性STEMI患者检查评估的及时性、规范性。

说明：到院指到达急诊或门诊（下同）。

指标二、急性STEMI患者到院1小时内阿司匹林治疗率（CVD-STEMI-02）

定义：单位时间内，到院1小时内给予阿司匹林治疗的急性STEMI患者数，占同期急性STEMI患者总数的比例。

计算公式：

$$\text{急性STEMI患者到院1小时内阿司匹林治疗率}=\frac{\text{到院1小时内给予阿司匹林治疗的急性STEMI患者数}}{\text{同期急性STEMI患者总数}}\times 100\% \quad \text{公式（2）}$$

意义：评价STEMI急性期规范化诊疗情况。

指标三、急性STEMI患者到院1小时内P2Y12受体拮抗剂治疗率（CVD-STEMI-03）

定义：单位时间内，到院1小时内给予P2Y12受体拮抗剂治疗的急性STEMI患者数，占同期急性STEMI患者总数的比例。

计算公式：

$$\text{急性STEMI患者到院1小时内P2Y12受体拮抗剂治疗率}=\frac{\text{到院1小时内给予P2Y12受体拮抗剂治疗的急性STEMI患者数}}{\text{同期急性STEMI患者总数}}\times 100\% \quad \text{公式（3）}$$

意义：评价STEMI急性期规范化诊疗情况。

指标四、发病24小时内急性STEMI患者再灌注治疗率（CVD-STEMI-04）

定义：单位时间内，发病24小时内接受再灌注治疗的急性STEMI患者数，占同期发病24小时内急性STEMI患者总数的比例。

计算公式：

$$\text{发病24小时内急性STEMI患者再灌注治疗率}=\frac{\text{发病24小时内急性STEMI患者中接受再灌注治疗的患者数}}{\text{同期发病24小时内急性STEMI患者总数}}\times 100\% \quad \text{公式（4）}$$

意义：评价医院对急性STEMI患者救治的规范性。

说明：再灌注治疗方式包括经皮冠状动脉介入治疗（PCI）或静脉溶栓。

指标五、发病24小时内急性STEMI患者到院90分钟内进行直接经皮冠状动脉介入治疗（PCI）的比例（CVD-STEMI-05）

定义：单位时间内，发病24小时内急性STEMI患者中，从到院至进行直接PCI治疗导丝通过靶血管（Door to Device，DTD）的时间小于等于90分钟的患者数，占同期发病24小时内急性STEMI患者总数的比例。

计算公式：

$$\text{发病24小时内急性STEMI患者到院90分钟内进行直接PCI的比例}=\frac{\text{发病24小时内急性STEMI患者中DTD的时间小于等于90分钟的患者数}}{\text{同期发病24小时内急性STEMI患者总数}}\times 100\% \qquad \text{公式（5）}$$

意义：评价医院对急性STEMI患者救治的及时性。

指标六、发病24小时内急性STEMI患者到院30分钟内给予静脉溶栓治疗的比例（CVD-STEMI-06）

定义：单位时间内，发病24小时内急性STEMI患者中，从到院至给予静脉溶栓药物（Door to Needle，DTN）时间小于等于30分钟的患者数，占同期发病24小时内接受静脉溶栓治疗的急性STEMI患者总数的比例。

计算公式：

$$\text{发病24小时内急性STEMI患者到院30分钟内给予静脉溶栓治疗的比例}=\frac{\text{发病24小时内急性STEMI患者中DTN时间小于等于30分钟的患者数}}{\text{同期发病24小时内接受静脉溶栓治疗的急性STEMI患者总数}}\times 100\% \qquad \text{公式（6）}$$

意义：评价医院对急性STEMI患者救治的及时性。

指标七、急性STEMI患者到院24小时内β受体阻滞剂治疗率（CVD-STEMI-07）

定义：单位时间内，到院24小时内给予β受体阻滞剂治疗的急性STEMI患者数，占同期急性STEMI患者总数的比例。

计算公式：

$$\text{急性STEMI患者到院24小时内β受体阻滞剂治疗率}=\frac{\text{到院24小时内给予β受体阻滞剂治疗的急性STEMI患者数}}{\text{同期急性STEMI患者总数}}\times 100\% \qquad \text{公式（7）}$$

意义：评价STEMI急性期规范化诊疗情况。

指标八、急性STEMI患者住院期间应用超声心动图（UCG）评价左心室射血分数（LVEF）的比例（CVD-STEMI-08）

定义：单位时间内，住院期间通过UCG评价LVEF的急性STEMI患者数，占同期急性STEMI患者总数的比例。

计算公式：

$$\text{急性STEMI患者住院期间应用UCG评价LVEF的比例}=\frac{\text{住院期间通过UCG评价LVEF的急性STEMI患者数}}{\text{同期急性STEMI患者总数}}\times100\% \quad \text{公式（8）}$$

意义：评价STEMI急性期规范化诊疗与评估情况。

指标九、急性STEMI患者出院阿司匹林使用率（CVD-STEMI-09）

定义：单位时间内，出院使用阿司匹林的急性STEMI患者数，占同期急性STEMI患者总数的比例。

计算公式：

$$\text{急性STEMI患者出院阿司匹林使用率}=\frac{\text{出院使用阿司匹林的急性STEMI患者数}}{\text{同期急性STEMI患者总数}}\times100\% \quad \text{公式（9）}$$

意义：评价STEMI二级预防情况。

指标十、急性STEMI患者出院P2Y12受体拮抗剂使用率（CVD-STEMI-10）

定义：单位时间内，出院使用P2Y12受体拮抗剂的急性STEMI患者数，占同期急性STEMI患者总数的比例。

计算公式：

$$\text{急性STEMI患者出院P2Y12受体拮抗剂使用率}=\frac{\text{出院使用P2Y12受体拮抗剂的急性STEMI患者数}}{\text{同期急性STEMI患者总数}}\times100\% \quad \text{公式（10）}$$

意义：评价STEMI二级预防情况。

指标十一、急性STEMI患者出院β受体阻滞剂使用率（CVD-STEMI-11）

定义：单位时间内，出院使用β受体阻滞剂的急性STEMI患者数，占同期急性STEMI患者总数的比例。

计算公式：

$$\text{急性STEMI患者出院}\beta\text{受体阻滞剂使用率}=\frac{\text{出院使用}\beta\text{受体阻滞剂的急性STEMI患者数}}{\text{同期急性STEMI患者总数}}\times100\% \quad \text{公式（11）}$$

意义：评价STEMI二级预防情况。

指标十二、急性STEMI患者出院血管紧张素转换酶抑制剂（ACEI）或血管紧张素Ⅱ受体拮抗剂（ARB）使用率（CVD-STEMI-12）

定义：单位时间内，出院使用ACEI或ARB的急性STEMI患者数，占同期急性STEMI患者总数的比例。

计算公式：

$$\text{急性STEMI患者出院ACEI/ARB使用率}=\frac{\text{出院使用ACEI/ARB的急性STEMI患者数}}{\text{同期急性STEMI患者总数}}\times100\% \quad \text{公式（12）}$$

意义：评价STEMI二级预防情况。

指标十三、急性STEMI患者出院他汀类药物使用率（CVD-STEMI-13）

定义：单位时间内，出院使用他汀类药物的急性STEMI患者数，占同期急性STEMI患者总数的比例。

计算公式：

$$\text{急性STEMI患者出院他汀类药物使用率}=\frac{\text{出院使用他汀类药物的急性STEMI患者数}}{\text{同期急性STEMI患者总数}}\times100\% \quad \text{公式（13）}$$

意义：评价STEMI二级预防情况。

指标十四、急性STEMI患者住院死亡率（CVD-STEMI-14）

定义：单位时间内，住院期间死亡的急性STEMI患者数，占同期急性STEMI患者总数的比例。

计算公式：

$$\text{急性STEMI患者住院死亡率}=\frac{\text{住院期间死亡的急性STEMI患者数}}{\text{同期急性STEMI患者总数}}\times100\% \quad \text{公式（14）}$$

意义：评价医院STEMI诊疗的整体水平。

指标十五、急性STEMI患者出院后30天内非计划再入院率（CVD-STEMI-15）

定义：单位时间内，出院后30天内，原先无计划再入院，而因任何原因再次入院的急性STEMI患者数，占同期出院的急性STEMI患者总数的比例。

计算公式：

$$\text{急性STEMI患者出院后30天内非计划再入院率}=\frac{\text{出院后30天内原先无计划再入院而因任何原因再次入院的急性STEMI患者数}}{\text{同期出院的急性STEMI患者总数}}\times100\% \quad \text{公式（15）}$$

意义：评价医院STEMI诊疗的整体水平。

说明：再次入院的医疗机构不限。

指标十六、急性STEMI患者30天死亡率（CVD-STEMI-16）

定义：单位时间内，确诊急性STEMI后30天死亡的急性STEMI患者数，占同期急性STEMI患者总数的比例。

计算公式：

$$\text{急性STEMI患者30天死亡率}=\frac{\text{确诊急性STEMI后30天内死亡的急性STEMI患者数}}{\text{同期急性STEMI患者总数}}\times 100\%$$ 公式（16）

意义：评价医院STEMI诊疗的整体水平。

二、心房颤动

指标一、非瓣膜性心房颤动（房颤）患者血栓栓塞风险评估率（CVD-AF-01）

定义：单位时间内，行血栓栓塞风险评估的非瓣膜性房颤患者数，占同期非瓣膜性房颤患者总数的比例。

计算公式：

$$\text{非瓣膜性房颤患者血栓栓塞风险评估率}=\frac{\text{行血栓栓塞风险评估的非瓣膜性房颤患者数}}{\text{同期非瓣膜性房颤患者总数}}\times 100\%$$ 公式（17）

意义：评价非瓣膜性房颤患者评估的规范性。

说明：血栓栓塞风险评估采用CHA_2DS_2-VASc评分。

指标二、非瓣膜性房颤患者出院抗凝药物使用率（CVD-AF-02）

定义：单位时间内，出院使用抗凝药物的非瓣膜性房颤患者数，占同期非瓣膜性房颤患者总数的比例。

计算公式：

$$\text{非瓣膜性房颤患者出院抗凝药物使用率}=\frac{\text{出院使用抗凝药物的非瓣膜性房颤患者数}}{\text{同期非瓣膜性房颤患者总数}}\times 100\%$$ 公式（18）

意义：评价非瓣膜性房颤治疗的规范性。

说明：本指标中的非瓣膜性房颤患者指CHA_2DS_2-VASc评分男性≥2分、女性≥3分的非瓣膜性房颤患者。

指标三、瓣膜性房颤患者出院华法林使用率（CVD-AF-03）

定义：单位时间内，出院使用华法林的瓣膜性房颤患者数，占同期瓣膜性房颤患者总数的比例。

计算公式：

$$\text{瓣膜性房颤患者出院华法林使用率}=\frac{\text{出院使用华法林的瓣膜性房颤患者数}}{\text{同期瓣膜性房颤患者总数}}\times 100\%$$ 公式（19）

意义：评价对瓣膜性房颤患者治疗的规范性。

指标四、房颤患者出血风险评估率（CVD-AF-04）

定义：单位时间内，行出血风险评估的房颤患者数，占同期房颤患者总数的比例。

计算公式：

$$\text{房颤患者出血风险评估率}=\frac{\text{行出血风险评估的房颤患者数}}{\text{同期房颤患者总数}}\times 100\%$$ 公式（20）

说明：出血风险评估推荐采用HAS-BLED评分、ORBIT评分或ABC评分等。

意义：评价房颤患者评估的规范性。

指标五、房颤患者左心耳封堵术并发症发生率（CVD-AF-05）

定义：单位时间内，左心耳封堵术中及术后发生并发症的房颤患者数，占同期行左心耳封堵的房颤患者总数的比例。

计算公式：

$$\text{房颤患者左心耳封堵术并发症发生率}=\frac{\text{左心耳封堵术中及术后发生并发症的房颤患者数}}{\text{同期行左心耳封堵的房颤患者总数}}\times 100\% \quad \text{公式（21）}$$

意义：评价房颤左心耳封堵手术安全性。

说明：左心耳封堵术并发症指①影像学检查确诊的穿刺部位假性动脉瘤；②影像学检查确诊的穿刺部位动静脉瘘；③左心耳封堵术中以及术后72小时内新发或增多的心包积液，且合并行心包穿刺引流、行外科修补情况之一；④术中及术后72小时内的脑卒中；⑤封堵器脱位。

三、心力衰竭

指标一、心力衰竭患者入院24小时内利钠肽检测率（CVD-HF-01）

定义：单位时间内，入院24小时内进行利钠肽检测的心力衰竭患者数，占同期心力衰竭患者总数的比例。

计算公式：

$$\text{心力衰竭患者入院24小时内利钠肽检测率}=\frac{\text{入院24小时内进行利钠肽检测的心力衰竭患者数}}{\text{同期心力衰竭患者总数}}\times 100\% \quad \text{公式（22）}$$

意义：评价心力衰竭患者评估规范性、及时性。

说明：利钠肽检测包括N末端B型利钠肽原（NT-proBNP）和B型利钠肽（BNP）。

指标二、心力衰竭患者入院48小时内心脏功能评估率（CVD-HF-02）

定义：单位时间内，入院48小时内进行超声心动图检查的心力衰竭患者数，占同期心力衰竭患者总数的比例。

计算公式：

$$\text{心力衰竭患者入院48小时内心脏功能评估率}=\frac{\text{入院48小时内进行超声心动图检查的心力衰竭患者数}}{\text{同期心力衰竭患者总数}}\times 100\% \quad \text{公式（23）}$$

意义：评价心力衰竭患者评估规范性、及时性。

指标三、心力衰竭伴容量超负荷患者住院期间利尿剂治疗率（CVD-HF-03）

定义：单位时间内，住院期间接受利尿剂治疗的心力衰竭伴容量超负荷患者数，占同期心力衰竭伴容量超负荷患者总数的比例。

计算公式：

$$\text{心力衰竭伴容量超负荷患者住院期间利尿剂治疗率}=\frac{\text{住院期间接受利尿剂治疗的心力衰竭伴容量超负荷患者数}}{\text{同期心力衰竭伴容量超负荷患者总数}}\times 100\% \qquad \text{公式（24）}$$

意义：评价医院救治心力衰竭患者的规范性。

指标四、心力衰竭患者出院血管紧张素转化酶抑制剂（ACEI）或血管紧张素受体阻断剂（ARB）或血管紧张素受体脑啡肽酶抑制剂（ARNI）使用率（CVD-HF-04）

定义：单位时间内，出院使用ACEI或ARB或ARNI的心力衰竭患者数，占同期心力衰竭患者总数的比例。

计算公式：

$$\text{心力衰竭患者出院ACEI/ARB/ARNI使用率}=\frac{\text{出院使用ACEI/ARB/ARNI的心力衰竭患者数}}{\text{同期心力衰竭患者总数}}\times 100\% \qquad \text{公式（25）}$$

意义：评价医院救治心力衰竭患者的规范性。

指标五、心力衰竭患者出院β受体阻滞剂使用率（CVD-HF-05）

定义：单位时间内，出院使用β受体阻滞剂的心力衰竭患者数，占同期心力衰竭患者总数的比例。

计算公式：

$$\text{心力衰竭患者出院}\beta\text{受体阻滞剂使用率}=\frac{\text{出院使用}\beta\text{受体阻滞剂的心力衰竭患者数}}{\text{同期心力衰竭患者总数}}\times 100\% \qquad \text{公式（26）}$$

意义：评价医院救治心力衰竭患者的规范性。

指标六、心力衰竭患者出院醛固酮受体拮抗剂使用率（CVD-HF-06）

定义：单位时间内，出院使用醛固酮受体拮抗剂的心力衰竭患者数，占同期心力衰竭患者总数的比例。

计算公式：

$$\text{心力衰竭患者出院醛固酮受体拮抗剂使用率}=\frac{\text{出院使用醛固酮受体拮抗剂的心力衰竭患者数}}{\text{同期心力衰竭患者总数}}\times 100\% \qquad \text{公式（27）}$$

意义：评价医院救治心力衰竭患者的规范性。

指标七、心力衰竭患者住院期间心脏再同步化治疗（CRT）的使用率（CVD-HF-07）

定义：单位时间内，住院期间给予CRT治疗的心力衰竭患者数，占同期心力衰竭患者总数的比例。

计算公式：

$$\text{心力衰竭患者住院期间CRT的使用率}=\frac{\text{住院期间给予CRT治疗的心力衰竭患者数}}{\text{同期心力衰竭患者总数}}\times 100\% \qquad \text{公式（28）}$$

意义：评价医院救治心力衰竭患者使用标准化器械的情况。

指标八、心力衰竭患者住院死亡率（CVD-HF-08）

定义：单位时间内，住院期间死亡的心力衰竭患者数，占同期心力衰竭患者总数的比例。

计算公式：

$$心力衰竭患者住院死亡率=\frac{住院期间死亡的心力衰竭患者数}{同期心力衰竭患者总数}\times100\% \quad 公式（29）$$

意义：评价心力衰竭患者救治效果。

指标九、心力衰竭患者出院30天随访率（CVD-HF-09）

定义：单位时间内，出院30天随访的心力衰竭患者数，占同期出院的心力衰竭患者总数的比例。

计算公式：

$$心力衰竭患者出院30天随访率=\frac{出院30天随访的心力衰竭患者数}{同期出院的心力衰竭患者总数}\times100\% \quad 公式（30）$$

意义：评价医院对患者出院后的管理情况。

说明：随访方式包括但不限于电话随访、网络随访、门诊随访。

指标十、心力衰竭患者出院后30天内心力衰竭再入院率（CVD-HF-10）

定义：单位时间内，出院后30天内因心力衰竭再入院的心力衰竭患者数，占同期出院的心力衰竭患者总数的比例。

计算公式：

$$心力衰竭患者出院后30天内心力衰竭再入院率=\frac{出院后30天内因心力衰竭再入院的心力衰竭患者数}{同期出院的心力衰竭患者总数}\times100\% \quad 公式（31）$$

意义：评价医院对心力衰竭患者出院后的管理情况。

指标十一、心力衰竭患者出院后30天死亡率（CVD-HF-11）

定义：单位时间内，出院后30天内死亡的心力衰竭患者数，占同期出院的心力衰竭患者总数的比例。

计算公式：

$$心力衰竭患者出院后30天死亡率=\frac{出院后30天内死亡的心力衰竭患者数}{同期出院的心力衰竭患者总数}\times100\% \quad 公式（32）$$

意义：评价医院对心力衰竭患者出院后的管理情况。

四、高血压

指标一、动态血压监测率（CVD-HT-01）

定义：单位时间内，住院期间接受动态血压监测的高血压患者数，占同期高血压住院患者总数的比例。

计算公式：

$$动态血压监测率=\frac{住院期间接受动态血压监测的高血压患者数}{同期高血压住院患者总数}\times100\% \quad 公式（33）$$

意义：评价医院对高血压患者规范评估情况。

说明：动态血压监测是指通过自动血压测量仪器监测血压水平。

指标二、心血管风险评估率（CVD-HT-02）

定义：单位时间内，住院期间接受心血管风险评估的高血压患者数，占同期高血压住院患者总数的比例。

计算公式：

$$心血管风险评估率=\frac{住院期间接受心血管风险评估的高血压患者数}{同期高血压住院患者总数}\times100\% \quad 公式（34）$$

意义：评价医院对高血压患者规范评估情况。

说明：心血管风险评估是指完成了心脏、肾脏、血管、眼底四项检查中的两项及以上。

指标三、原发性醛固酮增多症肾素醛固酮检测规范率（CVD-PA-03）

定义：单位时间内，住院期间接受规范检测肾素醛固酮的原发性醛固酮增多症患者数，占同期原发性醛固酮增多症住院患者总数的比例。

计算公式：

$$原发性醛固酮增多症肾素醛固酮检测规范率=\frac{住院期间接受规范检测肾素醛固酮的原发性醛固酮增多症患者数}{同期原发性醛固酮增多症住院患者总数}\times100\% \quad 公式（35）$$

意义：评价医院对原发性醛固酮增多症诊治的规范性。

说明：规范检测肾素醛固酮，即停用影响肾素醛固酮检测药物至少2周（利尿剂及甘草提炼物至少4周）后进行监测，停药期间可使用α受体阻滞剂及非二氢吡啶类钙拮抗剂控制血压。

指标四、原发性醛固酮增多症确诊试验开展率（CVD-PA-04）

定义：单位时间内，住院期间接受确诊试验检查的原发性醛固酮增多症患者数，占同期原发性醛固酮增多症住院患者总数的比例。

计算公式：

$$原发性醛固酮增多症确诊试验开展率=\frac{住院期间接受确诊试验检查的原发性醛固酮增多症患者数}{同期原发性醛固酮增多症住院患者总数}\times100\% \quad 公式（36）$$

意义：评价医院对原发性醛固酮增多症诊治的规范性。

说明：确诊试验包括卡托普利试验、生理盐水输注试验、口服高钠饮食、氟氢可的松试验。

五、冠状动脉旁路移植术

指标一、单纯冠状动脉旁路移植术住院死亡率（CVD-CABG-01）

定义：单位时间内，行单纯冠状动脉旁路移植术住院期间死亡的患者数，占同期行单纯冠状动脉旁路移植术的患者总数的比例。

计算公式：

$$\text{单纯冠状动脉旁路移植术住院死亡率}=\frac{\text{行单纯冠状动脉旁路移植术住院期间死亡的患者数}}{\text{同期行单纯冠状动脉旁路移植术的患者总数}}\times 100\% \qquad \text{公式（37）}$$

意义：评价手术诊疗质量情况。

指标二、单纯冠状动脉旁路移植术后机械通气时间大于等于24小时发生率（CVD-CABG-02）

定义：单位时间内，行单纯冠状动脉旁路移植术后连续机械通气时间大于等于24小时的患者数，占同期行单纯冠状动脉旁路移植术的患者总数的比例。

计算公式：

$$\text{单纯冠状动脉旁路移植术后机械通气时间大于等于24小时发生率}=\frac{\text{行单纯冠状动脉旁路移植术后连续机械通气时间大于等于24小时的患者数}}{\text{同期行单纯冠状动脉旁路移植术的患者总数}}\times 100\% \qquad \text{公式（38）}$$

意义：评价手术诊疗质量情况。

说明：拔管后再次机械通气时间不计算在内。

指标三、单纯冠状动脉旁路移植术后胸骨深部感染发生率（CVD-CABG-03）

定义：单位时间内，行单纯冠状动脉旁路移植术后发生胸骨深部感染的患者数，占同期行单纯冠状动脉旁路移植术的患者总数的比例。

计算公式：

$$\text{单纯冠状动脉旁路移植术后胸骨深部感染发生率}=\frac{\text{行单纯冠状动脉旁路移植术后发生胸骨深部感染的患者数}}{\text{同期行单纯冠状动脉旁路移植术的患者总数}}\times 100\% \qquad \text{公式（39）}$$

意义：评价手术诊疗质量情况。

说明：胸骨深部感染包括肌肉、骨骼和纵隔的感染。

指标四、单纯冠状动脉旁路移植术后脑卒中发生率（CVD-CABG-04）

定义：单位时间内，行单纯冠状动脉旁路移植术后发生脑卒中的患者数，占同期行单纯冠状动脉旁路移植术的患者总数的比例。

计算公式：

$$\text{单纯冠状动脉旁路移植术后脑卒中发生率}=\frac{\text{行单纯冠状动脉旁路移植术后发生脑卒中的患者数}}{\text{同期行单纯冠状动脉旁路移植术的患者总数}}\times 100\% \qquad \text{公式（40）}$$

意义：评价手术诊疗质量情况。

指标五、单纯冠状动脉旁路移植术非计划二次手术率（CVD-CABG-05）

定义：单位时间内，行单纯冠状动脉旁路移植术后非计划二次手术的患者数，占同期行单纯冠状动脉旁路移植术的患者总数的比例。

计算公式：

$$\text{单纯冠状动脉旁路移植术非计划二次手术率}=\frac{\text{行单纯冠状动脉旁路移植术后非计划二次手术的患者数}}{\text{同期行单纯冠状动脉旁路移植术的患者总数}}\times 100\% \quad \text{公式（41）}$$

指标六、单纯冠状动脉旁路移植术后急性肾衰竭发生率（CVD-CABG-06）

定义：单位时间内，行单纯冠状动脉旁路移植术后发生急性肾衰竭的患者数，占同期行单纯冠状动脉旁路移植术的患者总数的比例。

计算公式：

$$\text{单纯冠状动脉旁路移植术后急性肾衰竭发生率}=\frac{\text{行单纯冠状动脉旁路移植术后发生急性肾衰竭的患者数}}{\text{同期行单纯冠状动脉旁路移植术的患者总数}}\times 100\% \quad \text{公式（42）}$$

意义：评价手术诊疗质量情况。

说明：术后急性肾衰竭是指术后最高血清肌酐值是术前基线值的3.0倍，或血肌酐值增至≥353.6 μmol/l（≥4.0mg/dl），或开始肾脏替代治疗（下同）。

指标七、单纯冠状动脉旁路移植术前24小时β受体阻滞剂使用率（CVD-CABG-07）

定义：单位时间内，行单纯冠状动脉旁路移植术前24小时内使用β受体阻滞剂的患者数，占同期行单纯冠状动脉旁路移植术的患者总数的比例。

计算公式：

$$\text{单纯冠状动脉旁路移植术前24小时}\beta\text{受体阻滞剂使用率}=\frac{\text{行单纯冠状动脉旁路移植术前24小时内使用}\beta\text{受体阻滞剂的患者数}}{\text{同期行单纯冠状动脉旁路移植术的患者总数}}\times 100\% \quad \text{公式（43）}$$

意义：评价单纯冠状动脉旁路移植术二级预防情况。

指标八、单纯冠状动脉旁路移植术围手术期输血率（CVD-CABG-08）

定义：单位时间内，行单纯冠状动脉旁路移植术围手术期输血的患者数，占同期行单纯冠状动脉旁路移植术的患者总数的比例。

计算公式：

$$\text{单纯冠状动脉旁路移植术围手术期输血率}=\frac{\text{行单纯冠状动脉旁路移植术围手术期输血的患者数}}{\text{同期行单纯冠状动脉旁路移植术的患者总数}}\times 100\% \quad \text{公式（44）}$$

意义：评价围手术期血制品使用情况。

说明：围手术期指术中及术后住院的全部过程；血制品指异体全血、红细胞、血小板、新鲜冰冻血浆和冷沉淀。

指标九、单纯冠状动脉旁路移植术中乳内动脉血管桥使用率（CVD-CABG-09）

定义：单位时间内，行单纯冠状动脉旁路移植术中使用乳内动脉血管桥的患者数，占同期行单纯冠状动脉旁路移植术的患者总数的比例。

计算公式：

$$\text{单纯冠状动脉旁路移植术中乳内动脉血管桥使用率}=\frac{\text{行单纯冠状动脉旁路移植术中使用乳内动脉血管桥的患者数}}{\text{同期行单纯冠状动脉旁路移植术的患者总数}}\times 100\% \quad \text{公式（45）}$$

意义：评价手术血管桥选择的规范性。

说明：乳内动脉血管桥包括左侧原位乳内动脉血管桥、右侧原位乳内动脉血管桥以及游离乳内动脉血管桥。

指标十、单纯冠状动脉旁路移植术后24小时内阿司匹林使用率（CVD-CABG-10）

定义：单位时间内，行单纯冠状动脉旁路移植术后24小时内使用阿司匹林的患者数，占同期行单纯冠状动脉旁路移植术的患者总数的比例。

计算公式：

$$\text{单纯冠状动脉旁路移植术后24小时内阿司匹林使用率}=\frac{\text{行单纯冠状动脉旁路移植术后24小时内使用阿司匹林的患者数}}{\text{同期行单纯冠状动脉旁路移植术的患者总数}}\times 100\% \quad \text{公式（46）}$$

意义：评价单纯冠状动脉旁路移植术二级预防情况。

指标十一、单纯冠状动脉旁路移植术出院他汀类药物使用率（CVD-CABG-11）

定义：单位时间内，行单纯冠状动脉旁路移植术出院使用他汀类药物的患者数，占同期行单纯冠状动脉旁路移植术的患者总数的比例。

计算公式：

$$\text{单纯冠状动脉旁路移植术出院他汀类药物使用率}=\frac{\text{行单纯冠状动脉旁路移植术出院使用他汀类药物的患者数}}{\text{同期行单纯冠状动脉旁路移植术的患者总数}}\times 100\% \quad \text{公式（47）}$$

意义：评价单纯冠状动脉旁路移植术二级预防情况。

指标十二、单纯冠状动脉旁路移植术出院阿司匹林使用率（CVD-CABG-12）

定义：单位时间内，行单纯冠状动脉旁路移植术出院使用阿司匹林的患者数，占同期行单纯冠状动脉旁路移植术的患者总数的比例。

计算公式：

$$\text{单纯冠状动脉旁路移植术出院阿司匹林使用率}=\frac{\text{行单纯冠状动脉旁路移植术出院使用阿司匹林的患者数}}{\text{同期行单纯冠状动脉旁路移植术的患者总数}}\times 100\% \quad \text{公式（48）}$$

意义：评价单纯冠状动脉旁路移植术二级预防情况。

指标十三、单纯冠状动脉旁路移植术出院β受体阻滞剂使用率（CVD-CABG-13）

定义：单位时间内，行单纯冠状动脉旁路移植术出院使用β受体阻滞剂的患者数，占同期行单纯冠状动脉旁路移植术的患者总数的比例。

计算公式：

$$\text{单纯冠状动脉旁路移植术出院}\beta\text{受体阻滞剂使用率}=\frac{\text{行单纯冠状动脉旁路移植术出院使用}\beta\text{受体阻滞剂的患者数}}{\text{同期行单纯冠状动脉旁路移植术的患者总数}}\times100\% \quad \text{公式（49）}$$

意义：评价单纯冠状动脉旁路移植术二级预防情况。

六、二尖瓣手术

指标一、二尖瓣手术住院死亡率（CVD-MVS-01）

定义：单位时间内，行二尖瓣手术住院期间死亡的患者数，占同期行二尖瓣手术的患者总数的比例。

计算公式：

$$\text{二尖瓣手术住院死亡率}=\frac{\text{行二尖瓣手术住院期间死亡的患者数}}{\text{同期行二尖瓣手术的患者总数}}\times100\% \quad \text{公式（50）}$$

意义：评价手术诊疗质量情况。

指标二、二尖瓣手术后机械通气时间大于等于24小时发生率（CVD-MVS-02）

定义：单位时间内，行二尖瓣手术后连续机械通气时间大于等于24小时的患者数，占同期行二尖瓣手术的患者总数的比例。

计算公式：

$$\text{二尖瓣手术后机械通气时间大于等于24小时发生率}=\frac{\text{行二尖瓣手术后连续通机械通气时间大于等于24小时的患者数}}{\text{同期行二尖瓣手术的患者总数}}\times100\% \quad \text{公式（51）}$$

意义：评价手术诊疗质量情况。

说明：拔管后再次机械通气时间不计算在内。

指标三、二尖瓣手术后胸骨深部感染发生率（CVD-MVS-03）

定义：单位时间内，行二尖瓣手术后发生胸骨深部感染的患者数，占同期行二尖瓣手术的患者总数的比例。

计算公式：

$$\text{二尖瓣手术后胸骨深部感染发生率}=\frac{\text{行二尖瓣手术后发生胸骨深部感染的患者数}}{\text{同期行二尖瓣手术的患者总数}}\times100\% \quad \text{公式（52）}$$

意义：评价手术诊疗质量情况。

说明：胸骨深部感染包括肌肉、骨骼和纵隔的感染。

指标四、二尖瓣手术后脑卒中发生率（CVD-MVS-04）

定义：单位时间内，行二尖瓣手术后发生脑卒中的患者数，占同期行二尖瓣手术的患者总数的比例。

计算公式：

$$\text{二尖瓣手术后脑卒中发生率}=\frac{\text{行二尖瓣手术后发生脑卒中的患者数}}{\text{同期行二尖瓣手术的患者总数}}\times 100\%$$

公式（53）

指标五、二尖瓣手术非计划二次手术率（CVD-MVS-05）

定义：单位时间内，行二尖瓣手术后非计划二次手术的患者数，占同期行二尖瓣手术的患者总数的比例。

计算公式：

$$\text{二尖瓣手术非计划二次手术率}=\frac{\text{行二尖瓣手术后非计划二次手术的患者数}}{\text{同期行二尖瓣手术的患者总数}}\times 100\%$$

公式（54）

意义：评价手术诊疗质量情况。

指标六、二尖瓣手术后急性肾衰竭发生率（CVD-MVS-06）

定义：单位时间内，行二尖瓣手术后发生急性肾衰竭的患者数，占同期行二尖瓣手术的患者总数的比例。

计算公式：

$$\text{二尖瓣手术后急性肾衰竭发生率}=\frac{\text{行二尖瓣手术后发生急性肾衰竭的患者数}}{\text{同期行二尖瓣手术的患者总数}}\times 100\%$$

公式（55）

意义：评价手术诊疗质量情况。

指标七、因退行性病变导致二尖瓣关闭不全的患者二尖瓣修复术治疗率（CVD-MVS-07）

定义：单位时间内，因退行性病变导致二尖瓣关闭不全行二尖瓣修复术的患者数，占同期因退行性病变导致二尖瓣关闭不全行二尖瓣手术的患者总数的比例。

计算公式：

$$\text{因退行性病变导致二尖瓣关闭不全的患者二尖瓣修复术治疗率}=\frac{\text{因退行性病变导致二尖瓣关闭不全行二尖瓣修复术的患者数}}{\text{同期因退行性病变导致二尖瓣关闭不全行二尖瓣手术的患者总数}}\times 100\%$$

公式（56）

意义：评价手术方法选择的规范性。

说明：排除接受过心脏或胸外科手术或前纵隔放射性治疗的患者。

指标八、二尖瓣手术出院抗凝药物使用率（CVD-MVS-08）

定义：单位时间内，行二尖瓣手术出院使用抗凝药物的患者数，占同期行二尖瓣手术的患者总数的比例。

计算公式：

$$\text{二尖瓣手术出院抗凝药物使用率}=\frac{\text{行二尖瓣手术出院使用抗凝药物的患者数}}{\text{同期行二尖瓣手术的患者总数}}\times100\% \qquad \text{公式（57）}$$

意义：评价二尖瓣手术二级预防情况。

指标九、二尖瓣手术术中经食管超声使用率（CVD-MVS-09）

定义：单位时间内，二尖瓣手术术中使用经食管超声的患者数，占同期行二尖瓣手术的患者总数的比例。

计算公式：

$$\text{二尖瓣手术术中经食管超声使用率}=\frac{\text{二尖瓣手术术中使用经食管超声的患者数}}{\text{同期行二尖瓣手术的患者总数}}\times100\% \qquad \text{公式（58）}$$

意义：评价手术过程规范性。

七、主动脉瓣手术

指标一、主动脉瓣手术住院死亡率（CVD-AVS-01）

定义：单位时间内，行主动脉瓣手术住院期间死亡的患者数，占同期行主动脉瓣手术的患者总数的比例。

计算公式：

$$\text{主动脉瓣手术住院死亡率}=\frac{\text{行主动脉瓣手术住院期间死亡的患者数}}{\text{同期行主动脉瓣手术的患者总数}}\times100\% \qquad \text{公式（59）}$$

意义：评价手术诊疗质量情况。

指标二、主动脉瓣手术后机械通气时间大于等于24小时发生率（CVD-AVS-02）

定义：单位时间内，行主动脉瓣手术后连续机械通气时间大于等于24小时的患者数，占同期行主动脉瓣手术的患者总数的比例。

计算公式：

$$\text{主动脉瓣手术后机械通气时间大于等于24小时发生率}=\frac{\text{行主动脉瓣手术后连续通机械通气时间大于等于24小时的患者数}}{\text{同期行主动脉瓣手术的患者总数}}\times100\% \qquad \text{公式（60）}$$

意义：评价手术诊疗质量情况。

说明：拔管后再次机械通气时间不计算在内。

指标三、主动脉瓣手术后胸骨深部感染发生率（CVD-AVS-03）

定义：单位时间内，行主动脉瓣手术后发生胸骨深部感染的患者数，占同期行主动脉瓣手术的患者总数的比例。

计算公式：

$$\text{主动脉瓣手术后胸骨深部感染发生率}=\frac{\text{行主动脉瓣手术后发生胸骨深部感染的患者例数}}{\text{同期行主动脉瓣手术的患者总数}}\times 100\% \qquad \text{公式（61）}$$

意义：评价手术诊疗质量情况。

说明：胸骨深部感染包括肌肉、骨骼和纵隔的感染。

指标四、主动脉瓣手术后脑卒中发生率（CVD-AVS-04）

定义：单位时间内，行主动脉瓣手术后发生脑卒中的患者数，占同期行主动脉瓣手术的患者总数的比例。

计算公式：

$$\text{主动脉瓣手术后脑卒中发生率}=\frac{\text{行主动脉瓣手术后发生脑卒中的患者数}}{\text{同期行主动脉瓣手术的患者总数}}\times 100\% \qquad \text{公式（62）}$$

意义：评价手术诊疗质量情况。

指标五、主动脉瓣手术非计划二次手术率（CVD-AVS-05）

定义：单位时间内，行主动脉瓣手术后非计划二次手术的患者数，占同期行主动脉瓣手术的患者总数的比例。

计算公式：

$$\text{主动脉瓣手术非计划二次手术率}=\frac{\text{行主动脉瓣手术后非计划二次手术的患者数}}{\text{同期行主动脉瓣手术的患者总数}}\times 100\% \qquad \text{公式（63）}$$

意义：评价手术诊疗质量情况。

指标六、主动脉瓣手术后急性肾衰竭发生率（CVD-AVS-06）

定义：单位时间内，行主动脉瓣手术后发生急性肾衰竭的患者数，占同期行主动脉瓣手术的患者总数的比例。

计算公式：

$$\text{主动脉瓣手术后急性肾衰竭发生率}=\frac{\text{行主动脉瓣手术后发生急性肾衰竭的患者例数}}{\text{同期行主动脉瓣手术的患者总数}}\times 100\% \qquad \text{公式（64）}$$

意义：评价手术诊疗质量情况。

指标七、主动脉瓣手术出院抗凝药物使用率（CVD-AVS-07）

定义：单位时间内，行主动脉瓣手术出院使用抗凝药物的患者数，占同期行主动脉瓣手术的患者总数的比例。

计算公式：

$$\frac{\text{主动脉瓣手术}}{\text{出院抗凝药物使用率}}=\frac{\text{行主动脉瓣手术出院使用抗凝药物的患者数}}{\text{同期行主动脉瓣手术的患者总数}}\times 100\% \quad \text{公式（65）}$$

意义：评价主动脉瓣手术二级预防情况。

指标八、主动脉瓣手术术中经食管超声使用率（CVD-AVS-08）

定义：单位时间内，主动脉瓣手术术中使用经食管超声的患者数，占同期行主动脉瓣手术的患者总数的比例。

计算公式：

$$\frac{\text{主动脉瓣手术术中}}{\text{经食管超声使用率}}=\frac{\text{主动脉瓣手术术中使用经食管超声的患者数}}{\text{同期行主动脉瓣手术的患者总数}}\times 100\% \quad \text{公式（66）}$$

意义：评价手术过程规范性。

指标九、主动脉瓣置换术人工瓣有效瓣膜面积指数大于0.85cm^2/m^{2}发生率（CVD-AVS-09）

定义：单位时间内，主动脉瓣置换术中人工主动脉瓣有效瓣膜面积指数大于0.85cm^2/m^{2}的患者数，占同期行主动脉瓣置换术的患者总数的比例。

计算公式：

$$\text{主动脉瓣置换术人工瓣有效瓣膜面积指数大于}0.85\text{cm}^2/\text{m}^2\text{发生率}=\frac{\text{主动脉瓣置换术中人工主动脉瓣有效瓣膜面积指数大于}0.85\text{cm}^2/\text{m}^2\text{的患者数}}{\text{同期行主动脉瓣置换术的患者总数}}\times 100\% \quad \text{公式（67）}$$

意义：评价人工瓣膜大小选择的规范性。

说明：主动脉瓣有效瓣膜面积指数＝人工瓣膜有效瓣口面积（cm^2）/患者体表面积（m^2）。

八、主动脉腔内修复术

指标一、主动脉腔内修复术住院死亡率（CVD-EAR-01）

定义：单位时间内，行主动脉腔内修复术住院期间死亡的患者数，占同期行主动脉腔内修复术的患者总数的比例。

计算公式：

$$\frac{\text{主动脉腔内修复术}}{\text{住院死亡率}}=\frac{\text{行主动脉腔内修复术住院期间死亡的患者数}}{\text{同期行主动脉腔内修复术的患者总数}}\times 100\% \quad \text{公式（68）}$$

意义：评价手术诊疗质量情况。

指标二、主动脉腔内修复术后机械通气时间大于等于24小时发生率（CVD-EAR-02）

定义：单位时间内，行主动脉腔内修复术后连续机械通气时间大于等于24小时的患者数，占同期行主动脉腔内修复术的患者总数的比例。

计算公式：

$$\text{主动脉腔内修复术后机械通气时间大于等于24小时发生率}=\frac{\text{行主动脉腔内修复术后连续机械通气时间大于等于24小时的患者数}}{\text{同期行主动脉腔内修复术的患者总数}}\times 100\% \quad \text{公式（69）}$$

意义：评价手术诊疗质量情况。

说明：拔管后再次机械通气时间不计算在内。

指标三、主动脉腔内修复术非计划二次手术率（CVD-EAR-03）

定义：单位时间内，行主动脉腔内修复术后非计划二次手术的患者数，占同期行主动脉腔内修复术的患者总数的比例。

计算公式：

$$\text{主动脉腔内修复术非计划二次手术率}=\frac{\text{行主动脉腔内修复术后非计划二次手术的患者数}}{\text{同期行主动脉腔内修复术的患者总数}}\times 100\% \quad \text{公式（70）}$$

意义：评价手术诊疗质量情况。

说明：非计划二次手术包括主动脉和入路血管的再次手术，手术方式包括开放和腔内手术，均为同一次住院期间或术后30天内发生。

指标四、主动脉腔内修复术后内漏发生率（CVD-EAR-04）

定义：单位时间内，行主动脉腔内修复术后住院期间检查发现内漏的患者数，占同期行主动脉腔内修复术的患者总数的比例。

计算公式：

$$\text{主动脉腔内修复术后内漏发生率}=\frac{\text{行主动脉腔内修复术后住院期间检查发现内漏的患者数}}{\text{同期行主动脉腔内修复术的患者总数}}\times 100\% \quad \text{公式（71）}$$

意义：评价手术诊疗质量情况。

说明：内漏的评价以住院期间最后一次主动脉CTA/DSA检查为准。

指标五、主动脉腔内修复术后脑卒中发生率（CVD-EAR-05）

定义：单位时间内，行主动脉腔内修复术后发生脑卒中的患者数，占同期行主动脉腔内修复术的患者总数的比例。

计算公式：

$$\text{主动脉腔内修复术后脑卒中发生率}=\frac{\text{行主动脉腔内修复术后发生脑卒中的患者数}}{\text{同期行主动脉腔内修复术的患者总数}}\times 100\% \quad \text{公式（72）}$$

意义：评价手术诊疗质量情况。

指标六、主动脉腔内修复术后急性肾衰竭发生率（CVD-EAR-6）

定义：单位时间内，行主动脉腔内修复术后发生急性肾衰竭的患者数，占同期行主动脉腔内修复术的患者总数的比例。

计算公式：

$$\text{主动脉腔内修复术后急性肾衰竭发生率}=\frac{\text{行主动脉腔内修复术后发生急性肾衰竭的患者数}}{\text{同期行主动脉腔内修复术的患者总数}}\times 100\%\qquad\text{公式（73）}$$

意义：评价手术诊疗质量情况。

指标七、主动脉腔内修复术后脊髓损伤发生率（CVD-EAR-7）

定义：单位时间内，行主动脉腔内修复术后发生脊髓损伤的患者数，占同期行主动脉腔内修复术的患者总数的比例。

计算公式：

$$\text{主动脉腔内修复术后脊髓损伤发生率}=\frac{\text{行主动脉腔内修复术后发生脊髓损伤的患者数}}{\text{同期行主动脉腔内修复术的患者总数}}\times 100\%\qquad\text{公式（74）}$$

意义：评价手术诊疗质量情况。

说明：脊髓损伤表现的下肢肌力0～4级，且较术前降低。

指标八、主动脉腔内修复术后心肌梗死发生率（CVD-EAR-08）

定义：单位时间内，行主动脉腔内修复术后发生心肌梗死的患者数，占同期行主动脉腔内修复术的患者总数的比例。

计算公式：

$$\text{主动脉腔内修复术后心肌梗死发生率}=\frac{\text{行主动脉腔内修复术后发生心肌梗死的患者数}}{\text{同期行主动脉腔内修复术的患者总数}}\times 100\%\qquad\text{公式（75）}$$

意义：评价手术诊疗质量情况。

指标九、主动脉腔内修复术30天内CTA复查率（CVD-EAR-09）

定义：单位时间内，行主动脉腔内修复术30天内进行CTA复查的患者数，占同期行主动脉腔内修复术的患者总数的比例。

计算公式：

$$\text{主动脉腔内修复术30天内CTA复查率}=\frac{\text{行主动脉腔内修复术30天内进行CTA复查的患者数}}{\text{同期行主动脉腔内修复术的患者总数}}\times 100\%\qquad\text{公式（76）}$$

意义：评价手术随访规范性和及时性。

指标十、主动脉腔内修复术后30天随访率（CVD-EAR-10）

定义：单位时间内，行主动脉腔内修复术后30天进行随访的患者数，占同期行主动脉腔内修复术的患者总数的比例。

计算公式：

$$\text{主动脉腔内修复术后30天随访率}=\frac{\text{行主动脉腔内修复术后30天进行随访的患者数}}{\text{同期行主动脉腔内修复术的患者总数}}\times 100\% \qquad \text{公式（77）}$$

意义：评价手术随访规范性和及时性。

说明：术后30天随访包括但不限于门诊随访、电话随访及CTA随访；随访时间窗为术后（30±7）天。

指标十一、主动脉腔内修复术前β受体阻滞剂使用率（CVD-EAR-11）

定义：单位时间内，行主动脉腔内修复术前使用β受体阻滞剂的患者数，占同期行主动脉腔内修复术的患者总数的比例。

计算公式：

$$\text{主动脉腔内修复术前β受体阻滞剂使用率}=\frac{\text{行主动脉腔内修复术前使用β受体阻滞剂的患者数}}{\text{同期行主动脉腔内修复术的患者总数}}\times 100\% \qquad \text{公式（78）}$$

意义：评价主动脉腔内修复术临床用药情况。

指标十二、主动脉腔内修复术前他汀类药物使用率（CVD-EAR-12）

定义：单位时间内，行主动脉腔内修复术前使用他汀类药物的患者数，占同期行主动脉腔内修复术的患者总数的比例。

计算公式：

$$\text{主动脉腔内修复术前他汀类药物使用率}=\frac{\text{行主动脉腔内修复术前使用他汀类药物的患者数}}{\text{同期行主动脉腔内修复术的患者总数}}\times 100\% \qquad \text{公式（79）}$$

意义：评价主动脉腔内修复术临床用药情况。

九、先心病介入治疗技术

指标一、先心病介入治疗成功率（CVD-CHD-01）

定义：单位时间内，行先心病介入治疗成功的患者数，占同期行先心病介入治疗的患者总数的比例。

计算公式：

$$\text{先心病介入治疗成功率}=\frac{\text{行先心病介入治疗成功的患者数}}{\text{同期行先心病介入治疗的患者总数}}\times 100\% \qquad \text{公式（80）}$$

意义：评价手术诊疗质量情况。

说明：1．先心病包括房间隔缺损（ASD）、室间隔缺损（VSD）、动脉导管未闭（PDA）及肺动脉瓣狭窄（PS）（下同）。

2．治疗成功指通过介入手段治疗先心病后，达到治愈原先天性畸形或明显改善其血流动力学，且未发生严重并发症者。

指标二、先心病介入治疗后严重房室传导阻滞发生率（CVD-CHD-02）

定义：单位时间内，行ASD/VSD介入治疗术中或术后发生严重房室传导阻滞的患者数，占同期行ASD/VSD介入治疗的患者总数的比例。

计算公式：

$$\text{先心病介入治疗后严重房室传导阻滞发生率}=\frac{\text{行ASD/VSD介入治疗术中或术后发生严重房室传导阻滞的患者数}}{\text{同期行ASD/VSD介入治疗的患者总数}}\times100\% \qquad \text{公式（81）}$$

意义：评价手术诊疗质量情况。

说明：1．本指标适用于所有尝试行介入治疗的ASD/VSD患者。

2．严重房室传导阻滞指二度Ⅱ型、高度和三度房室传导阻滞。

指标三、先心病介入治疗封堵器移位或脱落发生率（CVD-CHD-03）

定义：单位时间内，行先心病介入治疗发生封堵器移位或脱落的患者数，占同期行先心病介入治疗的患者总数的比例。

计算公式：

$$\text{先心病介入治疗封堵器移位或脱落发生率}=\frac{\text{行先心病介入治疗发生封堵器移位或脱落的患者数}}{\text{同期行先心病介入治疗的患者总数}}\times100\% \qquad \text{公式（82）}$$

意义：评价手术诊疗质量情况。

说明：1．本指标适用于所有尝试行介入治疗的ASD、VSD及PDA患者。

2．封堵器移位或脱落指ASD、VSD及PDA介入治疗术中或术后经影像学检查证实封堵器位置发生异常。包括封堵器偏移造成残余分流，封堵器偏移导致房室瓣或半月瓣反流、右室流出道狭窄，封堵器脱入左右心房、左右心室、肺动脉、主动脉及其分支。

指标四、先心病介入治疗溶血发生率（CVD-CHD-04）

定义：单位时间内，行先心病介入治疗发生溶血的患者数，占同期行先心病介入治疗的患者总数的比例。

计算公式：

$$\text{先心病介入治疗溶血发生率}=\frac{\text{行先心病介入治疗发生溶血的患者数}}{\text{同期行先心病介入治疗的患者总数}}\times100\% \qquad \text{公式（83）}$$

说明：1．本指标适用于所有尝试行介入治疗的ASD、VSD及PDA患者。

2．溶血指血浆游离血红蛋白≥40mg/L。

指标五、先心病介入治疗心脏压塞发生率（CVD-CHD-05）

定义：单位时间内，行先心病介入治疗发生心脏压塞的患者数，占同期行先心病介入治疗的患者总数的比例。

计算公式：

$$先心病介入治疗心脏压塞发生率=\frac{行先心病介入治疗发生心脏压塞的患者数}{同期行先心病介入治疗的患者总数}\times 100\% \quad 公式（84）$$

意义：评价手术诊疗质量情况。

指标六、先心病介入治疗输血率（CVD-CHD-06）

定义：单位时间内，行先心病介入治疗给予输血的患者数，占行先心病介入治疗的患者总数的比例。

计算公式：

$$先心病介入治疗输血率=\frac{行先心病介入治疗给予输血的患者数}{同期行先心病介入治疗的患者总数}\times 100\% \quad 公式（85）$$

意义：评价医院先心病介入治疗的整体医疗质量及手术诊疗质量情况。

说明：输血指先心病介入治疗术后由于各种原因输注红细胞、血浆及血小板。

指标七、先心病介入治疗非计划二次手术率（CVD-CHD-07）

定义：单位时间内，行先心病介入治疗后非计划二次手术的患者数，占同期行先心病介入治疗的患者总数的比例。

计算公式：

$$先心病介入治疗非计划二次手术率=\frac{行先心病介入治疗后非计划二次手术的患者数}{同期行先心病介入治疗的患者总数}\times 100\% \quad 公式（86）$$

意义：评价手术诊疗质量情况。

指标八、先心病介入治疗住院死亡率（CVD-CHD-08）

定义：单位时间内，行先心病介入治疗住院期间死亡的患者数，占同期行先心病介入治疗的患者总数的比例。

计算公式：

$$先心病介入治疗住院死亡率=\frac{行先心病介入治疗住院期间死亡的患者数}{同期行先心病介入治疗的患者总数}\times 100\% \quad 公式（87）$$

意义：评价手术诊疗质量情况。

十、冠心病介入治疗技术

指标一、冠脉介入治疗术后即刻冠状动脉造影成功率（CVD-PCI-01）

定义：单位时间内，冠脉介入治疗术后即刻冠状动脉造影成功的例数，占同期接受冠脉介入治疗的总例数的比例。

计算公式：

$$\text{冠脉介入治疗术后即刻冠状动脉造影成功率}=\frac{\text{冠脉介入治疗术后即刻冠状动脉造影成功的例数}}{\text{同期接受冠脉介入治疗的总例数}}\times 100\% \qquad \text{公式（88）}$$

意义：评价手术诊疗质量情况。

说明：冠状动脉造影成功是指支架术后病变残余狭窄<20%或单纯经皮冠状动脉腔内血管成形术（PTCA）后病变残余狭窄<50%，且冠状动脉血流心肌梗死溶栓（TIMI）分级3级。

指标二、冠脉介入治疗临床成功率（CVD-PCI-02）

定义：单位时间内，冠脉介入治疗临床成功的例数，占同期接受冠脉介入治疗的总例数的比例。

计算公式：

$$\text{冠脉介入治疗临床成功率}=\frac{\text{冠脉介入治疗临床成功的例数}}{\text{同期接受冠脉介入治疗的总例数}}\times 100\% \qquad \text{公式（89）}$$

意义：评价手术诊疗质量情况。

说明：冠脉介入治疗临床成功是指符合术后即刻冠状动脉造影成功标准，且24小时内无死亡。

指标三、冠脉介入治疗住院死亡率（CVD-PCI-03）

定义：单位时间内，本次接受冠脉介入治疗住院期间死亡的患者数，占同期接受冠脉介入治疗的患者总数的比例。

计算公式：

$$\text{冠脉介入治疗住院死亡率}=\frac{\text{本次接受冠脉介入治疗住院期间死亡的患者数}}{\text{同期接受冠脉介入治疗的患者总数}}\times 100\% \qquad \text{公式（90）}$$

意义：评价手术诊疗质量情况。

指标四、择期冠脉介入治疗住院死亡率（CVD-PCI-04）

定义：单位时间内，择期冠脉介入治疗本次住院期间死亡的患者数，占同期接受择期冠脉介入治疗的患者总数的比例。

计算公式：

$$\text{择期冠脉介入治疗住院死亡率}=\frac{\text{择期冠脉介入治疗本次住院期间死亡的患者数}}{\text{同期接受择期冠脉介入治疗的患者总数}}\times 100\% \qquad \text{公式（91）}$$

意义：评价手术诊疗质量情况。

说明：择期冠脉介入治疗是指除ST段抬高型心肌梗死（STEMI）患者接受的直接经皮冠状动脉介入治疗（PCI）及非ST段抬高型急性冠脉综合征（NSTE ACS）患者接受的急诊经皮冠状动脉介入治疗（PCI）以外的介入治疗。

指标五、冠脉介入治疗严重并发症发生率（CVD-PCI-05）

定义：单位时间内，接受冠脉介入治疗住院期间发生严重并发症的患者数，占同期接受冠脉介入治疗的患者总数的比例。

计算公式：

$$\text{冠脉介入治疗严重并发症发生率}=\frac{\text{接受冠脉介入治疗住院期间发生严重并发症的患者数}}{\text{同期接受冠脉介入治疗的患者总数}}\times 100\% \qquad \text{公式（92）}$$

意义：评价手术诊疗质量情况。

说明：严重并发症是指急性心肌梗死、急性或亚急性支架内血栓、心脏压塞、恶性心律失常、需要输血或危及生命的出血事件。

指标六、STEMI患者发病12小时内接受直接PCI率（CVD-PCI-06）

定义：STEMI患者发病12小时内接受直接PCI的患者数，占同期发病12小时内到院的STEMI患者总数的比例。

计算公式：

$$\text{STEMI患者发病12小时内接受直接PCI率}=\frac{\text{STEMI患者发病12小时内接受直接PCI的患者数}}{\text{同期发病12小时内到院的STEMI患者总数}}\times 100\% \qquad \text{公式（93）}$$

意义：评价STEMI救治及时性和规范性。

指标七、行直接PCI的STEMI患者到院至导丝通过靶血管（DTD）平均时间（CVD-PCI-07）

定义：STEMI患者行直接PCI的DTD时间总和与STEMI患者行直接PCI的总例数的比值。

计算公式：

$$\text{行直接PCI的STEMI患者DTD平均时间}=\frac{\text{STEMI患者行直接PCI的DTD时间总和}}{\text{STEMI患者行直接PCI的总例数}} \qquad \text{公式（94）}$$

意义：评价STEMI救治及时性。

指标八、接受PCI治疗的非ST段抬高型急性冠脉综合征（NSTE ACS）患者进行危险分层的比率（CVD-PCI-08）

定义：接受PCI治疗的NSTE ACS患者进行危险分层的患者数，占同期接受PCI治疗的NSTE ACS患者总数的比例。

计算公式：

$$\text{接受PCI治疗的NSTE ACS患者进行危险分层的比率}=\frac{\text{接受PCI治疗的NSTE ACS患者进行危险分层的患者数}}{\text{同期接受PCI治疗的NSTE ACS患者总数}}\times 100\% \qquad \text{公式（95）}$$

意义：评价NSTE ACS治疗规范性。

指标九、例次平均支架数（CVD-PCI-09）

定义：平均每例次手术中植入支架的个数。

计算公式：

$$\text{例次平均支架数}=\frac{\text{植入冠脉总支架数}}{\text{同期接受冠脉介入治疗的总病例数}} \quad \text{公式（96）}$$

意义：评价支架使用合理性。

指标十、冠脉介入治疗术前双重抗血小板药物使用率（CVD-PCI-10）

定义：单位时间内，冠脉介入治疗术前使用双重抗血小板药物的患者数，占同期接受冠脉介入治疗的患者总数的比例。

计算公式：

$$\text{冠脉介入治疗术前双重抗血小板药物使用率}=\frac{\text{冠脉介入治疗术前使用双重抗血小板药物的患者数}}{\text{同期接受冠脉介入治疗的患者总数}}\times 100\% \quad \text{公式（97）}$$

意义：评价冠脉介入治疗临床用药情况。

指标十一、冠脉介入治疗住院期间他汀类药物使用率（CVD-PCI-11）

定义：单位时间内，冠脉介入治疗住院期间使用他汀类药物的患者数，占同期接受冠脉介入治疗的患者总数的比例。

计算公式：

$$\text{冠脉介入治疗住院期间他汀类药物使用率}=\frac{\text{冠脉介入治疗住院期间使用他汀类药物的患者数}}{\text{同期接受冠脉介入治疗的患者总数}}\times 100\% \quad \text{公式（98）}$$

意义：评价冠脉介入治疗临床用药情况。

十一、心律失常介入治疗技术

指标一、心脏植入型电子器械（CIED）植入术住院死亡率（CVD-CIED-01）

定义：单位时间内，行CIED植入术住院期间死亡的患者数，占同期行CIED植入术的患者总数的比例。

计算公式：

$$\text{CIED植入术住院死亡率}=\frac{\text{行CIED植入术住院期间死亡的患者数}}{\text{同期行CIED植入术的患者总数}}\times 100\% \quad \text{公式（99）}$$

意义：评价手术诊疗质量情况。

说明：CIED包括心脏永久起搏器（PM）、植入型心律转复除颤器（ICD）、心脏再同步化治疗（CRTP）、心脏再同步化治疗除颤器（CRTD），CIED植入术包括CIED新植入、CIED更换以及CIED升级手术。

指标二、CIED植入术心脏压塞发生率（CVD-CIED-02）

定义：单位时间内，行CIED植入术发生心脏压塞的患者数，占同期行CIED植入术的患者总数的比例。

计算公式：

$$\text{CIED植入术心脏压塞发生率}=\frac{\text{行CIED植入术发生心脏压塞的患者数}}{\text{同期行CIED植入术的患者总数}}\times 100\%$$ 公式（100）

意义：评价手术诊疗质量情况。

指标三、CIED植入术导线脱位发生率（CVD-CIED-03）

定义：单位时间内，行CIED植入术发生导线脱位的患者数，占同期行CIED植入术的患者总数的比例。

计算公式：

$$\text{CIED植入术导线脱位发生率}=\frac{\text{行CIED植入术发生导线脱位的患者数}}{\text{同期行CIED植入术的患者总数}}\times 100\%$$ 公式（101）

意义：评价手术诊疗质量情况。

说明：导线脱位指CIED植入术后住院期间发生导线脱位并且需行电极导线调整术。导线脱位可以通过心电图、胸片和起搏器程控检查等明确诊断。

指标四、阵发性室上性心动过速（PSVT）导管消融治疗成功率（CVD-CAIT-04）

定义：单位时间内，行PSVT导管消融治疗成功的患者数，占同期行PSVT导管消融治疗的患者总数的比例。

计算公式：

$$\text{PSVT导管消融治疗成功率}=\frac{\text{行PSVT导管消融治疗成功的患者数}}{\text{同期行PSVT导管消融治疗的患者总数}}\times 100\%$$ 公式（102）

意义：评价手术诊疗质量情况。

指标五、导管消融治疗后严重房室传导阻滞发生率（CVD-CAIT-05）

定义：单位时间内，行导管消融治疗术中或术后发生严重房室传导阻滞的患者数，占同期行导管消融治疗的患者总数的比例。

计算公式：

$$\text{导管消融治疗后严重房室传导阻滞发生率}=\frac{\text{行导管消融治疗术中或术后发生严重房室传导阻滞的患者数}}{\text{同期行导管消融治疗的患者总数}}\times 100\%$$ 公式（103）

意义：评价手术诊疗质量情况。

说明：严重房室传导阻滞指二度Ⅱ型、高度和三度房室传导阻滞。

指标六、导管消融治疗心脏压塞发生率（CVD-CAIT-06）

定义：单位时间内，行导管消融治疗发生心脏压塞的患者数，占同期行导管消融治疗的患者总数的比例。

计算公式：

$$\text{导管消融治疗心脏压塞发生率}=\frac{\text{行导管消融治疗发生心脏压塞的患者数}}{\text{同期行导管消融治疗的患者总数}}\times 100\%$$ 公式（104）

意义：评价手术诊疗质量情况。

指标七、导管消融治疗住院死亡率（CVD-CAIT-07）

定义：单位时间内，行导管消融治疗住院期间死亡的患者数，占同期行导管消融治疗的患者总数的比例。

计算公式：

$$导管消融治疗住院死亡率=\frac{行导管消融治疗住院期间死亡的患者数}{同期行导管消融治疗的患者总数}\times 100\% \qquad 公式（105）$$

意义：评价手术诊疗质量情况。

附录C　常用缩写中英文对照

缩略语	中文名称（英文全称）
ACEI	血管紧张素转换酶抑制剂（angiotensin-converting enzyme inhibitor）
ARB	血管紧张素Ⅱ受体阻滞剂（angiotensin receptor blocker）
ARNI	血管紧张素受体脑啡肽酶抑制剂（angiotensin receptor enkephalinase inhibitor）
CABG	冠状动脉旁路移植术（coronary artery bypass grafting）
CCSR	中国心血管外科注册登记系统（China cardiac surgery registry）
CCTA	冠状动脉计算机断层扫描血管造影（coronary computed tomography angiography）
CIED	心脏植入型电子器械（cardiac implantable electronic device）
COPD	慢性阻塞性肺疾病（chronic obstructive pulmonary disease）
CRRT	连续肾脏替代治疗（continuous renal replacement therapy）
CRT	心脏再同步化治疗（cardiac resynchronization therapy）
CRTD	心脏再同步化治疗除颤器（cardiac resynchronization therapy defibrillator）
CRTP	心脏再同步化治疗起搏器（cardiac resynchronization therapy pacemaker）
ECMO	体外膜氧合（extracorporeal membrane oxygenation）
EVAR	腹主动脉瘤腔内修复手术（endovascular aneurysm repair）
HQMS	医院质量监测系统（hospital quality monitoring system）
IABP	主动脉内球囊反搏（intra-aortic balloon pumping）
ICD	植入型心律转复除颤器（implantable cardiovertor-defibrillator）
IQR	四分位数间距（interquartile range）
PAH	肺动脉高压（pulmonary arterial hypertension）
PCI	经皮冠状动脉介入治疗（percutaneous coronary intervention）
PPM	人工瓣不匹配（patient-prosthesis mismatch）
PSVT	阵发性室上性心动过速（paroxysmal supraventricular tachycardia）
STEMI	ST段抬高型心肌梗死（ST-elevation myocardial infarction）
TAVR	经导管介入主动脉瓣置换手术（transcatheter aortic valve replacement）
TEVAR	胸主动脉腔内修复手术（thoracic endovascular aortic repair）